FUNDAMENTOS DE CIRURGIA EM PEQUENOS ANIMAIS

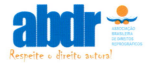

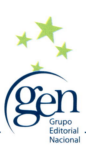

O GEN | Grupo Editorial Nacional reúne as editoras Guanabara Koogan, Santos, Roca, AC Farmacêutica, Forense, Método, LTC, E.P.U. e Forense Universitária, que publicam nas áreas científica, técnica e profissional.

Essas empresas, respeitadas no mercado editorial, construíram catálogos inigualáveis, com obras que têm sido decisivas na formação acadêmica e no aperfeiçoamento de várias gerações de profissionais e de estudantes de Administração, Direito, Enfermagem, Engenharia, Fisioterapia, Medicina, Odontologia, Educação Física e muitas outras ciências, tendo se tornado sinônimo de seriedade e respeito.

Nossa missão é prover o melhor conteúdo científico e distribuí-lo de maneira flexível e conveniente, a preços justos, gerando benefícios e servindo a autores, docentes, livreiros, funcionários, colaboradores e acionistas.

Nosso comportamento ético incondicional e nossa responsabilidade social e ambiental são reforçados pela natureza educacional de nossa atividade, sem comprometer o crescimento contínuo e a rentabilidade do grupo.

Fundamentos de Cirurgia em
PEQUENOS ANIMAIS

Fred Anthony Mann
Gheorghe M. Constantinescu
Hun-Young Yoon

Tradução e Revisão Técnica
Prof. Dr. Carlos A. A. Valadão
Professor Titular em Anestesiologia Veterinária. Professor e Orientador do Programa de Pós-graduação em Cirurgia Veterinária do Departamento de Clínica e Cirurgia Veterinária da Faculdade de Ciências Agrárias e Veterinárias UNESP – *campus* Jaboticabal. Pós-Doutor pelo College of Veterinary Medicine – University of Georgia, GA-USA. Pós-Doutor pela School of Veterinary Medicine – Louisiana State University, LA-USA. Especialista em Anestesiologia Veterinária. Presidente do Colégio Brasileiro de Anestesiologia Veterinária.

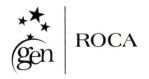

- Os autores deste livro e a EDITORA ROCA LTDA. empenharam seus melhores esforços para assegurar que as informações e os procedimentos apresentados no texto estejam em acordo com os padrões aceitos à época da publicação, *e todos os dados foram atualizados pelos autores até a data da entrega dos originais à editora*. Entretanto, tendo em conta a evolução das ciências da saúde, as mudanças regulamentares governamentais e o constante fluxo de novas informações sobre terapêutica medicamentosa e reações adversas a fármacos, recomendamos enfaticamente que os leitores consultem sempre outras fontes fidedignas, de modo a se certificarem de que as informações contidas neste livro estão corretas e de que não houve alterações nas dosagens recomendadas ou na legislação regulamentadora. *Adicionalmente, os leitores podem buscar por possíveis atualizações da obra em http://gen-io.grupogen.com.br.*

- Os autores e a editora se empenharam para citar adequadamente e dar o devido crédito a todos os detentores de direitos autorais de qualquer material utilizado neste livro, dispondo-se a possíveis acertos posteriores caso, inadvertida e involuntariamente, a identificação de algum deles tenha sido omitida.

- Traduzido de:
  Fundamentals of Small Animal Surgery, First Edition
  Copyright © 2011 by Blackwell Publishing Ltd.
  All Rights Reserved.
  Authorised Translation from the English language edition published by Blackwell Publishing Limited.
  Responsibility for the accuracy of the translation rests solely with Livraria Santos Editora Comércio e Importação Ltda. and is not the responsibility of Blackwell Publishing Limited.
  No part of this book may be reproduced in any form without the written permission of the original copyright holder, Blackwell Publishing Limited.
  ISBN 978-0-7817-6118-5

- Direitos exclusivos para a língua portuguesa
  Copyright ©2013 pela
  EDITORA ROCA LTDA.
  Uma editora integrante do GEN | Grupo Editorial Nacional
  Rua Dona Brígida, 701 – Vila Mariana
  São Paulo – SP – CEP 04111-081
  Tel.: (11) 5080-0770
  www.grupogen.com.br | editorial.saude@grupogen.com.br

- Reservados todos os direitos. É proibida a duplicação ou reprodução deste volume, no todo ou em parte, em quaisquer formas ou por quaisquer meios (eletrônico, mecânico, gravação, fotocópia, distribuição pela Internet ou outros), sem permissão, por escrito, da EDITORA ROCA LTDA.

- Editoração eletrônica: Imagem Virtual Editoração Ltda.
  Projeto gráfico: Editora Guanabara Koogan

- Ficha catalográfica

M246f

    Mann, Fred Anthony
        Fundamentos de cirurgia em pequenos animais / Fred Anthony Mann, Gheorghe M. Constantinescu e Hun-Young Yoon ; tradução Carlos A.A.Valadão. - 1. ed. - São Paulo : Roca, 2014.
        il.

    Tradução de: Fundamentals of small animal surgery
    ISBN 978-85-412-0400-2

    1. Medicina veterinária de pequenos animais. I. Constantinescu, Gheorghe M., 1932- II. Yoon, Hun-Young. III. Título.

14-09863   CDD: 636.0896075
                       CDU: 636.09-071

Dedicatórias

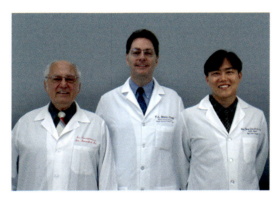

Da esquerda para a direita:
Gheorghe M. Constantinescu, Fred Anthony Mann, e Hun-Young Yoon.

Dedicamos este livro a todos os estudantes que tivemos o prazer de ensinar a arte e a ciência da cirurgia em pequenos animais, bem como a todos os animais de companhia que se beneficiaram de suas habilidades cirúrgicas. Também gostaríamos de externar individualmente outros agradecimentos.

Dedico este livro-texto a minha querida esposa, Dra. Colette Wagner Mann, ao meu filho, Lucas Mann, e à minha filha, Danielle Mann. Agradeço o amor, a compreensão e a paciência deles, pois tenho dedicado um tempo enorme ao ensino da medicina veterinária, incluindo a edição desta obra.

Fred Anthony Mann

Minha contribuição neste livro, como anatomista e ilustrador, há muito tempo foi incentivada por minha esposa, Dra. Ileana Constantinescu, a quem agradeço carinhosamente por seu apoio ilimitado, sua compreensão e seu sacrifício. Dedico esta obra a ela, ao meu filho, Rāzyan Constantinescu, e a minha filha, Adina Klima, e sua família.

Gheorghe M. Constantinescu

Gostaria de agradecer à minha família maravilhosa, à minha esposa, Kyunghwa Kim, e ao meu filho, Dongbin Yoon, por seu apoio e incentivo durante a edição desta obra.

Hun-Young Yoon

Agradecimentos

Agradecemos individualmente a todos aqueles que nos assistiram nas fotografias, arte final e em parte de alguns capítulos:

Mr. Howard Wilson
Senior Multimedia Specialist
College of Veterinary Medicine
University of Missouri
Columbia, Missouri
[Fotografia e assistência artística]

Mr. Donald L. Connor
Senior Multimedia Specialist
College of Veterinary Medicine
University of Missouri
Columbia, Missouri
[Assistência artística]

Linda M. Berent, DVM, PhD, Diplomate ACVP (Clinical and Anatomic Pathology)
Clinical Assistant Professor
Department of Veterinary Pathobiology
College of Veterinary Medicine
University of Missouri
Columbia, Missouri
[Assistência na acurácia das informações da 1ª seção do Capítulo 16]

Eric A. Rowe, DVM
Small Animal Surgery Resident
Department of Clinical Sciences
Veterinary Teaching Hospital
College of Veterinary Medicine
North Carolina State University
Raleigh, North Carolina
[Assistência em parte dos Capítulos 3, 7, e 17, enquanto pesquisador em tecidos moles de pequenos animais/Interno da University of Missouri, Columbia, Missouri]

Por último, com a mesma importância, estendemos nosso muito obrigado e apreço a Nancy Turner, Editora de Ciências da Saúde – Wiley-Blackwell, Ames, Iowa, por sua paciência e assistência aos autores nos detalhes e diretrizes no processo de publicação por sua dedicação para melhorar ao máximo esta obra. Agradecemos, também, aos funcionários da Wiley-Blackwell por tornarem este livro realidade.

Colaboradores

Gheorghe M. Constantinescu, DVM, PhD, mult Drhc
Professor of Veterinary Anatomy and Medical Illustrator
Department of Biomedical Sciences
College of Veterinary Medicine
University of Missouri
Columbia, Missouri

John R. Dodam, DVM, MS, PhD, Diplomate ACVA
Associate Professor
Chairman
Department of Veterinary Medicine and Surgery
Veterinary Medical Teaching Hospital
College of Veterinary Medicine
University of Missouri
Columbia, Missouri

Fred Anthony Mann, DVM, MS, Diplomate ACVS, Diplomate ACVECC
Director of Small Animal Emergency and Critical Care Services
Small Animal Soft Tissue Surgery Service Chief
Professor
Department of Veterinary Medicine and Surgery
Veterinary Medical Teaching Hospital
College of Veterinary Medicine
University of Missouri
Columbia, Missouri

John P. Punke, DVM
Small Animal Surgery Resident
Department of Veterinary Medicine and Surgery
Veterinary Medical Teaching Hospital
College of Veterinary Medicine
University of Missouri
Columbia, Missouri

Carlos H. de M. Souza, DVM, MS, Diplomate ACVIM (Oncology)
Assistant Professor of Small Animal Surgery
Department of Veterinary Medicine and Surgery
Veterinary Medical Teaching Hospital
College of Veterinary Medicine
University of Missouri
Columbia, Missouri

Elizabeth A. Swanson, DVM
Small Animal Surgery Resident
Department of Veterinary Clinical Sciences
Veterinary Teaching Hospital
School of Veterinary Medicine
Purdue University
West Lafayette, Indiana

Hun-Young Yoon, DVM, MS, PhD
Research Professor
College of Veterinary Medicine
Veterinary Science Research Institute
Konkuk University
Seoul, South Korea

Prefácio

Atualmente, cães e gatos são considerados e tratados como membros da família; desta maneira, seus proprietários esperam que eles tenham acesso a tratamentos clínico-cirúrgicos com o mesmo padrão de excelência dedicado a seres humanos.

Espera-se que veterinários recém-graduados tenham treinamento e conhecimento cirúrgico, e o papel dos professores é preparar os estudantes para que sejam cirurgiões competentes. A capacitação cirúrgica se inicia com o conhecimento dos fundamentos básicos que envolvem as técnicas operatórias, e este livro-texto foi elaborado justamente para facilitar o entendimento das fases iniciais do treinamento cirúrgico e servir como fonte de consulta para profissionais que se iniciam nessa área. Os autores esperam que estudantes e profissionais encontrem nesta obra informações complementares às recebidas durante e após a faculdade para se atualizarem nas técnicas cirúrgicas.

Sumário

1 Avaliação Pré-operatória, 1
   Elizabeth A. Swanson e Fred Anthony Mann

2 Anestesia Básica em Pequenos Animais, 7
   John R. Dodam e Fred Anthony Mann

3 Assepsia na Cirurgia de Pequenos Animais, 18
   Fred Anthony Mann

4 Uso de Antibióticos na Cirurgia de Pequenos Animais, 22
   Elizabeth A. Swanson e Fred Anthony Mann

5 Instrumental Cirúrgico Básico, 28
   Fred Anthony Mann

6 Embalagem de Materiais para Esterilização, 38
   Fred Anthony Mann

7 Condutas no Centro Cirúrgico, 47
   Fred Anthony Mann

8 Paramentação Cirúrgica, 57
   Fred Anthony Mann

9 Paramentação da Equipe Cirúrgica, 62
   Hun-Young Yoon e Fred Anthony Mann

10 Preparação Cirúrgica do Paciente, 74
   Hun-Young Yoon e Fred Anthony Mann

11 Panos de Campo Cirúrgico, 91
   Hun-Young Yoon e Fred Anthony Mann

12 Manuseio do Instrumental Cirúrgico, 109
   Hun-Young Yoon e Fred Anthony Mann

13 Nós Cirúrgicos, 121
   Hun-Young Yoon e Fred Anthony Mann

14 Material e Padrões de Sutura Básicos, 133
   Carlos H. de M. Souza e Fred Anthony Mann

15 Sutura e Cicatrização da Ferida, 150
   Carlos H. de M. Souza e Fred Anthony Mann

16 Hemostasia Cirúrgica, 163
   Elizabeth A. Swanson e Fred Anthony Mann

17 Tubos, Sondas e Drenos Cirúrgicos, 181
   Fred Anthony Mann

18 Oóforo-histerectomia Canina, 247
   Fred Anthony Mann

19 Tratamento da Dor Pós-operatória, 322
   John P. Punke e Fred Anthony Mann

20 Cuidados Pós-operatórios, 339
   Elizabeth A. Swanson e Fred Anthony Mann

Índice Alfabético, 355

Capítulo 1

AVALIAÇÃO PRÉ-OPERATÓRIA

Elizabeth A. Swanson e Fred Anthony Mann

Na prática em geral, muitas vezes, o veterinário já conhece o paciente que foi levado para a cirurgia. Mesmo assim, o profissional deve aproveitar essa oportunidade para incutir confiança e estabelecer uma sólida relação veterinário-proprietário do animal-paciente. Para isso, serão fundamentais histórico clínico e exame físico consistentes a fim de que o cirurgião tenha informações precisas sobre o paciente, determine se ele está apto para a cirurgia e saiba quais exames serão necessários antes da anestesia. Isso permitirá que o veterinário dê ao proprietário do animal uma avaliação exata do que esperar. Essas informações também ajudam a orientar na tomada de decisões sobre o protocolo anestésico, tipo de procedimento a ser adotado, controle da dor e os cuidados pós-operatórios. Em suma, nada substituirá a história completa e o exame físico bem fundamentado com base em informações sobre o paciente, as quais poderão ser empregadas na tomada de decisão perioperatória.

HISTÓRICO

Mesmo quando o paciente for conhecido pelo cirurgião, um histórico atualizado e detalhado deve ser obtido por meio de informações com o proprietário no momento imediato à chegada ao local em que o animal será operado. A queixa clínica apresentada deve ser investigada anotando-se a duração do problema, quais os sinais clínicos observados e como o proprietário vê a evolução do problema desde que este foi notado. Tais informações podem não ser aplicáveis para um cão ou um gato saudável que tenha sido levado e submetido a uma oóforo-histerectomia eletiva ou orquiectomia. No entanto, é necessário e seguro averiguar se não houve alterações no estado de saúde do paciente antes da cirurgia. Além disso, para cães e gatos submetidos à oóforo-histerectomia é importante sempre saber do proprietário quando o animal teve o último cio e se houve qualquer possibilidade de o animal ter sido coberto.

Outras informações a serem obtidas nesse momento incluem: o local e estilo de vida do paciente, tipo de dieta, quaisquer eventos clínicos atuais ou anteriores, cirurgias anteriores, uso de medicações (incluindo os informais, suplementos, preventivos para dirofilariose e pulgas/carrapatos), e a história de reações adversas a fármacos. Adicionalmente, argui-se também sobre apetite, ingestão de água, micção, defecação, episódios de tosse, espirros, vômitos e/ou incidência de diarreia.

A informação clínica detalhada pode auxiliar o veterinário na identificação de doenças não diagnosticadas anteriormente, tais como: hipertireoidismo em um gato geriátrico levado para a limpeza dentária que apresente concorrentemente aumento do apetite e perda de peso. O estilo de vida do paciente pode ser determinante sobre qual procedimento deve ser realizado. Por exemplo, a fixação externa de uma fratura de tíbia em um cão de fazenda que tenha toda liberdade de movimento talvez não seja a melhor opção para o tratamento e a cura dessa fratura.

Em pacientes atendidos na emergência prioriza-se a informação básica. Devem-se incluir os sinais aparentes, a queixa apresentada, as condições clínicas mais evidentes, os medicamentos recebidos e a sensibilidade às medicações. As demais informações da história clínica do animal podem ser obtidas em seguida, na primeira oportunidade disponível.

EXAME FÍSICO

O exame físico deverá ser feito tão logo a história tenha sido anotada. Um clínico experiente iniciará o exame físico simultaneamente com o histórico, o que pode ser benéfico para a triagem de casos de emergência. A importância de um exame físico não deve ser valorizada demais, pois este, ao identificar alterações maiores e sutis na condição do paciente, é capaz de interferir no procedimento a ser feito. A ocorrência de vulva inchada em uma cadela intacta submetida à oóforo-histerectomia, por exemplo, pode levar o veterinário a informar o proprietário sobre o risco elevado de hemorragia e a recomendar o adiamento da cirurgia.

Deve-se adotar uma abordagem consistente e sistemática para a realização do exame físico, já que informações importantes podem ser perdidas quando o examinador comete o erro de se concentrar apenas na queixa apresentada. Um exame completo consiste na inspeção detalhada da cabeça e do pescoço (olhos, ouvidos, cavidade nasal, oral); dos linfonodos; dos sistemas cardiovascular, respiratório e urogenital, musculoesquelético e neural; do trato digestivo e do tegumento. A sequência do exame não é sempre essa, mas, para garantir que nenhum sistema deixe de ser avaliado, o clínico deve estabelecer uma ordem e manter a coerência entre os pacientes.

EXAMES LABORATORIAIS

Os dados obtidos na história clínica e no exame físico ajudarão o especialista a determinar quais exames laboratoriais serão necessários. Para um animal jovem e saudável com menos de 5 anos de idade que se apresente para a cirurgia eletiva, o exame laboratorial pode conter: hematócrito (HT), proteína total (PT), ureia ou creatinina, glicemia e gravidade específica da urina. O exame laboratorial completo, incluindo hemograma completo, bioquímica sérica, eletrólitos e exame de urina, devem ser solicitados para pacientes com mais de 5 anos e naqueles que estejam enfermos ou debilitados. Um teste de dirofilariose recente deve ser exigido para pacientes que vivem ou viajaram para áreas endêmicas. Todos os gatos devem realizar testes para a leucemia felina e o vírus da imunodeficiência felina, se não tiverem sido previamente testados. Gatos que tenham acesso externo ou entrem em contato regular com outros gatos que vivem soltos devem ser testados anualmente. Outros exames e testes adicionais podem ser solicitados nos pacientes de acordo com as condições médicas específicas.

Exames laboratoriais avançados são indicados em determinadas condições. As raças em que há maior incidência de doença de von Willebrand, como Doberman e Pinschers, devem realizar o teste do tempo de sangramento da mucosa oral (TSMO) previamente a qualquer cirurgia, eletiva ou não, mesmo se não houver histórico de tendências sangramento prolongado. O TSMO prolongado (> 5 min) indicará que outros testes devem ser feitos, tais como para o fator de von Willebrand (FvW). Caso seja um procedimento eletivo, ele poderá ser adiado até a comprovação da informação. Se a cirurgia for mesmo necessária e houver a suspeita de que o paciente tenha a doença de von Willebrand do tipo I (baixa concentração de FvW), o animal será normalmente tratado previamente com acetato de desmopressina (1-desamino-8-D-arginina vasopressina, também chamada DDAVP). Sangue total fresco, plasma fresco congelado ou crioprecipitado (precipitado a frio do fator VIII) podem ser necessários se ocorrer hemorragia significativa, ou caso os cães tenham doença de von Willebrand do tipo II (baixa concentração de multímeros grandes do FvW) ou tipo III (completa ausência ou apenas vestígios de FvW). Se houver tempo, a desmopressina poderá ser também administrada a um doador de sangue 30 a 120 min antes da coleta do material. O TSMO é indicado também para avaliar a tendência hemorrágica de pacientes com suspeita de trombocitopatia, como cães tratados com ácido acetilsalicílico.

A contagem de plaquetas e os testes de coagulação são necessários para qualquer paciente com sinais de hematomas, equimoses ou petéquias pré ou pós-operatórias. A contagem de plaquetas e os testes de coagulação ainda devem ser solicitados para pacientes submetidos a procedimentos passíveis de hemorragia significativa, nos quais a hemostasia adequada não possa ser alcançada diretamente, como nas biopsias hepáticas obtidas por meio de laparoscopia ou ultrassonografia. Se for diagnosticada qualquer coagulopatia, deve-se administrar plasma fresco congelado como fonte de fatores de coagulação. Além disso, é provável que seja necessária a transfusão de sangue total fresco para estabilizar um paciente com trombocitopenia. É importante ressaltar que o sangue total, o plasma rico em plaquetas e as plaquetas não aumentam significativamente o número de plaquetas.

A hemogasometria arterial e o equilíbrio acidobásico devem ser avaliados em pacientes com suspeita de hipoxia ou hipoventilação, tais como: pacientes com doença pulmonar (p. ex., pneumonia aspirativa, edema pulmonar, tromboembolismo), pneumotórax, derrame pleural, bem como em pacientes críticos em choque, com sepse ou, ainda, que apresentem sinais de síndrome da resposta inflamatória sistêmica. Pressão parcial de oxigênio (Pa_{O_2}), pressão parcial de dióxido de carbono (Pa_{CO_2}), pH, concentração de bicarbonato ([HCO_3^-]), excesso de base (BE), anion *gap* e concentrações de eletrólitos podem ser interpretados em conjunto para avaliar a função respiratória e determinar a causa do desequilíbrio acidobásico. A análise dos gases sanguíneos auxiliará na determinação, se houver, da terapia suplementar necessária e ajudará no monitoramento da resposta ao tratamento.

Pacientes críticos, especialmente aqueles com processos mórbidos efusivos, como peritonite, enteropatia com perda de proteínas, linfangiectasia generalizada e queimaduras podem perder grande quantidade de proteína por efusão através dos vasos sanguíneos. A perda de proteína, especialmente albumina, provoca o movimento do fluido intravascular para o interstício (edema) ou para as cavidades do corpo por osmose. A pressão exercida dentro dos vasos sanguíneos por coloides de albumina e outros é chamada de pressão coloidoncótica (PCO), a qual é medida a partir de uma amostra de sangue total do paciente. A medição da PCO ajudará diretamente na fluidoterapia e, em particular, na utilização de coloides, tais como hidroxietilamido, dextrana, sangue total e plasma.

DIAGNÓSTICO POR IMAGEM

O diagnóstico por imagem não é rotineiramente realizado antes de procedimentos eletivos em animais saudáveis. Sob outras condições, no entanto, há benefícios quando se tem uma radiografia, ultrassonografia e outros exames de imagem mais avançados, a exemplo da tomografia computadorizada (TC) e da ressonância magnética (RM). Pacientes submetidos a cirurgia para tratar neoplasias devem ser avaliados de acordo com o tipo de tumor, e o emprego do diagnóstico por imagem é parte do processo pré-operatório. A avaliação mínima para pacientes de cirurgia oncológica deve incluir hemograma completo, bioquímica sérica, exame de urina, radiografias torácica e abdominal (laterais direita e esquerda e ventrodorsal) e ultrassonografia abdominal. A TC ou a RM, o que for mais apropriado, é usada para mapear tumores e ajudar a definir o campo cirúrgico.

Os exames mínimos exigidos para pacientes de trauma incluem hematócrito/proteína total, ureia, glicemia, gravidade específica da urina, radiografia torácica e abdominal (lateral direita e ventrodorsal) e, às vezes, ultrassonografia abdominal. Os contornos do diafragma e das cavidades do corpo, bem como a bexiga urinária, devem ser avaliados. Em adição, investiga-se a existência de pneumotórax, derrame pleural e peritoneal e possíveis contusões pulmonares.

Enquanto as vistas ortogonais são sempre preferidas para a interpretação de radiografias, a obtenção de uma radiografia lateral direita de um cão com timpanismo, em estado crítico, será suficiente para o diagnóstico de dilatação volvulogástrica (DVG). As radiografias torácicas laterais direita e esquerda e ventrodorsal também devem ser realizadas em cães idosos com DVG para avaliar a presença de neoplasias, pois tumores podem influenciar a decisão do proprietário do animal. O paciente com DVG deve estar estabilizado para que se façam as radiografias adicionais antes da cirurgia.

Pacientes com sopro cardíaco ou doença cardíaca conhecida devem ter radiografias torácicas lateral direita e ventrodorsal ou dorsoventral e, em alguns casos, um ecocardiograma precisa ser realizado antes da anestesia. As radiografias torácicas lateral direita e ventrodorsal são indicadas para qualquer paciente que apresente vômitos ou regurgitação para avaliar se houve pneumonia por aspiração. Do mesmo modo, elas devem ser feitas em pacientes que apresentem maior esforço ou dificuldade respiratória durante o tratamento.

Vários tipos de radiografias contrastadas são utilizados para o diagnóstico das afecções. A videofluoroscopia pode ser realizada para avaliar a função esofágica e o tempo de esvaziamento gástrico. A administração oral de bário seguida de radiografias abdominais sequenciais lateral direita e ventrodorsal serve para avaliar a motilidade gastrintestinal e identificar se há obstrução por um corpo estranho ou tumor. A urografia excretora é útil para avaliar a função renal do rim contralateral antes da nefrectomia, caso exista dúvida sobre a função renal. A avaliação de tumores na bexiga e uretra, de lacerações e defeitos de preenchimento pode ser realizada utilizando-se cistouretrografia com contraste positivo.

As radiografias pós-operatórias são indicadas para qualquer intervenção com implantes ortopédicos metálicos, seja para implantação ou remoção. As radiografias são também úteis após cistotomia a fim de documentar a remoção de urólitos da bexiga. O posicionamento adequado das sondas nasogástrica e esofágica para alimentação enteral e a colocação percutânea de dreno de tórax deve ser verificado radiograficamente com vistas torácicas ortogonais.

AVALIAÇÃO DO RISCO ANESTÉSICO E CIRÚRGICO

Uma vez cumpridas as etapas anteriores e obtidas as informações completas do paciente e das condições clínicas dele, o risco anestésico e cirúrgico será avaliado. Em 1963, a American Society of Anesthesiologists desenvolveu uma classificação simples e objetiva para determinar o estado físico do paciente e o risco potencial de complicações. Esses mesmos critérios foram adaptados para uso na medicina veterinária (Tabela 1.1).[1,2] Em geral, nenhuma mudança no protocolo anestésico é adotada, a menos que o paciente seja classificado como estado físico 3 ou superior. Em medicina humana, um sexto nível foi adicionado de modo a incluir pacientes com morte cerebral cujos órgãos poderão ser removidos para doação. A letra "E" é usada para designar quadro de emergência. Por exemplo, a maioria dos casos de dilatação volvulogástrica seria designada como estado físico 4-E.

Os clientes devem ser informados sobre as possíveis complicações em função do procedimento a ser realizado e a probabilidade relativa de ocorrerem eventos adversos. Mesmo nas cirurgias rotineiras, como procedimentos eletivos, deve-se informar ao cliente sobre os riscos. Para todos os pacientes, a anestesia geral representa risco de morte, embora este seja menor em animais saudáveis. Devem ser sempre discutidos os riscos comuns, tais como: hemorragia, deiscência de sutura e infecção pós-operatória, além de quaisquer complicações específicas relativas ao procedimento a ser realizado. Um cliente bem informado estará em melhor condição para reconhecer e lidar com as complicações.

Tabela 1.1 Sistema de classificação de estado físico.*

Estado físico	Condição do paciente	Exemplos
1	Paciente saudável (normal)	Oóforo-histerectomia ou orquiectomia eletiva
2	Paciente com doença localizada ou sistêmica leve	Fraturas; ruptura do ligamento cruzado cranial; laceração da pele, remoção de massa na pele (p. ex., *fratura aberta*)
3	Paciente com doença sistêmica grave	Insuficiência renal, febre, hiperadrenocorticismo, desidratação, anemia (p. ex., *perfuração gastrintestinal*)
4	Paciente com doença sistêmica grave em tratamento para preservar a vida	Qualquer condição de risco de ativação da resposta inflamatória sistêmica, insuficiência cardíaca (p. ex., *dilatação volvulogástrica*)
5	Paciente moribundo, sem expectativa de vida, com ou sem cirurgia	Resposta inflamatória sistêmica evoluindo para disfunção de múltiplos órgãos; trauma com choque descompensado (p. ex., *vólvulo intestinal*)
6	Paciente com morte cerebral, órgãos poderão ser removidos para fins de doação	Atualmente não há exemplos na veterinária

Usar "E" após cada classificação para designar cirurgia de emergência.

*Com base na Classificação do Estado Físico: *ASA Relative Value Guide*. 2009. (www.asahq.org/clinical/physicalstatus.htm) da American of Anesthesiologists. É possível obter uma cópia do texto completo por meio do seguinte endereço: ASA, 520 N. Northwest Highway, Park Ridge, Illinois 60068-2573.

REFERÊNCIAS

1. Muir WW. Considerations for general anesthesia. In: Tranquilli WJ, Thurmon JC, Grimm KA, eds. *Lumb & Jones Veterinary Anesthesia and Analgesia*, 4th ed. Ames, Iowa: Blackwell Professional Publishing, 2009:17.
2. Muir WW, Hubbell JAE, Bednarski RM, Skarda RT. Patient evaluation and preparation. In: Muir WW, Hubbell JAE, Bednarski RM, Skarda RT, eds. *Handbook of Veterinary Anesthesia*, 4th ed. St. Louis, Missouri: Mosby Elsevier, 2007:22.

BIBLIOGRAFIA ADICIONAL

Informações adicionais sobre a avaliação pré-operatória para cirurgia de pequenos animais podem ser encontradas nos capítulos dos seguintes livros:

1. Fossum TW. Preoperative and intraoperative care of the surgical patient. In: Fossum TW, ed. *Small Animal Surgery*, 3rd ed. St. Louis, Missouri: Mosby Elsevier, 2007:22–31.
2. Shmon C. Assessment and preparation of the surgical patient and operating team. In: Slatter D, ed. *Textbook of Small Animal Surgery*, 3rd ed. Philadelphia, Pennsylvania: Saunders, 2003;162–168.
3. Brooks M. von Willebrand Disease. In: Feldman BF, Zinkl JG, JainNC, eds. *Schalm's Veterinary Hematology*, 5th ed. Baltimore, Maryland: Lippincott Williams & Wilkins, 2000:509–515.

Capítulo 2

ANESTESIA BÁSICA EM PEQUENOS ANIMAIS

John R. Dodam e Fred Anthony Mann

Em um único capítulo não é possível revisar de maneira ampla toda a anestesia de pequenos animais. Em vez disso, com este capítulo, busca-se fornecer procedimentos que podem ser ampliados e modificados para atender às necessidades e aos objetivos do anestesista e do cirurgião. O quadro de procedimentos será pautado em um protocolo anestésico que inclui avaliação pré-operatória do paciente; medicação pré-anestésica (MPA) com sedativos, analgésicos, e/ou anticolinérgicos, indução anestésica por injeção intravenosa (IV) de agente hipnótico, sedativo ou dissociativo; manutenção da anestesia com anestésico inalatório até a recuperação do paciente.

FÁRMACOS EMPREGADOS

Segue-se um resumo das classes dos fármacos utilizados para MPA, a indução ou manutenção da anestesia. Consulte uma fonte apropriada para obter informações mais detalhadas sobre qualquer um dos agentes listados, das associações específicas ou para doses recomendadas e adequadas.

Os medicamentos utilizados na MPA são geralmente aplicados por via IM ou SC 20 a 40 min antes da indução da anestesia geral. A medicação pré-anestésica é importante do ponto de vista logístico, pois os fármacos produzem sedação ou acalmam os pacientes, diminuindo o desgaste da contenção física e facilitando a colocação do cateter. É importante notar que os fármacos da MPA são capazes de melhorar a qualidade da indução da anestesia e/ou da recuperação e reduzir a dose necessária de anestésicos para indução ou manutenção. Os fármacos empregados na medicação pré-anestésica também proporcionam analgesia preventiva. Na verdade, a administração de fármacos analgésicos, antes de uma lesão cirúrgica, aumenta a eficácia das intervenções pós-operatórias que visam ao tratamento da dor do paciente. Os medicamentos da MPA podem ser também ministrados para modificar o tônus autônomo, estabilizar ou aumentar a frequência cardíaca, ou diminuir a secreção salivar.

Anticolinérgicos

Os agentes anticolinérgicos, como a atropina ou o glicopirrolato, interferem na ação da acetilcolina nos receptores muscarínicos do sistema nervoso autônomo parassimpático. Assim, estes agentes são utilizados para aumentar a frequência cardíaca (ou impedir bradicardia) e diminuir a secreção salivar e respiratória. Eles aumentam também o pH gástrico, diminuem a motilidade gastrintestinal e evocam broncodilatação. Embora muitos veterinários usem esses agentes rotineiramente na maioria dos protocolos de medicação pré-anestésica, outros preferem usá-los apenas quando necessário, quase sempre, para tratar a bradicardia. Tanto a atropina como o glicopirrolato podem induzir taquicardia e/ou arritmias ventriculares. A ocorrência desses efeitos é maior após injeção IV em relação à administração por via intramuscular ou SC. O glicopirrolato tem duração de ação maior do que a da atropina e não induz efeitos no sistema nervoso central (SNC). A atropina tem latência mais curta do que o glicopirrolato. Por estas características distintas, muitas vezes o glicopirrolato é escolhido como parte de um protocolo de MPA, enquanto a atropina é empregada para o tratamento emergencial das bradicardias.

Fenotiazínicos

A acepromazina é um tranquilizante do grupo das fenotiazinas que reduz a atividade central sedando sem induzir analgesia. Ela diminui a liberação de histamina, tem atividade antiarrítmica e tem sido relatado que ela diminuiu a mortalidade associada à anestesia. No entanto, acepromazina provoca vasodilatação, hipotensão, hipotermia, diminui a atividade das plaquetas e pode diminuir o limiar convulsivo. A acepromazina é muito empregada associada a opioides integrando os protocolos de medicação pré-anestésica e, por causa de sua duração de ação longa, o uso da acepromazina pode ajudar a suavizar recuperações pós-anestésicas.

Benzodiazepínicos

Os benzodiazepínicos (p. ex., diazepam, midazolam e zolazepam) são tranquilizantes de uso frequente em associações com anestésicos dissociativos (p. ex., cetamina e tiletamina) para induzir a anestesia. Os benzodiazepínicos não são aplicados de maneira isolada para sedação pré-operatória, pois eles são relativamente ineficazes, a menos que o paciente se encontre deprimido, seja muito jovem ou muito velho. Paradoxalmente, os benzodiazepínicos podem causar excitação em alguns animais quando administrados isoladamente. Além disso, o diazepam não é absorvido de maneira consistente após injeção intramuscular (IM). Quando associado a agentes de indutores, as benzodiazepinas reduzem as doses requeridas desses agentes, melhoram o relaxamento muscular e têm efeitos secundários mínimos sobre o sistema cardiovascular. Os benzodiazepínicos são também muito utilizados por suas propriedades anticonvulsivantes. As ações dos benzodiazepínicos podem ser revertidas pela administração do antagonista específico, o flumazenil.

Agonistas alfa-2

Os agonistas alfa-2 (p. ex., xilazina e dexmedetomidina) diminuem a liberação de norepinefrina no SNC. Este efeito provoca sedação evidente, analgesia e relaxação muscular, diminuindo, de modo consistente, as doses requiridas de outros agentes anestésicos. Os agonistas alfa-2 podem induzir alterações cardiovasculares caracterizadas por bradicardia e por alterações bifásicas na pressão arterial (hipertensão arterial seguida de hipotensão) e diminuição significativa do débito cardíaco. Esses fármacos causam também diurese, hiperglicemia e diminuição da motilidade gastrintestinal. A êmese ocorre com frequência quando doses baixas destes fármacos são administradas por via IM ou SC. A xilazina, com ação mais curta do que a dexmedetomidina, é a mais implicada com a indução de arritmias cardíacas. Os efeitos dos agonistas alfa-2 podem ser revertidos por antagonistas específicos. Já os efeitos da xilazina são revertidos em pacientes de pequeno porte pela injeção de ioimbina, enquanto os da dexmedetomidina, pelo atipamezol. Os agonistas alfa-2 são de uso frequente em associação a fármacos opioides para diminuir as doses administradas e reduzir os efeitos cardiopulmonares deles. Os anticolinérgicos são, normalmente, aplicados para reduzir a bradicardia induzida por agonistas alfa-2. Apesar de ser usado de modo rotineiro, a associação do glicopirrolato com a dexmedetomidina é um pouco controversa.

Opioides

Os opioides são comumente utilizados por sua atividade analgésica e por reduzirem as doses de anestésicos. Em geral, eles causam sedação leve a moderada, mas são capazes de induzir excitação em alguns animais (especialmente em gatos). Os efeitos excitatórios dos opioides são prontamente eliminados quando esses agentes são administrados concomitantemente com tranquilizantes ou sedativos, como a acepromazina ou xilazina. Os agonistas puros (p. ex., morfina, oximorfona, hidromorfona e fentanila) são considerados mais eficazes do que os agonistas parciais ou agonistas/antagonistas (butorfanol, buprenorfina e nalbufina). Os efeitos secundários são mais frequentes com a administração dos opioides agonistas puros. Os efeitos secundários potenciais envolvem depressão respiratória, bradicardia, vômitos, diminuição da motilidade propulsiva gastrintestinal e retenção urinária. A morfina pode também evocar a liberação de histamina. Oximorfona, morfina e hidromorfona são bastante utilizadas como parte dos protocolos de MPA. A fentanila pode ser administrada por via IM, como parte de um protocolo de MPA, no entanto ela tem ação curta (menos de uma hora) e é frequentemente administrada por meio de taxa de infusão contínua para os casos em que se necessita prolongar a analgesia. Os agonistas parciais e agonistas/antagonistas são geralmente utilizados para tratar a dor leve a moderada. O butorfanol é frequentemente usado para premedicar pequenos animais. No entanto, a duração de ação do butorfanol é curta no cão. A buprenorfina, por sua duração de ação relativamente longa de ação, é frequentemente usada para tratar a dor pós-operatória em cães e gatos.

Os efeitos dos opioides são reversíveis. A naloxona, por exemplo, é o antagonista mais usado para a reversão completa dos efeitos dos opioides na anestesia de pequenos animais. A nalbufina e o butorfanol podem também ser utilizados para reverter os efeitos dos agonistas mu (p. ex., morfina e hidromorfona). A vantagem da administração da nalbufina e do butorfanol é que, ao contrário da naloxona, eles fornecerão analgesia leve ligeira a moderada por meio dos seus efeitos agonistas no receptor opioide κ (kappa).

O tramadol é um opioide atípico atualmente disponível em formulação para uso oral. Ele age no receptor opioide µ (mu) e também atua por outras vias do SNC. Como a formulação injetável não se encontra disponível nos EUA, a utilização de tramadol no período pré-operatório tem sido limitada.

Anti-inflamatórios não esteroidais

Os anti-inflamatórios diminuem a dor e a inflamação por interferirem na síntese de prostaglandinas e, em alguns casos, dos leucotrienos. Os agentes anti-inflamatórios não esteroidais (AINE) mais recentes, como carprofeno, deracoxibe, meloxicam e tepoxalina, são bem menos tóxicos do que os mais antigos, como ácido acetilsalicílico, indometacina e fenilbutazona. Os efeitos tóxicos mais significativos AINE são a insuficiência renal e ulceração gastrintestinal e a hipotensão induzida pelos anestésicos, os quais contribuem para aumentar a toxicidade dos AINE. Alguns AINE inibem a função plaquetária. Devido a esses efeitos adversos e pelo fato de os AINE não modificarem o requerimento anestésico, muitos profissionais optam por restringir o uso desse tipo de medicamento ao período pós-operatório.

Agentes dissociativos

Os anestésicos dissociativos, como cetamina e tiletamina, são antagonistas do receptor N-metil-D-aspartato administrados por via IV ou IM, como parte dos protocolos de MPA ou para a indução da anestesia. Os agentes dissociativos não são adequados para uso como agente único tanto na medicação pré-anestésica como na indução da anestesia, pois não induzem relaxamento muscular e produzem movimentos estereotipados do paciente. A cetamina é frequentemente administrada simultaneamente com midazolam ou diazepam, IV, para induzir a anestesia. A tiletamina está disponível e é uma preparação comercial associada ao zolazepam para a administração por via intravenosa ou IM, em animais de pequeno porte. Os agentes dissociativos induzem analgesia somática eficaz, mas são analgésicos viscerais ruins. Diferentemente da maioria dos anestésicos, os agentes dissociativos, em geral, mantêm ou aumentam a pressão arterial, a frequência cardíaca e o débito cardíaco. Além disso, eles causam vasodilatação do cérebro, aumentam sua taxa metabólica e seu fluxo sanguíneo.

Agentes hipnóticos

O tiopental e o propofol são os dois hipnóticos sedativos mais usados na anestesia veterinária de pequenos animais. Ambos servem para induzir a inconsciência, por injeção IV antes da anestesia inalatória. Devido à depuração rápida, o propofol tem duração de ação menor do que o tiopental e é utilizado na manutenção da anestesia, por injeção IV intermitente ou por taxa de infusão contínua. Apesar de o propofol causar maior depressão cardiovascular do que tiopental, o uso dele é muito menos suscetível de induzir arritmias cardíacas. Ao contrário do tiopental, o propofol não causa lesão perivascular nem é uma substância controlada. Ambos as fármacos são depressores respiratórios, mas o propofol é mais provável de causar cianose e dessaturação da hemoglobina. Sempre que um ou outro medicamento for utilizado, o profissional deve estar preparado para promover a intubação orotraqueal do animal, administrar oxigênio e assistir a ventilação. A utilização do propofol poderá provocar dor e movimentação. O tiopental, por vezes, induz um comportamento excitatório transitório após a injeção. Esses efeitos do fármaco são minimizados ou eliminados por administração de um tranquilizante, sedativo ou analgésico antes da indução da anestesia. Além disso, os efeitos excitatórios do tiopental são normalmente minimizados, ao ser administrada rapidamente cerca de metade do bólus calculado (o volume remanescente deve ser colocado de maneira progressiva até ser obtido o efeito desejado). A utilização de propofol não está associada normalmente a comportamento excitatório e efeitos adversos, como a hipotensão e apneia, que podem ser reduzidos administrando-se o fármaco lentamente até o efeito ser alcançado. Doses diárias consecutivas de propofol, em geral, causam danos oxidativos nas hemácias dos felinos, mas a dose IV única para a indução não tem demonstrado ser problemática. As preparações de propofol têm vida útil limitada porque a formulação favorece o crescimento de bactérias ou fungos, por isso, o conteúdo de um frasco deve ser utilizado decorridas 6 h da abertura. O tiopental pode produzir recuperações prolongadas em *sighthounds* depois da aplicação de uma dose de indução única e, em todos os animais, após administrações repetidas para manutenção da anestesia.

ANESTESIA EM PEQUENOS ANIMAIS | PASSO A PASSO

O esquema a seguir dá detalhes da MPA, da indução IV e da manutenção da anestesia inalatória. Como seria esperado, este esquema não deve ser usado como substituto do pensamento sistemático e dos ajustes para cada paciente, mas pode servir como uma lista de verificação e um guia de treinamento para realização de anestesia de pequenos animais.

1. Anote uma história clínica completa e realize o exame físico antes de anestesiar um cão ou um gato. Avaliações laboratoriais, como hematócrito, dosagem das proteínas plasmáticas, ureia e creatinina sérica, bem como a mensuração da densidade urinária, são parte importante de uma avaliação de rotina pré-operatória. Outros testes laboratoriais talvez sejam necessários, dependendo da condição do paciente e do procedimento cirúrgico a ser executado. Os proprietários precisam ser informados sobre os riscos associados à anestesia e autorizar, por escrito, a realização da anestesia. Os proprietários também devem expressar sua opinião em relação ao gerenciamento de emergências, caso ocorra uma fatalidade durante a estada do animal no hospital

2. Escolha o protocolo anestésico específico com base na história, no exame físico, na avaliação laboratorial e no procedimento a ser executado. O protocolo anestésico deve abordar também a estratégia a ser utilizada para controlar a dor pós-operatória. Uma discussão sobre a anestesia e as doenças concomitantes ou determinados procedimentos diagnósticos ou terapêuticos foge ao escopo deste capítulo
   a. Considere a possibilidade de técnicas de analgesia local e/ou regional como complemento do protocolo de anestesia geral

3. Calcule antecipadamente as doses dos fármacos que serão utilizados na MPA e indução da anestesia. As seringas, com as substâncias a serem usadas na MPA e indução, têm de ser

etiquetadas. Certifique-se de que todas as substâncias controladas foram devidamente registradas
4. Administre as substâncias da MPA (sedativos e analgésicos). Um animal deve ser devolvido à sua gaiola depois da MPA, permitindo que ele fique lá por 20 a 30 min antes de pegá-lo para implantar um cateter venoso e realizar posterior indução. Durante a espera dos efeitos da pré-medicação, o animal deve ser observado para garantir o seu bem-estar, mas não precisa ser manipulado. De fato, a estimulação excessiva diminui a eficácia de fármacos sedativos
    a. Os locais para aplicação IM da MPA são o músculo quadríceps (preferencial) — musculatura lombar e músculos semimembranoso/semitendinoso
5. Disponha os acessórios e monte os equipamentos que serão utilizados na anestesia
    a. Selecione a sonda endotraqueal mais adequada ao paciente
    b. Verifique a integridade da sonda endotraqueal e do balonete
        i. Utilize as sondas endotraqueais para manter uma via respiratória patente, permitir a ventilação controlada, proteger as vias respiratórias de contaminação e de corpos estranhos e evitar a exposição do pessoal aos resíduos de gases anestésicos
        ii. Examine se a sonda endotraqueal tem defeitos
        iii. Verifique o sistema do balonete da sonda endotraqueal com o seguinte procedimento:
            • Anexe uma seringa cheia de ar na válvula de enchimento e preencha o balonete com ar até distendê-lo
            • Remova a seringa da válvula de enchimento
            • Permita que o balonete permaneça inflado por 5 a 15 min
            • Observe se o balonete permanece inflado
                ○ Se ele esvaziar, a sonda deverá ser retirada do serviço
            • Se o balonete permanecer inflado, retire todo o ar dele através da válvula de enchimento, com uma seringa
        iv. Mantenha a sonda sobre uma superfície limpa até sua utilização
        v. Lubrifique a superfície externa da extremidade da sonda endotraqueal a ser introduzida na traqueia com uma quantidade certa de gel de lubrificante solúvel em água antes da inseri-la na via respiratória
    c. Verifique o circuito de anestésico
        i. Monte o circuito anestésico (peça em Y e balão reservatório); conecte o oxigênio e o sistema de exaustão e aplique pressão para verificar o sistema
        ii. Mantenha a pressão (30 cm H_2O) do circuito do paciente durante 15 s
        iii. A inspeção e avaliação de um circuito sem reinalação dependerá do tipo de circuito usado. Em geral, um circuito sem reinalação é ministrado em pacientes com menos de 8 kg de peso corporal. Um sistema circular é usado quando o paciente pesar 8 kg ou mais

d. Verifique o nível de anestésico do vaporizador. Preencha-o conforme o necessário
e. Calcule o fluxo de gás fresco para o circuito de anestésico
   i. Siga as seguintes diretrizes para operar o sistema no modo semifechado:
      • Geralmente, são usadas taxas de fluxo de oxigênio de 22 a 44 mℓ/kg/min, consideradas como as taxas de manutenção aceitáveis para um sistema de semicírculo fechado. Alternativamente, o fluxo de manutenção pode ser calculado a partir do consumo estimado de oxigênio multiplicado por três (p. ex., 5 a 10 mℓ fluxo de oxigênio/kg/min $\times$ 3). Taxas de fluxo de oxigênio mais baixas são usadas quando um circuito circular é operado no modo "fechado"
      • O fluxo de oxigênio (gás fresco) deve ser maior durante a indução anestésica e recuperação. Em geral, um fluxo de gás de 1 a 2 ℓ/min é considerado aceitável durante a indução, e de 0,5 a 1,0 ℓ/min é aceitável para o período de manutenção da anestesia, quando se utiliza um sistema circular
      • O fluxo de oxigênio apropriado para um sistema sem reinalação dependerá do sistema a ser utilizado. Na maioria dos casos, o fluxo é calculado como 300 $\times$ peso do corpo (kg), é expresso em mℓ/kg/min e apropriado para pacientes pequenos, com o emprego de um sistema Mapleson F sem reinalação

6. Os fluidos cristaloides de reposição aplicados por IV (p. ex., solução de de lactato de Ringer) são recomendados durante a anestesia geral
   a. Os tipos de fluido e as taxas de infusão podem ser alterados, dependendo do paciente, do procedimento a ser realizado e da duração do processo
   b. Calcule a taxa de administração de fluidos antes da anestesia. Uma taxa calculada de 10 mℓ/kg/h normalmente é administrada durante a primeira hora de anestesia, decaindo para 5 mℓ/kg/h na sequência
   c. Os fluidos podem ser ministrados por uma bomba de infusão controlada eletronicamente ou por fluxo de gravidade. Ao calcular as taxas de fluxo dos fluidos usando a gravidade, o tamanho do conjunto de gotejamento (equipo) deve ser padronizado para determinar a taxa de administração (em gotas/min). Os tamanhos comuns dos equipos são: 10, 15, e 60 gotas/mℓ
   d. Insira o conjunto de gotejamento no frasco ou bolsa de cristaloide e preencha o equipo

7. Uma vez que os materiais e equipamentos estejam organizados e preparados para serem utilizados, o animal sedado tem de ser colocado sobre a mesa e contido para a colocação do cateter
   a. O animal precisa ser contido de modo a minimizar seu estresse e reduzir os riscos para o manipulador ou o anestesista

8. O ponto de introdução do cateter IV deve ser raspado e preparado assepticamente
   a. As veias cefálica/cefálica acessória e as safenas laterais são as mais comumente usadas para a implantação de cateteres no cão
   b. As veias cefálica/cefálica acessória e as safenas mediais são as mais utilizadas para a implantação de cateteres no gato
9. O conjunto do cateter é inserido na veia e, após a remoção do mandril, conecta-se uma torneira de três vias (T) ao cateter
   a. Alternativamente, o equipo para a administração de fluidos pode ser ligado diretamente ao cateter IV
10. O cateter e a torneira em T são afixados no local e é aplicada uma pomada antibiótica (ou antibiótico em creme/gel/pomada asséptica não irritante) ao redor do cateter. Uma gaze ou um curativo estéril pode ser utilizado a fim de cobrir o local do cateter após ele ser fixado ao membro com esparadrapo
11. Antes da injeção do agente de indução, testa-se a patência do cateter para se assegurar de que ele esteja colocado no lúmen do vaso. A injeção de solução salina estéril pode ser usada para esta finalidade
12. O animal tem de ser avaliado de maneira objetiva antes da indução da anestesia geral. Verificam-se a frequência, a qualidade do pulso e a coloração das membranas mucosas imediatamente antes da indução da anestesia
    a. Anormalidades na frequência e regularidade do pulso ou na coloração das mucosas devem ser investigadas pelo anestesista com intuito de determinar a causa das anomalias e reavaliação do plano anestésico
13. A indução será realizada com a administração do agente de indução selecionado
14. A boca do animal é mantida aberta pelo assistente, e a língua é tracionada com gaze
    a. A língua é tracionada rostralmente, entre os dentes caninos inferiores. O anestesista não deve colocar seus dedos entre os dentes do animal. Em vez disso, a língua precisa ser movida para fora da boca, com auxílio da sonda endotraqueal ou do laringoscópio para que ela possa ser facilmente manipulada
    b. Se o laringoscópio for utilizado, a lâmina dele deve ser pressionada contra a base da língua. Isso forçará para baixo a epiglote e exporá a laringe do animal
        i. Se necessário, a lâmina do laringoscópio poderá ser usada para baixar a epiglote de modo suave
        ii. Em gatos, a lidocaína pode ser pulverizada sobre a laringe para diminuir a sensibilidade e o risco de laringoespasmo durante a intubação endotraqueal
    c. A sonda endotraqueal deve ser avançada para dentro da boca, através da laringe até alcançar a traqueia
    d. O comprimento da sonda tem de ser adequado para assegurar que sua ponta esteja localizada rostralmente à entrada do tórax

e. As sondas endotraqueais, normalmente, causam lesões no paciente. Os gatos são particularmente propensos às lesões associadas à intubação endotraqueal. Os seguintes pontos devem ser considerados para evitar problemas causados por sonda endotraqueal:
   i. Insuflação adequada do balonete
      - O excesso de pressão é capaz de lesar as vias respiratórias do paciente
      - A insuflação parcial pode permitir a aspiração de corpos estranhos para as vias respiratórias e os pulmões
      - Uma vez que o balonete seja insuflado, a sonda endotraqueal não deve ser girada, introduzida ou removida sem antes esvaziar o balonete. [Durante os procedimentos de odontologia, a desconexão temporária da sonda do aparelho de anestesia, para girar o animal de um lado para o outro ou qualquer movimento de rotação da sonda com o balonete inflado, poderá lesar a traqueia]
   ii. Posicionamento adequado da sonda
      - A colocação no esôfago é ineficaz para o fornecimento de oxigênio ou anestésico, por isso, não irá proteger e assegurar a patência das vias respiratórias
      - A ponta da sonda endotraqueal deve estar localizada na traqueia rostralmente à entrada do tórax
      ○ Se uma sonda for introduzida além da entrada do tórax, poderá ser posicionada unilateralmente no brônquio principal e prejudicar as trocas gasosas
      ○ É possível que uma sonda mal posicionada no terço proximal da traqueia se desloque mais facilmente. Além disso, nesta posição, o balonete talvez fique próximo à laringe e a sua insuflação poderá traumatizar a laringe
      ○ A extensão da sonda que deverá ser introduzida é estimada antes da indução da anestesia, segurando-se a sonda ao lado da cabeça e do pescoço do animal
      ○ A extensão que ela foi introduzida terá de ser verificada por palpação da extremidade da sonda no interior da traqueia

15. O animal deve ser posicionado em decúbito lateral, e a sonda endotraqueal precisará ser ligada ao aparelho de anestesia com o oxigênio aberto (1 a 2 ℓ/min)
16. O pulso e os batimentos cardíacos são monitorados
17. O anestesista fixa a sonda endotraqueal no animal com uma gaze, que deverá ser bem presa à sonda endotraqueal com a metade de um nó quadrado. Em seguida, essa gaze será amarrada sobre o focinho do animal (cães) ou por trás da cabeça (cães e gatos) dele, utilizando um laço ou outro nó que possa ser desatado fácil e

rapidamente. Existem dispositivos comerciais para prender a sonda endotraqueal ao paciente. Em algumas clínicas usam-se os equipos de soro em substituição à fita de gaze

18. Verifique se há perda em volta da sonda endotraqueal ao fechar a válvula de alívio de pressão no aparelho de anestesia e apertar o balão reservatório até uma pressão de 20 a 25 cmH$_2$O. O vazamento é detectado pelo ruído de ar, na cavidade oral, quando a pressão positiva for aplicada ao circuito
    a. A pressão exercida no sistema não deve durar mais de 1 a 2 segundos
    b. Se houver vazamento, a válvula de alívio de pressão deverá ser aberta e o balonete inflado com ar. Um volume de 1 a 3 mℓ é o adequado para as sondas usadas em pequenos animais
    c. Os passos descritos anteriormente devem ser repetidos até que não ocorra perda quando uma pressão de 20 a 25 cmH$_2$O for aplicada ao circuito
    d. Abra a válvula de alívio de pressão quando o procedimento de teste de insuflação for completado

19. O vaporizador é inicialmente regulado em 2 a 3 vol% de isoflurano, caso este seja o anestésico inalatório a ser administrado. Se for utilizado o sevoflurano, a vaporização pode, inicialmente, ser fixada em 3 a 5 vol%
    a. O ajuste da vaporização será determinado após a avaliação da profundidade da anestesia e da função cardiovascular
    b. O ajuste da vaporização será influenciado pelos fármacos utilizados na MPA e indução da anestesia

20. Os movimentos respiratórios, o pulso e a profundidade da anestesia precisam ser monitorados continuamente. Esses dados devem ser registrados em ficha a cada 5 min

21. Um estetoscópio esofágico lubrificado será introduzido no esôfago, através da cavidade oral, para auscultação cardíaca. Insira-o a uma profundidade que os sons cardíacos sejam audíveis de maneira mais clara

22. Conecte os fluidos cristaloides ao cateter IV de maneira asséptica. Inicie a administração segundo a taxa previamente calculada (ver o item 6*b*)

23. Lubrifique os olhos do paciente com pomada oftálmica estéril, a fim de reduzir o risco de ulceração corneal

24. O animal, a partir de então, é preparado para a cirurgia (posicionamento/tricotomia/preparo da antissepsia da pele)

25. O fluxo de oxigênio e de anestésico deverá ser ajustado para a manutenção a um plano adequado e estável de anestesia (5 a 15 min após a indução)
    a. Registre todas as variações dos parâmetros fisiológicos, de intervenções e intercorrências na ficha de anestesia
    b. Ajuste a vaporização para manter uma profundidade adequada da anestesia

26. O monitoramento clínico tem de ser completado com aparelhagem específica para garantir o bem-estar do paciente. Veja, a seguir, os equipamentos mais usados para monitorar pacientes anestesiados:
    a. Eletrocardiografia
    b. Capnografia
    c. Oximetria de pulso

d. Pressão arterial não invasiva (oscilométrico ou *doppler*)
   e. Temperatura retal ou esofágica
      i. Colchão térmico para prevenir hipotermia durante a anestesia/cirurgia
27. Quando o procedimento de diagnóstico ou terapêutico for completado, a vaporização poderá ser desligada e o fluxo de oxigênio continuará até que o paciente apresente reflexo de deglutição. Na dependência do procedimento realizado, da medicação pré-anestésica utilizada e da associação de técnicas de analgesia local e regional, poderão ser administrados analgésicos adicionais antes da recuperação do paciente
28. O balonete da sonda endotraqueal é esvaziado completamente antes que o instrumento seja removido
    a. Faz-se o esvaziamento parcial caso exista suspeita de material ou fluido estranhos que possa ter se alojado entre a traqueia e a sonda endotraqueal
29. Em geral, a administração de fluidos é interrompida quando cessa a do anestésico. O cateter IV é lavado com solução salina e mantido no local até que o animal tenha se recuperado e restabelecido a homeostase. Em casos de rotina, o cateter é mantido até que o animal caminhe. No caso de perda excessiva de sangue, distúrbios eletrolíticos, perdas de fluidos continuadas, risco aumentado de convulsões, função cardiopulmonar anormal ou naqueles casos passíveis de dor ou disforia, não se deve remover o cateter venoso precocemente. Esses animais devem ser reavaliados e receber terapia apropriada
30. O animal tem de ser monitorado durante o período pós-operatório. Os seguintes parâmetros são particularmente importantes:
    a. Funções respiratória e cardiovascular
       i. Frequência e qualidade do pulso
       ii. Frequência respiratória
       iii. Saturação da hemoglobina (por meio de oximetria de pulso)
    b. Temperatura
    c. Nível de dor
    d. Estado mental.

BIBLIOGRAFIA ADICIONAL

Informações adicionais sobre a anestesia de animais de pequeno porte, analgesia e cuidados perioperatórios são encontradas nas seguintes obras:

1. Tranquilli WJ, Thurmon JC, Grimm KA, eds. *Lumb & Jones Veterinary Anesthesia and Analgesia*, 4th ed. Ames, Iowa: Blackwell Professional Publishing, 2009.
2. Carroll GL, ed. *Small Animal Anesthesia and Analgesia*. Ames, Iowa: Blackwell Professional Publishing, 2008.
3. Muir WW, Hubbel JAE, Bednarski RM, Skarda RT. *Handbook of Veterinary Anesthesia*, 4th ed. St. Louis, Missouri: Mosby Elsevier, 2007.

Capítulo 3

ASSEPSIA NA CIRURGIA DE PEQUENOS ANIMAIS

Fred Anthony Mann

Os princípios gerais da assepsia foram estabelecidos para minimizar o risco de contaminação e infecção da ferida subsequente à cirurgia. A compreensão completa das técnicas de assepsia exige o conhecimento aprofundado dos cinco termos a seguir:

- *Assepsia*: condição na qual não existem microrganismos patogênicos viáveis nos tecidos
- *Sepse*: condição na qual existem microrganismos patogênicos ou seus subprodutos nos tecidos
- *Antissepsia*: aplicação segura de um antisséptico com a finalidade de remover ou inativar microrganismos patogênicos nos tecidos. Um antisséptico é uma substância química que pode ser aplicada topicamente nos tecidos vivos
- *Desinfecção*: aplicação de uma substância química (desinfetante), com o objetivo de destruir as formas vegetativas de bactérias, mas não os esporos. Um desinfetante é uma substância química que deve ser aplicada a objetos inanimados, como instrumentos cirúrgicos ou mobiliário do centro cirúrgico
- *Esterilização*: destruição de todos os microrganismos e esporos nos materiais e instrumentais. A esterilização pode ser realizada por aplicação de calor (autoclave), gás de óxido etileno, vapor de peróxido de hidrogênio, irradiação e produtos químicos (glutaraldeído). A esterilização é empregada em instrumentos cirúrgicos e outros materiais que terão contato direto ou próximo das feridas cirúrgicas.

A prevenção da contaminação bacteriana das feridas cirúrgicas é de extrema importância. As consequências da contaminação e infecção bacteriana persistente caracterizam doença sistêmica (sepse, peritonite), aumentam o tempo de reparação, prolongam a dor, retardam a recuperação e alteram a estética. Eliminar os microrganismos em torno da ferida cirúrgica ou nela reduz a contaminação bacteriana e o risco de infecção. Portanto, é importante ter a consciência das fontes de contaminação bacteriana no ambiente cirúrgico. Essas fontes incluem: pessoal paramentado ou não no ambiente cirúrgico, instrumentos cirúrgicos, equipamentos do centro cirúrgico e o paciente — fonte mais comum de infecções bacterianas nas feridas cirúrgicas. As técnicas de assepsia foram concebidas e implementadas para minimizar o risco de contaminação. Se elas forem seguidas corretamente, torna-se quase improvável a infecção da ferida, a menos que ocorra uma falha grosseira nas barreiras cirúrgicas. Essas barreiras e as técnicas assépticas específicas de preparo do paciente serão discutidas nos Capítulos 9, 10 e 11.

O ar circulante no ambiente cirúrgico serve como veículo para levar bactérias para a ferida. Portanto, é importante reduzir ao máximo a turbulência do ar, limitando o número de funcionários necessários, minimizar as ações desnecessárias e a conversa no centro cirúrgico. É importante ressaltar que não há como se ter uma cirurgia estéril, pois há um nível de contaminação presente em todas as feridas. A preponderância de 10^5 microrganismos por grama de tecido ou por mililitro de líquido se constitui em infecção. Na maioria dos casos, um indivíduo imunodeficiente seria incapaz de eliminar patógenos em concentrações mais baixas do que esta, sem intervenção.

Uma infecção é desenvolvida caso as defesas do hospedeiro estejam diminuídas ou em função das características patogênicas dos inóculos bacterianos, além de por meio de vários fatores locais, tais como: necrose tecidual, espaço morto, redução do aporte sanguíneo ou pela presença de material estranho. Um dos objetivos da equipe cirúrgica é abordar, pré-operatoriamente, as condições dos pacientes listadas anteriormente, para estabelecer as medidas peri e intraoperatória com o intuito de garantir que a contaminação da ferida cirúrgica seja evitada a qualquer custo. As medidas perioperatórias incluem preparo do paciente, esterilização do instrumental cirúrgico, escovação cirúrgica e colocação de roupas e campos estéreis (no cirurgião e sobre o paciente). As especificidades dessas medidas perioperatórias e de outras para evitar a contaminação da ferida cirúrgica são discutidas nos Capítulos 6 a 11. As regras a serem seguidas, de maneira geral, para minimizar a contaminação intraoperatória são:

1. O pessoal paramentado (com vestes e luvas estéreis) deve permanecer no centro cirúrgico e tocar apenas em objetos colocados na mesa ou no pano de campo estéril. O inverso é verdadeiro também: o pessoal não paramentado deve ser mantido afastado da mesa ou do campo estéril

2. Deve-se evitar, ao máximo, conversar e fazer movimentos desnecessários

3. Os membros da equipe cirúrgica têm de proteger o local com o material estéril. A razão dessa vigilância à área estéril (campo cirúrgico e mesa de instrumentação) é reduzir a probabilidade de contaminação por contato com objetos não estéreis

4. A mesa e o campo cirúrgico, protegidos com panos de campo estéreis, serão considerados estéreis apenas nesse nível. As partes dos panos de campo que pendem para fora das mesas cirúrgicas e do paciente devem ser consideradas contaminadas

5. Os panos de campo usados para cobrir o paciente, a maca, a mesa e o instrumental precisam ser impermeáveis. Isso ajudará a prevenir a contaminação por permeação — definida como a translocação de bactérias a partir do lado não estéril para o campo cirúrgico

estéril por encharcamento com fluido corporal ou da irrigação da ferida

6. Os aventais, uma vez vestidos, são considerados estéreis desde abaixo dos ombros até a cintura e das pontas dos dedos das luvas até 2 cm acima do cotovelo. Por isso, as mãos devem ser entrelaçadas e mantidas acima da cintura, junto ao corpo, enquanto não estão sendo usadas
7. O membro da equipe que esteja paramentado e se sente durante o procedimento cirúrgico deverá permanecer sentado até que o processo seja finalizado
8. Os equipamentos são devidamente esterilizados (com indicadores de esterilidade), tanto no pacote como na embalagem individual. Se a esterilidade não for comprovada, ou seja, questionável, por qualquer razão, esse objeto deverá ser considerado contaminado
9. Se um instrumental, contido em um pacote estéril, toca a parte externa da embalagem no momento da abertura, ele será considerado contaminado e descartado, abrindo-se uma nova embalagem com o material estéril. Um pacote/ uma embalagem de material cirúrgico danificado, molhado ou com qualquer comprometimento é considerado contaminado e não deve ser usado
10. Para verter-se líquido estéril para um recipiente também estéril, por pessoal não paramentado, o membro da equipe paramentado terá de segurar a vasilha fora do campo estéril. O líquido deverá ser derramado cuidadosamente, sem espirrar ou pingar no campo estéril. O frasco contendo os fluidos não estéreis não deve tocar o recipiente estéril.

Essas regras são pilares da assepsia. Embora pareçam trabalhosas inicialmente e um pouco demoradas, se respeitadas em sua maioria, rapidamente serão incorporadas à rotina.

Existem várias soluções antissépticas utilizadas na prática veterinária e, entre elas, incluem-se os álcoois alifáticos, os compostos iodóforos e a clorexidina.

Álcoois alifáticos, tais como álcool isopropílico 70%, são eficazes contra um amplo espectro de bactérias e vírus. Os álcoois agem rapidamente, desnaturando as paredes celulares e proteínas das bactérias. Além disso, apresentam pouca ação residual quando utilizados isoladamente, e os efeitos secundários incluem: irritação da pele, dessecação e necrose tecidual de feridas abertas. Os álcoois são comumente usados com outros agentes no preparo da pele para se proceder à incisão cirúrgica. No entanto, uma vez que o álcool isopropílico pode reduzir a atividade residual da clorexidina, recomenda-se não aplicá-la quando se usa o álcool isopropílico para o preparo da pele. O álcool também deve ser evitado no preparo da pele do paciente na cirurgia a *laser*, para não correr o risco de pegar fogo quando os feixes do *laser* entrarem em contato com o álcool.

Os compostos iodóforos, como a solução de iodo-povidona, são eficazes contra uma vasta gama de bactérias, fungos, vírus, protozoários e leveduras, bem como contra os esporos bacterianos por contato prolongado. Os iodóforos têm ação rápida e agem após penetrar a parede celular, substituindo as estruturas intracelulares com iodo livre, liberado pela solução de iodóforo. As soluções diluídas de iodóforos são consideradas mais eficazes, devido ao maior número de moléculas de iodo livre liberadas em soluções mais fracas. Existe uma ação residual mínima (porém a reaplicação deve ser feita a cada 4 a 6 h) e ocorre inativação na presença de material orgânico, tal como hemácias, leucócitos e tecido necrótico. É possível que concentrações mais elevadas de iodóforos causem necrose tecidual, portanto, preconiza-se o uso de solução a 1% (diluição a 1:10 de uma solução a 10%). Os efeitos secundários incluem reações de hipersensibilidade cutânea (até 50% dos cães). Deve-se tomar cuidado, pois o iodo pode ser absorvido sistemicamente através de feridas abertas e membranas mucosas, tendo sido relatado como indutor de aumento da concentração plasmática de iodo, levando à disfunção temporária da tireoide. A absorção sistêmica de iodo é preocupante, especialmente em animais muito jovens, pacientes com feridas abertas extensas, ou em pacientes que tenham queimaduras graves. A acidose metabólica foi relatada também após aplicações repetidas. Os detergentes contendo iodo são normalmente utilizados para o preparo da pele do paciente para a incisão cirúrgica ou da pele do cirurgião antes da colocação de luvas cirúrgicas estéreis.

A clorexidina é eficaz contra uma gama imensa de bactérias, no entanto, é pouco eficaz contra fungos e vírus. Sua ação rápida ocorre por ruptura da membrana celular e precipitação dos componentes celulares, tais como proteínas. Ocorre boa ação residual (até 2 dias), e a clorexidina não é inativada pela presença de material orgânico. A eficácia da solução de clorexidina aumenta com aplicações repetidas, e a absorção sistêmica e a hipersensibilidade não parecem ser tão significativas com clorexidina como ocorre com os iodóforos. Entretanto, uma desvantagem dessas soluções de clorexidina é a toxicidade ocular e auditiva. Diante desse risco, devem ser adotadas medidas para se evitar o contato com as membranas timpânica e corneana. As soluções de clorexidina a 0,05% têm se mostrado eficazes como solução antisséptica (diluição 1:40 de solução padrão) em feridas. Os sais de gliconato e diacetato se precipitam quando diluídos com cloreto de sódio a 0,9% ou solução de lactato de Ringer, por isso deve-se empregar água estéril como diluente. No entanto, a ocorrência de precipitação não foi associada à diminuição da atividade bactericida do composto ou da morbilidade da ferida. Os detergentes contendo clorexidina são utilizados normalmente no preparo da pele do paciente para a incisão cirúrgica ou da pele do cirurgião antes da colocação de luvas cirúrgicas estéreis. Alternativamente, tornou-se frequente, ao menos para o preparo da pele das mãos do cirurgião, o uso de antissépticos sem água e sem esfregação. Um desses produtos (Avagard® 3M, Minnesota, EUA) contém gliconato de clorexidina a 1% e álcool etílico 61% e foi aprovado pela Food and Drug Administration (FDA) para a preparação da pele antes do procedimento cirúrgico. Este produto parece ter ação antimicrobiana rápida, de amplo espectro, superior a 99% em 15 s.

Existem outros produtos no mercado veterinário destinados ao preparo da pele para procedimentos cirúrgicos, no entanto, os produtos listados anteriormente são os agentes usados mais comumente.

BIBLIOGRAFIA ADICIONAL

Informações adicionais sobre a assepsia na cirurgia em animais de pequeno porte podem ser encontradas nos livros-texto listados a seguir:

1. Fossum TW, ed. *Small Animal Surgery*, 3rd ed. St. Louis, Missouri: Mosby Elsevier, 2007.
2. Busch SJ, ed. *Small Animal Surgical Nursing Skills and Concepts*. St. Louis, Missouri: Mosby Elsevier, 2006.
3. Slatter D, ed. *Textbook of Small Animal Surgery*, 3rd ed. Philadelphia, Pennsylvania: Saunders, 2003.

Capítulo 4

USO DE ANTIBIÓTICOS NA CIRURGIA DE PEQUENOS ANIMAIS

Elizabeth A. Swanson e Fred Anthony Mann

A técnica asséptica executada durante a cirurgia minimiza a ocorrência de infecções cirúrgicas, no entanto, quando há infecção, as consequências podem ser imprevisíveis. Os antibióticos são usados na cirurgia para ajudar a prevenir e tratar a infecção. A falta de conhecimento básico sobre o uso desses fármacos leva à administração excessiva e inadequada, criando superinfecções prejudiciais ao paciente. O objetivo deste capítulo é apresentar conceitos básicos da antibioticoterapia perioperatória e oferecer orientação para o desenvolvimento de um plano adequado na utilização de antibióticos em cirurgia.

Com o desenvolvimento de espécies de estafilococos resistentes à meticilina e de outras bactérias multirresistentes, não se considera aceitável a administração de um antibiótico a todos os pacientes operados. Além disso, nunca se aceitou o uso desses medicamentos para compensar as falhas nas técnicas de assepsia na cirurgia. Os veterinários devem ser cuidadosos sobre quando, onde e como os antibióticos são usados em seus pacientes.

O uso adequado de antibióticos em cirurgia está focado em dois conceitos: profilaxia e terapia. Sua utilização profilática consiste na administração do medicamento antes de ocorrer a contaminação e somente quando houver alta probabilidade de a infecção se desenvolver ou sempre que a ocorrência da infecção for catastrófica. A antibiose terapêutica é usada quando há infecção e se baseia na cultura microbiológica e em testes de sensibilidade a antibióticos quando possível. A adoção de terapia antibiótica é iniciada com base na expectativa de presença de contaminantes enquanto se aguardam os resultados da cultura e do antibiograma, mas uma seleção empírica ampla é aconselhável, pois uma resposta ruim ao fármaco pode acontecer quando o contaminante não for suscetível ao primeiro antibiótico administrado.

A decisão pela antibioticoterapia profilática perioperatória na prevenção da infecção deve ser determinada por uma avaliação do risco de infecção, de acordo com a duração do processo, as condições do paciente e a ferida cirúrgica. Como mencionado anteriormente, a adoção profilática de antibióticos não pode compensar a inabilidade cirúrgica induzindo trauma tecidual excessivo ou deficiências nas medidas de assepsia. Apesar de tudo, a mera presença de bactérias dificilmente causa a infecção. Para que se estabeleça uma infecção da ferida se fazem necessárias alterações locais nas defesas do hospedeiro causadas pelo trauma cirúrgico (p. ex., isquemia local) que favoreça aumento de bactérias. Portanto, a técnica cirúrgica apropriada em um paciente imunocompetente submetido a um procedimento previsto para durar um período de tempo razoável dispensa terapia com antibióticos. Consulte o Capítulo 3 a fim de obter informações sobre assepsia e prevenção de infecção da ferida cirúrgica.

O uso profilático de antibiótico deve ser considerado para qualquer procedimento que dure mais de 90 min. O risco de infecção duplica a cada 70 min durante a cirurgia.[1] Os antibióticos profiláticos poderão ser também administrados em todo caso cirúrgico envolvendo um implante (p. ex., placas ósseas, malha sintética, cimento ósseo de polimetilmetacrilato e suturas com fios não absorvíveis). A infecção em torno de um implante, no mínimo, retardará a cura e, na pior das hipóteses, causará o insucesso cirúrgico. Exemplos de falha catastrófica incluem a remoção de implantes após uma artroplastia total do quadril ou amputação de um membro devido a uma infecção intratável no local da cirurgia. Os implantes promovem a formação de um biofilme que alberga bactérias e inibe os mecanismos naturais do paciente e a eficácia do antibiótico. A única maneira segura de eliminar uma infecção cirúrgica em caso de implante é a remoção dele.

Fatores envolvendo o paciente, como a ocorrência de doença concomitante, idade (pediátrica ou senil) ou terapia imunossupressora são capazes de aumentar também o risco estimado e justificar a utilização de antibióticos perioperatórios. Por exemplo, os pacientes com diabetes melito ou hiperadrenocorticismo têm o sistema imune comprometido e são, portanto, mais propensos ao desenvolvimento de infecções. Os animais muito jovens ou geriátricos têm sistema imune imaturo ou comprometido, o que pode aumentar as chances de desenvolver infecção pós-operatória. A quimioterapia deprime de forma direta o sistema imune. Desse modo, qualquer paciente que esteja em tratamento quimioterápico ou aquele que concluiu recentemente um regime de supressão imunológica quimioterápica deve ser considerado de alto risco para a ocorrência de infecção cirúrgica.

Durante a operação, busca-se prevenir ou minimizar a contaminação do local da intervenção cirúrgica e dos tecidos adjacentes, para se maximizar os efeitos da administração de antibióticos profiláticos. A região próxima à incisão talvez tenha participação direta no risco de aparecimento de infecções. É possível que os hematomas extensos ou coágulos sanguíneos, tecidos necróticos e corpos estranhos (incluindo esponjas cirúrgicas) deixados no local da intervenção cirúrgica inibam os mecanismos de defesa do hospedeiro e facilitem o crescimento de bactérias. Os tecidos traumatizados e desvitalizados são incapazes de constituir elementos para proteger o organismo contra infecções e, muitas vezes, por se apresentarem hipóxicos, favorecem o crescimento de bactérias aeróbias e anaeróbias. A menos que a intervenção (incisão) tenha sido feita em condições de assepsia controladas, com uma incisão cirúrgica planejada, após preparação antisséptica, pode-se esperar alguma contaminação do meio externo. As feridas contaminadas, por vezes, são convertidas em feridas contaminadas limpas por meio de desbridamento cuidadoso dos tecidos desvitalizados e irrigação abundante e, assim, dispensar a necessidade de antibioticoterapia. No tratamento cirúrgico de feridas contaminadas, a terapia antibiótica tem de ser limitada à profilaxia perioperatória. Obviamente, os ferimentos infectados exigem a administração contínua do antibiótico no pós-operatório, com intenção terapêutica, ou seja, administração diária até que a infecção seja eliminada.

As cavidades das vísceras ocas corporais têm flora nativa. Essas bactérias, muitas vezes, exercem funções vitais, as quais ajudam na digestão. No entanto, esses mesmos organismos, quando caem no interior da cavidade peritoneal, podem pôr em risco a vida do paciente. As incisões cirúrgicas, se bem praticadas, para acesso ao lúmen de órgãos ocos, podem ser consideradas feridas isentas de contaminação; a profilaxia antibiótica deve ser assegurada se o tempo cirúrgico for antecipado em 90 min ou mais. É primordial a execução cuidadosa da técnica cirúrgica, a fim de evitar derramamento de conteúdo luminal na cavidade. Se este conteúdo cair na cavidade e o campo cirúrgico for contaminado, a ferida deverá ser tratada por meio da remoção desse material e, em seguida, o local é infundido (lavado) com soro em abundância. Esse derramamento de conteúdo não é uma razão para se continuar com antibióticos no pós-operatório. Tal como acontece nas feridas traumáticas, os campos cirúrgicos contaminados podem ser convertidos para contaminados limpos, ao se proceder à lavagem abundante. A antibioticoterapia, além da profilaxia perioperatória, não é necessária e, por vezes, é até prejudicial, por promover desenvolvimento de infecções resistentes ou mascarar infecção grave, tal como a peritonite, atrasando a adoção de terapêutica antibiótica agressiva imediata.

A seleção do antibiótico a ser usado como profilático baseia-se na expectativa de qual grupo de bactérias se espera encontrar no tecido-alvo. A pele é a fonte de infecções bacterianas mais comum em feridas cirúrgicas, especialmente nos procedimentos de ortopedia e neurocirurgia. As bactérias da pele são, normalmente, cocos positivos, como os *Staphylococcus aureus* ou *S. intermedius*. Uma segunda fonte comum de infecção é por contaminação fecal. As fezes contêm microrganismos colorretais, tais como os bacilos gram-negativos (*Escherichia coli*) e anaeróbios (*Bacteroides* spp.). Sempre que um lúmen de um órgão oco (intestinos, estômago) estiver envolvido no procedimento cirúrgico, a profilaxia terá de ser centrada na flora característica do lúmen do órgão. Os microrganismos gastrintestinais incluem os cocos gram-positivos, os bacilos entéricos gram-negativos e germes anaeróbios. Os organismos das vias respiratórias incluem cocos gram-positivos (*Staphylococcus* spp.) e bacilos gram-negativos (*E. coli*). Nos sistemas urogenitais são frequentes a *E. coli* e o *Streptococcus* spp., que são os de maior frequência nas infecções do trato urinário, uterino (piometra) ou em abscesso prostático. A profilaxia antibiótica não é recomendada, rotineiramente, em procedimentos eletivos envolvendo o trato urogenital, como oóforo-histerectomia e orquiectomia. A flora normal do fígado abriga microrganismos anaeróbios, bem como bactérias aeróbias gram-positivas e negativas, porém os procedimentos hepatobiliares podem ser também contaminados por microrganismos originários do trato gastrintestinal.

O antibiótico mais usado no período perioperatório como profilático é a cefazolina devido à sua eficácia contra os contaminantes perioperatórios mais comuns e por sua capacidade de alcançar bons níveis terapêuticos na maioria dos tecidos do corpo.[2] O protocolo perioperatório mais comum é se administrar cefazolina (22 mg/kg), por via intravenosa (IV) um pouco antes da indução anestésica (30 min antes da incisão na pele), repetindo a dose, a cada 90 min, durante a cirurgia. A administração é mantida por um prazo de 24 h, de preferência, a partir do término do procedimento cirúrgico, mesmo que tenha ocorrido contaminação durante a operação. Todos os pacientes precisam ser monitorados para verificação de sinais de infecção (p. ex., vermelhidão, calor, inchaço, dor, secreção purulenta, febre, recuperação lenta, vômitos, anorexia, dificuldade respiratória, coleção de fluidos nas cavidades corporais) durante o pós-operatório a fim de que sejam tratados adequadamente. Na Tabela 4.1 estão listados os antibióticos de utilização profilática, com as doses e principais indicações de uso.

As cirurgias colorretais talvez sejam as que apresentem maior risco de infecção, por causa da população elevada de bactérias existente no local. A preparação pré-operatória com antibiótico oral possibilita a diminuição do número de microrganismos bacterianos do cólon. O antibiótico comumente utilizado, por via oral, para este fim é a neomicina. A administração deve ser iniciada de 24 a 72 h antes do procedimento, com uma dose de 20 mg/kg, a cada 8 h. A profilaxia antibiótica IV, antes da indução da anestesia, é também muito utilizada (ver Tabela 4.1). O esvaziamento intestinal induzido com enemas e agentes catárticos (p. ex., GoLYTELY®, Braintree Laboratories, Inc., Braintree, MA) não é recomendado, pois, embora eles reduzam o volume de material fecal do lúmen, eles tendem, também, a liquefazer o material fecal restante, o que aumenta a risco de contaminação a partir de respingos.

Para funcionar de maneira profilática o antibiótico deve estar presente, em nível terapêutico, no local da contaminação antes que ocorra a infecção em potencial. Por esse motivo, o medicamento escolhido tem de ser administrado por via IV, a pelo menos 30 a 60 min antes da incisão (ou seja, antes da indução anestésica). As repetições deverão respeitar a farmacocinética do respectivo antibiótico. A antibioticoterapia profilática deve ser interrompida no prazo de 24 h, contadas a partir do fim do procedimento cirúrgico. O uso de antibióticos continuadamente, por mais de 24 h, na verdade, expõe o paciente ao risco de infecção. Os animais com feridas limpas que recebem antibióticos, além do protocolo perioperatório profilático, têm taxas maiores de infecção do que aqueles que não tenham recebidos esse tipo de medicamento.[3] Se existir evidências de infecção durante a cirurgia ou houver suspeita de sepse, o tratamento antibiótico pode ser estendido de maneira continuada na dependência da evolução pós-operatória ou enquanto são aguardados os testes de cultura e antibiograma solicitados, ajustando-se a antibioticoterapia de acordo com a resposta do paciente.

Tabela 4.1 Antibióticos utilizados na profilaxia perioperatória em procedimentos cirúrgicos de pequenos animais.

Antibiótico	Dose	Via	Reaplicação[a]	Indicações
Cefazolina	22 mg/kg	IV	A cada 90 min	Mais usado na antibioticoterapia profilática
				Cirurgias ortopédicas
				Cirurgias de tecidos moles
				Neurocirurgias
Cefoxitina	22 mg/kg	IV	A cada 90 min	Cirurgias gastrintestinais
				Cirurgias hepatobiliares
Ampilicilina	20 mg/kg	IV	Dose única antes da indução	Cirurgias urogenitais
Penicilina G potássica	70.000 Ul/kg	IV	A cada 90 min	Cirurgia ortopédicas
Neomicina	20 mg/kg	Oral	A cada 8 h[b]	Preparo pré-operatório nas cirurgias colorretais
Eritromicina	10 a 20 mg/kg	Oral	A cada 8 a 12 h[b]	Preparo pré-operatório nas cirurgias colorretais
Metronidazol	20 mg/kg	IV	Uma vez na indução	Preparo pré-operatório nas cirurgias colorretais
Enrofloxacino	5 mg/kg	IV[c] ou IM	A cada 2 h	Cirurgias urogenitais de risco

IV = por via intravenosa; IM = por via intramuscular.

[a]Antibioticoterapia profilática aplicada antes da indução anestésica (ideal: entre 30 min e não mais do que uma hora antes da incisão da pele). Observação: Quando houver indicação de coleta de amostras de material para cultura e antibiograma, no período intraoperatório, a dose inicial do antibiótico deverá ser dada somente após tal amostra ter sido coletada.

[b]Antibioticoterapia, por via oral, para cirurgias colorretais deve ser iniciada com 24 a 72 h de antecedência. Deve-se empregar, também, a profilaxia por via IV (p. ex., cefoxitina ou metronidazol) no momento imediato à indução anestésica (30 min antes da incisão da pele).

[c]A administração IV de enrofloxacino parece desencadear choque anafilático. O enrofloxacino deverá ser diluído para, posteriormente, ser administrado de modo lento.

REFERÊNCIAS

1. Eugster S, Schawalder P, Gaschen F, et al. A prospective study of postoperative surgical site infections in dogs and cats. *Vet Surg* 2004;33:542–550.
2. Page CP, Bohnen JM, Fletcher JR, et al. Antimicrobial prophylaxis for surgical wounds: guidelinesfor clinical care. *Arch Surg* 1993;128:79–88.
3. Brown DC, Conzemius MG, Shofer F, Swann H. Epidemiologic evaluation of postoperative wound infections in dogs and cats. *J Am Vet Med Assoc* 1997;210:1302–1306.

BIBLIOGRAFIA ADICIONAL

Informações adicionais sobre o uso de antibióticos na cirurgia de animais de pequeno porte podem ser encontradas nos livros listados a seguir:

1. Fossum TW, ed. *Small Animal Surgery*, 3rd ed. St. Louis, Missouri: Mosby Elsevier, 2007.
2. Slatter D, ed. *Textbook of Small Animal Surgery*, 3rd ed. Philadelphia, Pennsylvania: Saunders, 2003.

Capítulo 5

INSTRUMENTAL CIRÚRGICO BÁSICO

Fred Anthony Mann

O sucesso nas cirurgias em animais de pequeno porte requer instrumentação cirúrgica adequada. Existem inúmeros instrumentais especiais para procedimentos específicos, porém há outros básicos comuns a quase todos os procedimentos. Este instrumental básico é projetado para fixar os campos operatórios, incindir, manipular e afastar os tecidos; para aspirar fluidos do campo operatório de maneira a favorecer a visualização; produzir hemostasia e auxiliar na sutura da ferida.

Os panos (campos) cirúrgicos são presos uns aos outros e à pele do paciente por meio de uma pinça de fixação de panos de campo (chamadas de pinças de campo). As pinças de campo Backhaus são as de uso mais comum e servem para fixar os campos cirúrgicos estéreis (Figura 5.1; ver Capítulo 11).

Os bisturis e as tesouras são os instrumentos cirúrgicos básicos para a diérese. Os tamanhos de lâminas de bisturi mais utilizados em cirurgia de pequenos animais são as de número 10, 11, 12 e 15 (Figura 5.2a), enquanto o cabo de bisturi Bard-Parker número 3 é o mais usado com esses tamanhos de lâminas (Figura 5.2b). O cabo de bisturi Bard-Parker número 3L (Figura 5.2c) é uma versão longa e, por sua vez, o Bard-Parker número 7 (Figura 5.2d) é uma versão delicada (fina) que se encaixa também nos quatro tamanhos de lâmina listados anteriormente. As lâminas de bisturi têm de ser sempre utilizadas em um cabo. Uma pinça hemostática com dente de rato ou um porta-agulhas são necessários para manipular e encaixar a lâmina no cabo. Ao se usar uma lâmina sem o cabo ou, ainda, fixada de maneira inadequada ou improvisada, corre-se o risco de ocorrerem lesões acidentais nas mãos e nos dedos do cirurgião. O objetivo principal do emprego do bisturi é executar a incisão da pele, contudo ele pode ser usado para incindir outros tecidos. As tesouras são instrumentos de corte e ressecção mais empregados em outros tecidos, que não a pele. Ao se incindir a pele, emprega-se o bisturi para evitar o esmagamento do tecido cutâneo, pela tesoura. Os tecidos subcutâneos, fás-

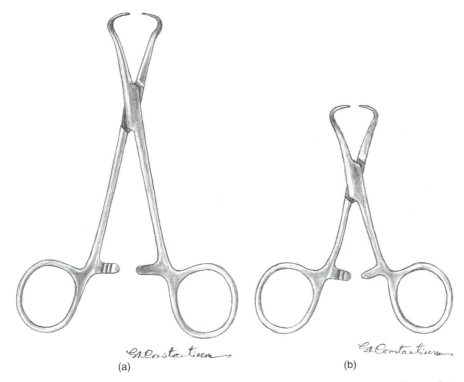

Figura 5.1 Pinças de fixação de pano de campo de Backhaus: (a) tamanho padrão e (b) pequena.

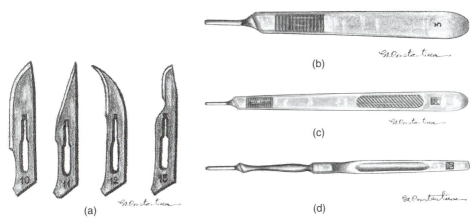

Figura 5.2 Lâminas e cabos de bisturis mais comuns: (a) lâmina de bisturi números 10, 11, 12 e 15; (b) cabo de bisturi de Bard-Parker nº 3; (c) cabo de bisturi de Bard-Parker nº 3L e (d) cabo de bisturi de Bard-Parker nº 7.

cias, tendões e outras estruturas que não a pele são, muitas vezes, incindidos com a tesoura. A maioria das tesouras tem variedades retas ou curvas. As tesouras mais empregadas nos tecidos corpóreos são as curvas, por serem mais versáteis, por isso, devem ser escolhidas em detrimento das retas para tal propósito, quando disponíveis. Existem inúmeros tipos de tesouras para procedimentos específicos, mas são três os básicos. Aquelas usadas para o corte de tecidos delicados (tesoura de Metzenbaum; Figura 5.3a); para uso nas fáscias musculares e em outros tecidos densos (tesoura de Mayo; Figura 5.3b) e para corte de fio de suturas. As tesouras de Metzenbaum e de Mayo, por serem mais caras, não devem ser manuseadas para o corte de fios de sutura, pois terão menor durabilidade. As de corte de fio de sutura serão utilizadas apenas para esse fim e para cortar o pano de campo cirúrgico a fim de, por exemplo, fazer uma fenestração em um pano de campo descartável estéril. Ao contrário de uma tesoura cirúrgica empregada para incindir tecidos, as retas são, muitas vezes, as preferidas para o corte de fio de sutura, em detrimento da tesoura curva. As tesouras usadas para cortar fio de sutura para fins didáticos, nas aulas de técnicas cirúrgicas, e preferidas pelo autor para uso na rotina cirúrgica são as de Vernon para corte de cartilagem e fio de sutura de aço (Figura 5.3c). Estas tesouras têm as bordas de ambas as lâminas serrilhadas, as quais evitam o deslizamento do fio de sutura no momento do corte. As outras tesouras para corte de fio de sutura são a de Roger (Figura 5.3d), que têm uma borda serrilhada, e as de Bantam (Figura 5.3e), vendidas com ou sem borda serrilhada, as quais são, também, eficazes para o corte de fio de sutura. Alguns cirurgiões preferem usar a tesoura Sistrunk (Figura 5.3f) para o corte de fio de sutura, mas estas tesouras foram projetadas para incindir tecidos e não têm a vantagem da borda serrilhada. As tesouras comuns (Figura 5.3g) são usadas para o corte e retirada de suturas, mas não são destinadas ao uso intraoperatório. Além dos tipos de tesouras citadas anteriormente, alguns cirurgiões podem incluir, em suas caixas, tesouras cirúrgicas de uso geral, tais como as retas de pontas finas (Figura 5.3h) com intuito de aumentar a precisão das dissecações.

O instrumental cirúrgico empregado pelo cirurgião permite a manipulação mais precisa dos tecidos e evita a manipulação digital. As pinças de dissecção cirúrgica são de uso mais frequente. Serão abordados os tipos principais, desde a menos até a mais traumática: pinça de dissecção dente de rato (Figuras 5.4a e b); pinça de dissecção de Brown-Adson (Figura 5.4c) e a de dissecção de DeBakey (Figura 5.4d). As pinças de dissecção são posicionadas e fixadas, apoiadas no dedo médio, entre os dedos polegar e o indicador, os quais exercem pressão em suas hastes, de modo que as extremidades da pinça prendam os tecidos (Figuras 5.5a e 5.5b) com menor trauma possível. As pinças de dissecção são utilizadas, também, para a manipulação e o auxílio na fixação das agulhas cirúrgicas no momento da sutura. A agulha deve ser presa entre as extremidades das hastes da pinça, delicadamente, de modo a preservar as ranhuras das extremidades das pinças de dissecção. As ranhuras, quando danificadas, poderão produzir trauma tecidual adicional durante o auxílio na dissecção desses tecidos. As pinças de dissecção que possuem cremalheiras ou catracas possibilitam a manipulação dos tecidos, sem a necessidade de pinçá-los repetidamente. Os principais exemplos desse

CAPÍTULO 5 | INSTRUMENTAL CIRÚRGICO BÁSICO   31

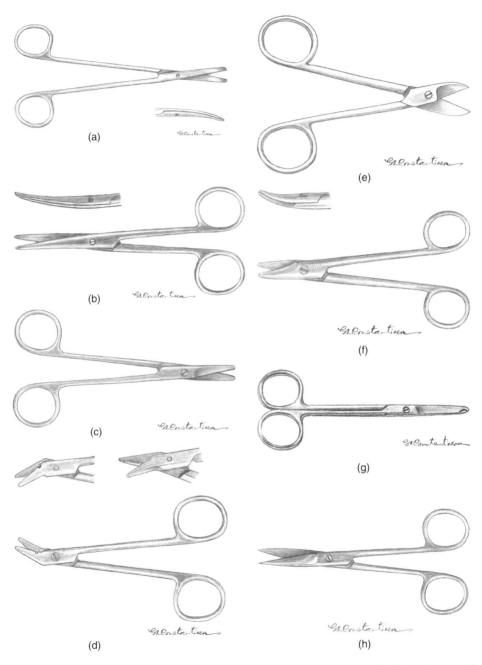

Figura 5.3 As tesouras mais utilizadas pelos cirurgiões são: (a) tesoura de Metzenbaum; (b) tesoura de Mayo; (c) tesoura de Vernon para corte de fio e cartilagem; (d) tesoura de Roger para corte de fio; (e) tesoura de Bantam para corte de fio; (f) tesoura de Sistrunk; (g) tesoura para retirada dos pontos e (h) tesoura cirúrgica com pontas finas.

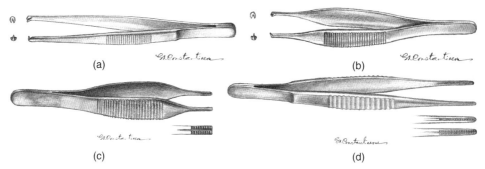

Figura 5.4 Pinças de dissecção: (a) dente de rato de hastes estreitas; (b) dente de rato com hastes largas; (e) pinça de Adson Brown, e (d) pinça de DeBakey.

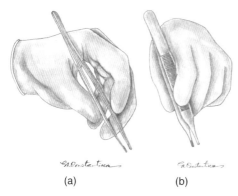

Figura 5.5 Maneira correta de segurar uma pinça de dissecção: (a) vista do dedo polegar e (b) vista do dedo indicador.

tipo de pinça de dissecção são as pinças de Allis (Figura 5.6a) e Babcock (Figura 5.6b), porém, é necessário ressaltar que o uso delas deve ser restringido de maneira a minimizar o trauma tecidual. De fato, as pinças de Allis deveriam ser intituladas "pinças de traumáticas de Allis", a fim de destacar as consequências de seu uso. Diante da necessidade de uma pinça com cremalheira, deve-se optar pelas pinças de dissecção Babcock, pois elas são menos traumáticas do que a pinça de Allis.

O uso de afastadores de tecidos faz-se necessário para a melhor visualização do local da cirurgia. Os vários afastadores disponíveis são classificados em duas categorias principais: afastadores simples ou manuais e os autoestáticos. Os afastadores comuns (manuais) incluem o afastador de Senn (Figura 5.7a); o afastador de Volkmann (Figura 5.7b); o afastador de Army-Navy (Figura 5.7c); o afastador de Meyerding (Figura 5.7d); o e o afastador de Hohmann (Figura 5.7e). As porções dos ganchos dos afastadores de Senn e de Volkman estão disponíveis com e sem corte. Os dentes minúsculos das lâminas do afastador de Meyerding ajudam a conter o tecido pelo afastador e a reduzir a propensão a escorregar em comparação com as lâminas lisas do afastador de Army-Navy. O afastador de Hohmann está disponível em tamanho padrão e em versão menor chamada de afastador Hohmann bebê. Os afastadores de Hohmann são usados, mais comumente, em procedimentos ortopédicos para a tração e elevação sobre uma região óssea. Já os afastadores autoestáticos são úteis quando não há auxílio intraoperatório suficiente ou falte espaço para retração manual. Os afastadores autoestáticos comuns incluem os afastadores perineal de Gelpi (Figura 5.8a), afastador de Weitlaner (Figura 5.8b), afastador de Balfour (Figura 5.8c), afastador de costelas de Finochietto

CAPÍTULO 5 | INSTRUMENTAL CIRÚRGICO BÁSICO   33

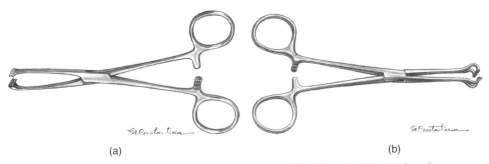

Figura 5.6 Pinça com cremalheira: (a) pinça de Allis e (b) pinça Babcock.

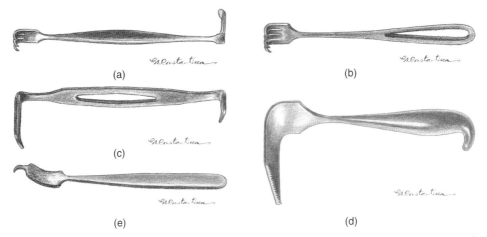

Figura 5.7 Afastadores manuais mais usados: (a) afastador de Senn; (b) afastador de Volkmann; (c) afastador de Army-Navy; (d) afastador de Meyerding, e (e) afastador de Hohmann.

(Figura 5.8d) e afastador de laminectomia de Frazier (Figura 5.8e). Os afastadores de Gelpi e de Weitlaner são utilizados para retrair a pele e os tecidos superficiais. Eles podem ser manuseados em tecidos mais profundos, caso estruturas vitais não sejam expostas ao risco por suas pontas afiadas. O afastador de Weitlaner é comercializado com pontas afiada ou cega. Os afastadores de Balfour e Finochietto foram projetados para manter abertas as cavidades do corpo. O afastador de Balfour é empregado a fim de manter as incisões das celiotomias abertas, mas podem ser usados também como afastador de costelas. O afastador de Finochietto é um afastador de costelas específico empregado para manter aberta uma incisão de toracotomia. O de laminectomia de Frazier é útil na contenção da incisão de toracotomia quando não houver disponibilidade de um afastador de costelas de Finochietto ou de Balfour. O afastador de laminectomia de Frazier serve também para a retração e o afastamento dos músculos esterno-hióideo durante uma cirurgia de pescoço.

A manutenção de boa visualização do foco cirúrgico requer hemostasia ade-

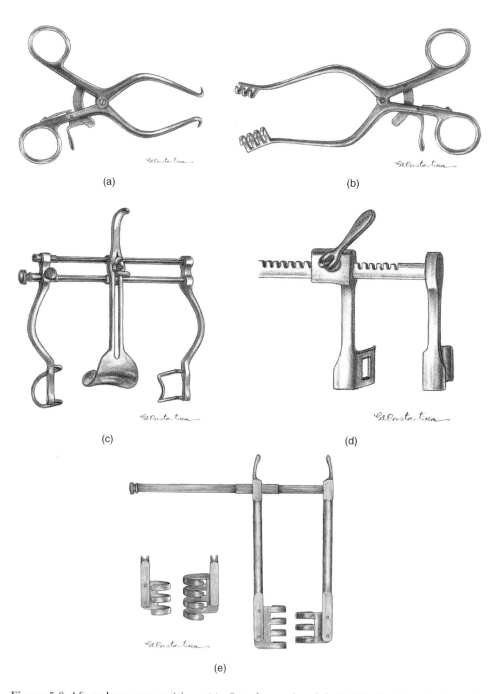

Figura 5.8 Afastadores autoestáticos: (a) afastador perineal de Gelpi; (b) afastador de Weitlaner; (c) afastador de Balfour; (d) afastador de costela de Finochietto, e (e) afastador de laminectomia de Frazier.

quada, retirada de sangue e extravasamento de fluidos. As quatro pinças hemostáticas mais comuns são a pinça hemostática mosquito (Figura 5.9a); as pinças hemostáticas de Kelly (Figura 5.9b); a pinça hemostática de Rochester-Péan (Figura 5.9c), e a hemostática de Rochester-Carmalt (Figura 5.9d). As variedades curvas destas pinças são mais úteis do que as versões retas. As pinças hemostáticas mosquito são usadas no pinçamento de vasos pequenos (cerca de 1 mm de diâmetro) como maneira de prevenir hemorragias ou estancar o sangramento, caso um vaso seja seccionado antes da aplicação da pinça. As pinças hemostáticas de Kelly e de Rochester-Péan foram projetadas para a hemostasia de vasos maiores. As pinças hemostáticas mosquito, de Kelly e de Rochester-Péan contêm ranhuras perpendiculares em suas extremidades, de modo que o tecido, ao ser pinçado, seja menos suscetível ao deslizamento caso a pinça hemostática seja aplicada adequadamente, isto é, com a ponta posicionada para cima e paralelamente ao vaso (ver Capítulo 12). A pinça hemostática de Rochester-Carmalt tem ranhuras paralelas em suas extremidades. Há também, na ponta da pinça Rochester-Carmalt, ranhuras perpendiculares. Assim, deduz-se que este instrumental tenha sido projetado para reduzir os danos aos tecidos pinçados. O uso mais comum da pinça Rochester-Carmalt é para pinçamento de pedículos vasculares (p. ex., pedículo ovariano durante a oóforo-histerectomia). A pinça Rochester-Carmalt é aplicada perpendicularmente ao pedículo, de maneira que as ranhuras paralelas se posicionam também de forma perpendicular ao pedículo (ver Capítulos 12 e 18). Por causa das ranhuras transversais nas suas extremidades, a pinça Rochester-Carmalt pode ser usada para a hemostasia de maneira semelhante às pinças mosquito e a de Kelly, que têm características específicas para tal propósito.

Três tipos de ponteiras de aspiração são ligadas ao tubo de aspiração e à fonte de vácuo para aspirar sangue e fluidos do ponto de intervenção (campo operatório): ponteira de aspiração Poole (Figura 5.10a); ponteira de aspiração de Yankauer (Figura 5.10b) e ponteira de aspiração de Frazier (Figura 5.10c). A ponteira de aspiração Poole geralmente tem uma guarnição destacável com muitas fenestrações pequenas de maneira a permitir a aspiração da cavidade abdominal sem ser obstruída pelos tecidos, tais como o omento. A guarnição é removida quando há o desejo de que a sucção seja direcionada para uma área em que os tecidos sejam menos suscetíveis de serem sugados pela ponteira de aspiração. A ponteira de sucção de Yankauer é usada, comumente, na cavidade torácica, na qual existe menor probabilidade de entupimento com tecidos. A ponteira de aspiração de Frazier é a menor das três e é usada em pequenas áreas de acúmulo de fluidos, tais como na ortopedia e em abordagens cirúrgicas neurológicas. A ponteira de aspiração de Frazier tem um orifício no ponto onde o polegar do cirurgião segura o instrumento. O fechamento desse furo com o dedo transfere pressão de sucção para a extremidade. Quando o furo está aberto, a pressão de sucção é baixa, tornando menos provável a aspiração de tecidos para o interior da ponteira, protegendo os tecidos de trauma desnecessário.

O fechamento da ferida cirúrgica por meio de sutura requer o uso de um porta-agulhas, de pinças de dissecção e

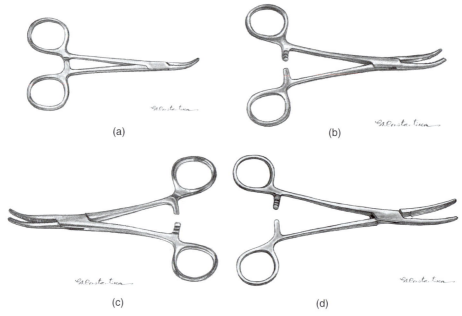

Figura 5.9 Pinças hemostáticas: (a) pinça hemostática mosquito; (b) pinça hemostática de Kelly; (c) pinça hemostática de Rochester-Péan, e (d) pinça hemostática de Rochester-Carmalt.

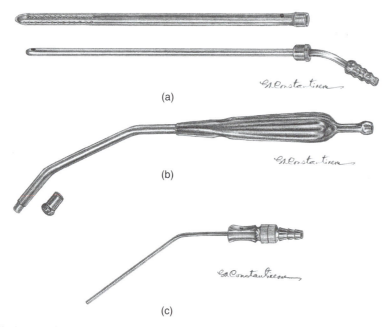

Figura 5.10 Ponteiras de aspiração: (a) ponteira de sucção de Poole; (b) ponteira de sucção de Yankauer, e (e) ponteira de sucção de Frazier.

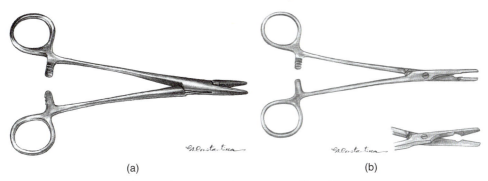

Figura 5.11 Porta-agulhas mais comuns: (a) porta-agulhas Mayo-Hegar e (b) porta-agulhas Olsen-Hegar.

tesoura para cortar os fios. Há inúmeros tamanhos e estilos de porta-agulhas no mercado. O tamanho e o tipo a ser escolhido dependerá do procedimento cirúrgico, do local a ser suturado e das agulhas de sutura. Um porta-agulhas de uso mais frequente é o Mayo-Hegar (Figura 5.11a). Outro muito popular, que incorpora tesoura para corte do fio em seu corpo, é o Olsen-Hegar (Figura 5.11b). É preciso, portanto, ter cuidado quando utilizar esse tipo de porta-agulhas, a fim de prevenir o corte prematuro do fio de sutura.

BIBLIOGRAFIA ADICIONAL

Informações adicionais sobre a instrumentação cirúrgica em procedimentos envolvendo animais de pequeno porte podem ser encontradas nos livros abaixo:

1. Fossum TW, ed. *Small Animal Surgery*, 3rd ed. St. Louis, Missouri: Mosby Elsevier, 2007.
2. Busch SJ, ed. *Small Animal Surgical Nursing Skills and Concepts*. St. Louis, Missouri: Mosby Elsevier, 2006.
3. Slatter D, ed. *Textbook of Small Animal Surgery*, 3rd ed. Philadelphia, Pennsylvania: Saunders, 2003.

Capítulo 6

EMBALAGEM DE MATERIAIS PARA ESTERILIZAÇÃO

Fred Anthony Mann

O uso combinado de vapor e pressão é a maneira mais comum de esterilização das vestimentas, dos panos e instrumentais. Os métodos de esterilização com gás de óxido de etileno e com gás de plasma de peróxido de hidrogênio podem ser utilizados para materiais que não sejam de aço inoxidável, de algodão e outros tecidos sintéticos ("papel") sujeitos a danos pela esterilização por vapor. Devido aos riscos para a saúde relacionados com o uso de gás de óxido de etileno, houve a substituição dele por gás de plasma, para materiais que não sejam esterilizados por vapor. No entanto, o uso da esterilização por gás de plasma apresenta algumas limitações, entre elas a falta de capacidade de penetrar dispositivos com lumens (ocos). Como tal, não se pode determinar se o lúmen de um tubo estará estéril quando se usar a esterilização por gás de plasma.

Os instrumentos cirúrgicos devem ser limpos e lubrificados antes de serem embalados para a esterilização. Imediatamente após o uso em cirurgia, os instrumentais têm de ser pré-lavados adequadamente com água destilada ou mantidos em mistura de água em solução detergente especial. Após a pré-lavagem realiza-se a lavagem do instrumental, de preferência, com água destilada, com intuito de evitar depósitos de minerais oriundos da água comum, os quais reduzem a vida do instrumental. O próximo passo será colocar todo o instrumental em um recipiente (uma caixa aberta) com água quente e detergente especial para esse fim. Uma escova macia deve ser usada para a limpeza individual de cada instrumento, prestando atenção aos encaixes, às dobras e às fendas. Cada instrumental é enxaguado com água destilada e posto para secar. Neste ponto, pode-se utilizar a limpeza por ultrassom com auxílio de solução detergente enzimática a fim de ajudar a retirar os resíduos incrustados. Após a

CAPÍTULO 6 | EMBALAGEM DE MATERIAIS PARA ESTERILIZAÇÃO

lavagem final com água destilada e o enxágue com lubrificante de instrumental (vulgarmente chamado de "leite de instrumental") aplicado por pulverização ou imersão, aguarda-se a secagem ao ar livre antes do acondicionamento.

Os instrumentais podem ser esterilizados em embalagens individuais (Figura 6.1) ou agrupados em pacotes para uso geral ou específico em cirurgia. Quando os instrumentais são empacotados, as caixas cirúrgicas (Figura 6.2) são úteis para manter o instrumental organizado. Um pano de campo de algodão colocado no fundo de uma caixa de aço inoxidável deverá evitar deslizamento dos instrumentos e a dispersão da umidade durante o processo de esterilização a vapor. Em seguida, é usada uma embalagem dupla como rotina para empacotar os materiais cirúrgicos. As embalagens empregando tecidos são menos propensas a serem rasgadas do que os invólucros de papel, porém são mais propensas a absorverem umidade, a qual aumenta o risco de contaminação microbiana. As embalagens de pano podem ser lavadas e usadas muitas vezes, mas esses panos devem ser inspecionados devido ao desgaste antes de cada reutilização. O papel das embalagens pode ser reutilizado uma ou duas vezes, mas a sua integridade precisa ser cuidadosamente inspecionada.

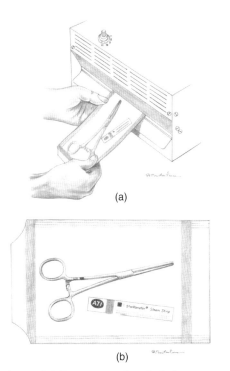

Figura 6.1 Instrumental embalado para esterilização individual (invólucro descartável): (a) vedação, pelo calor, do invólucro de plástico/papel, e (b) conjunto de instrumental embalado pronto para a esterilização.

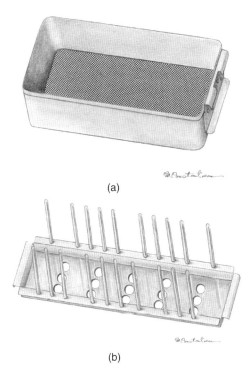

Figura 6.2 Acondicionadores de instrumental cirúrgico que facilitam a embalagem para esterilização: (a) em forma de caixa, e (b) em forma de *rack*.

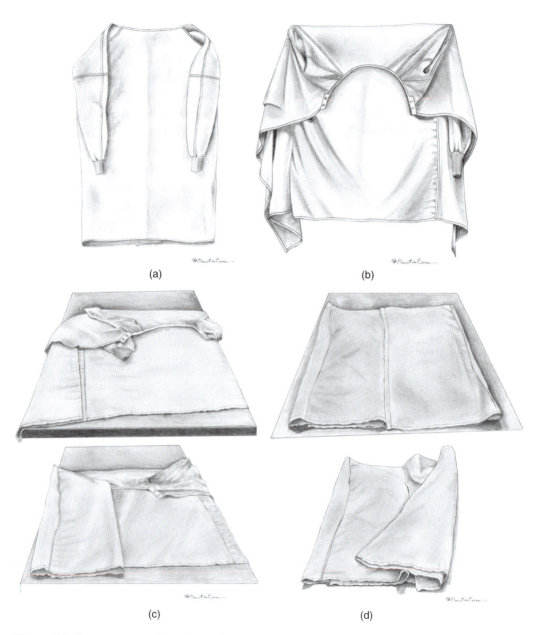

Figura 6.3 Passos para as dobraduras dos aventais cirúrgicos a serem embalados e esterilizados: (a) coloque o avental virado para frente onde a esterilização deve alcançar, (b) dobre a gola para baixo para expor os pontos de entrada das mangas, (c) dobre o lado direito para dentro a fim de cobrir a manga direita, (d) dobre o lado esquerdo para dentro para cobrir a manga esquerda e, em seguida, dobre, longitudinalmente, o avental ao meio, pois, assim, obterá um formato retangular; (*continua*)

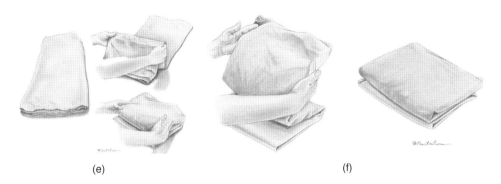

(e) (f)

Figura 6.3 (*Continuação*) (e) repita as dobras longitudinais do avental (formato de fole), e (f) termine a dobradura em formato de fole, com a abertura da manga voltada para cima em um dos cantos (área do lado esquerdo).

Os aventais cirúrgicos são dobrados corretamente antes do acondicionamento, mas podem ocorrer variações pequenas na maneira de dobrar, em função do modelo do avental, mas o objetivo básico é dobrá-los ao avesso, de modo que, quando o pacote estéril for aberto, somente a parte de dentro do avental seja tocada no momento em que ele for alçado fora do pacote. Além disso, no momento da dobradura, certifica-se que as mangas e outras partes externas não estejam expostas ao risco de contaminação quando o avental for desdobrado para ser vestido. Após o avental ser dobrado de dentro para fora, outras dobraduras serão feitas de modo a reduzir o tamanho e para adequar a forma à embalagem (Figura 6.3).

Os campos cirúrgicos são dobrados e preparados para embalagem (em formato de fole) para que eles possam ser abertos, desdobrados e usados de maneira asséptica, preservando uma dobra para a proteção no momento da aplicação (Figura 6.4). As toalhas para secar as mãos devem ser também dobradas em forma de fole.

Existem dois métodos básicos de embrulhar as caixas ou os pacotes de instrumentos, aventais e panos de campo: (1) método quadrangular e (2) método angular. No quadrangular, o conteúdo das embalagens é orientado com os lados paralelos às bordas dos pacotes (Figura 6.5). No método angular, o conteúdo da embalagem é orientado com as bordas alinhadas com os cantos dos pacotes (Figura 6.6).

Os aventais, as toalhas de mão, os panos de campo e outros tecidos a serem esterilizados em embalagens devem ser inspecionados quanto a falhas de lavagem, umidade, furos e dobras, para verificar se estão corretas. Os aventais e panos descartáveis foram concebidos para serem utilizados uma única vez, portanto, não devem ser lavados e reesterilizados.

Todas as embalagens têm de conter indicadores internos de esterilização (Figuras 6.1 e 6.6a). Além disso, a fita indicadora de esterilização deve ser aplicada externamente em todos os pacotes (Figuras 6.5f e 6.6g).

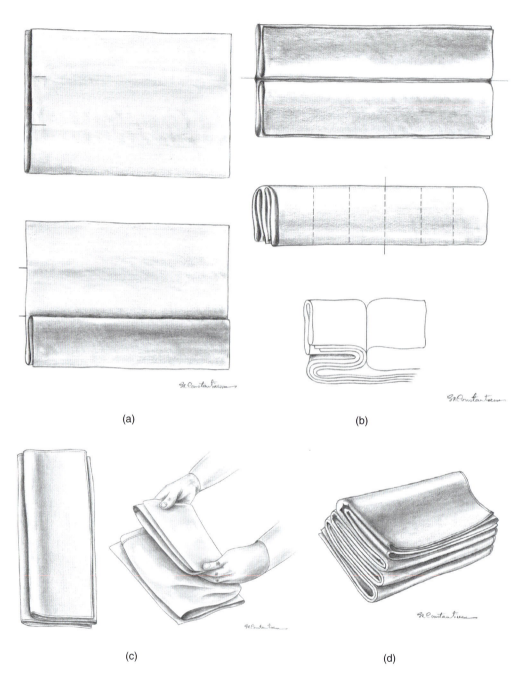

(a) (b) (c) (d)

Figura 6.4 Passos para as dobraduras dos panos de campo cirúrgico para o acondicionamento e a esterilização: (a) dobre o pano ao meio e faça o fole de um lado, (b) pregueie (fole) ambos os lados com as pregas dobradas em direção às outras para formar um retângulo alongado, (c) faça o pregueamento (forma de fole) da porção retangular; *(continua)*

CAPÍTULO 6 | EMBALAGEM DE MATERIAIS PARA ESTERILIZAÇÃO 43

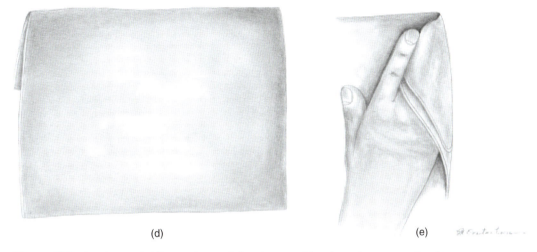

Figura 6.4 (*Continuação*) (d) termine a dobradura, e (e) veja a demonstração de como o pano de campo será aberto, preservando-se uma dobra, evidenciando como se segura e se aplica sobre o campo operatório.

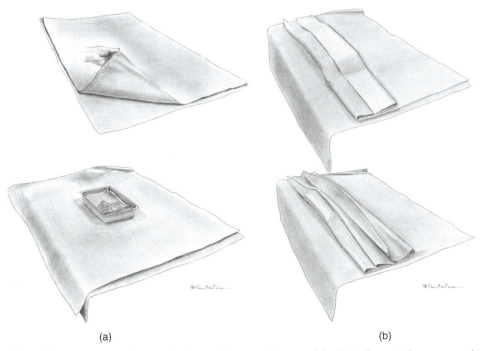

Figura 6.5 Método quadrangular de embalagens de materiais cirúrgicos: (a) instrumentais colocados em uma caixa com as bordas em paralelo às do pano da embalagem, (b) dobradura da margem esquerda pregueada com aba para servir de referência durante a abertura do pacote (no topo); lado direito dobrado de modo semelhante sobre a aba da esquerda (abaixo); (*continua*)

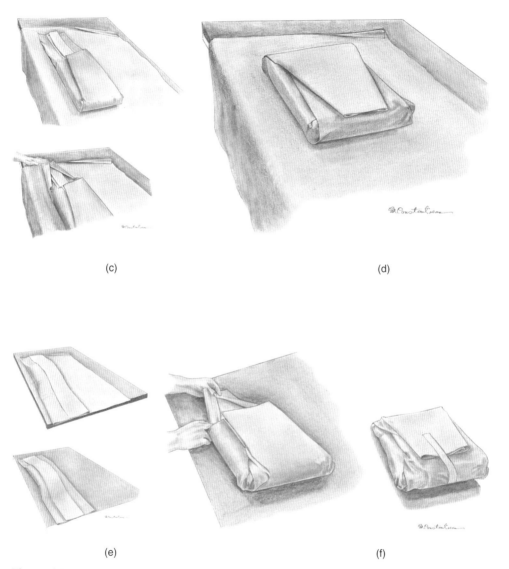

Figura 6.5 (*Continuação*) (c) os lados perpendiculares dobrados sobre as pregas da direita e esquerda, (d) embalagem interna finalizada, (e) embalagem externa com abas esquerda e direita dobradas em pregas idênticas às da embalagem interna, e (f) embalagem externa colada com fita de autoclave.

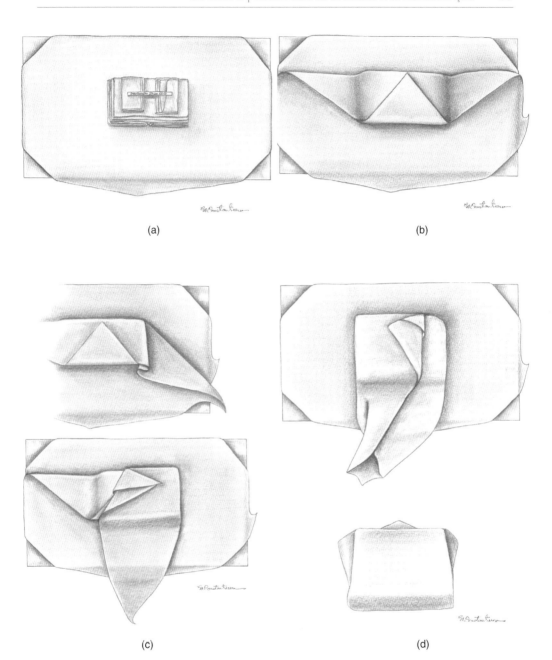

Figura 6.6 Método angular de embalagens de material cirúrgico: (a) panos de campo colocados com as extremidades voltadas para os ângulos (cantos) da embalagem, (b) dobradura da primeira borda, de modo a criar um guia triangular para ser puxado durante a abertura do pacote, (c) lado pregueado para cobrir a aba triangular, (d) outro lado pregueado sobrepondo-se ao lado oposto, e a dobra final posicionada para cobrir as abas dos outros lados, deixando uma aba de puxar ao se abrir; *(continua)*

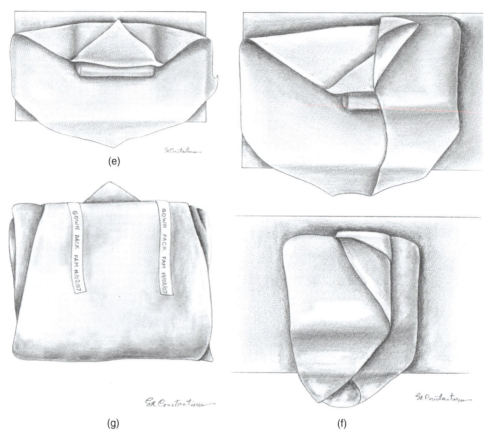

Figura 6.6 (*Continuação*) (e) início da embalagem externa de forma idêntica ao invólucro interno, (f) dobras dos lados do invólucro antes de terminar o pacote, e (g) vista externa da embalagem concluída e fixada com fita de autoclave.

BIBLIOGRAFIA ADICIONAL

Informações adicionais sobre o preparo de embalagens e a esterilização de materiais cirúrgicos empregados na cirurgia de pequenos animais podem ser encontradas nos seguintes manuais:

1. Fossum TW, ed. *Small Animal Surgery*, 3rd ed. St. Louis, Missouri: Mosby Elsevier, 2007.
2. Busch SJ, ed. *Small Animal Surgical Nursing Skills and Concepts*. St. Louis, Missouri: Mosby Elsevier, 2006.
3. Slatter D, ed. *Textbook of Small Animal Surgery*, 3rd ed. Philadelphia, Pennsylvania: Saunders, 2003.

Capítulo 7

CONDUTAS NO CENTRO CIRÚRGICO

Fred Anthony Mann

Os principais componentes para que se realize um procedimento cirúrgico seguro incluem o cirurgião, o assistente do cirurgião, o enfermeiro de centro cirúrgico e o anestesista. Comumente, em instituições acadêmicas há, muitas vezes, a participação de pós-graduandos, residentes, estudantes de veterinária, estagiários, entre outros observadores. As responsabilidades ou atribuições de cada um dos membros no centro cirúrgico envolvem a manutenção de um ambiente asséptico, o qual contribui para a eficiência do procedimento, garante segurança para a vida do paciente e para a equipe envolvida. O objetivo deste capítulo é discutir essas responsabilidades com o propósito de permitir que o leitor desenvolva uma compreensão fundamental sobre o protocolo de funcionamento adequado ao ambiente cirúrgico.

Antes de entrar no ambiente cirúrgico, todas as pessoas envolvidas precisam estar adequadamente vestidas. As especificidades da indumentária cirúrgica estão ilustradas no Capítulo 8, no entanto, segue uma introdução sucinta. Todo o pessoal, independentemente do seu papel, deverá usar touca cirúrgica (se for o caso, uma que cubra a barba), máscara cirúrgica cobrindo o nariz e a boca, e um conjunto de aventais cirúrgicos limpos. Estes aventais terão de ser usados, exclusivamente, no centro cirúrgico e não deverão ser utilizados para transitar externamente como se fosse roupa comum. Da mesma maneira, o ideal é que o calçado seja exclusivo para utilização no ambiente cirúrgico ou, de outro modo, que sejam envoltos por sapatilhas cirúrgicas descartáveis (Propé®). No entanto, não há evidência de que o uso dessa cobertura sobre o sapato diminua a taxa de contaminação das feridas cirúrgicas. Um avental utilizado no laboratório clínico nunca deverá ser usado na sala de cirurgia. Os aventais (jalecos) de laboratório são colocados sobre pijamas cirúrgicos, fora do centro cirúrgico, quando os pacientes estiverem sendo preparados para a cirurgia e em outros setores estranhos ao bloco cirúrgico.

Os pontos relevantes para se ter eficiência no centro cirúrgico envolvem a preparação e a antecipação do próximo passo de cada procedimento. Os dados diagnósticos obtidos por meio de imagens precisarão estar disponíveis na sala de cirurgia. Eles incluem imagens radiográficas, de tomografia computadorizada, ultrassonografia e/ou de ressonância magnética. As cópias dessas imagens devem ser dispostas em visores (negatoscópio) ou, por vezes, caso a sala esteja equipada com recursos de imagens digitais, serão disponibilizadas em uma tela de computador, na sala de cirurgia. Com essas imagens disponíveis, antes de entrar em cirurgia, a equipe poderá localizar e visualizar o local da intervenção cirúrgica. Desta maneira, será permitido ao cirurgião planejar as margens dessas intervenções (lumpectomia e exérese de massas), evitando atingir estruturas anatômicas adjacentes íntegras durante a dissecção. Outros exames laboratoriais têm de ser também disponibilizados e podem incluir hemograma completo, bioquímica sérica, exames de sangue complementares (testes de coagulação, perfil de ácidos biliares etc.). Além desses, os dados da cultura e do antibiograma, de exames citológico e histológico poderão auxiliar nas decisões, bem como ajudarão nas coletas de amostras adicionais, se necessário.

Os movimentos dos membros da equipe cirúrgica paramentados durante o ato operatório devem ser focados na eficiência do processo. A responsabilidade do cirurgião-assistente é manter o campo cirúrgico e a mesa de instrumental limpos e organizados. As compressas de gaze usadas devem ser descartadas em um recipiente impermeável, à parte, de maneira a facilitar a contagem (Figura 7.1). As compressas descartadas diretamente no lixo, com outros resíduos, ou removidas da sala por outro meio qualquer, dificultam a verificação em caso de dúvida de tê-las deixado dentro do paciente ao final do procedimento. Instrumentos sujos de sangue devem ser limpos ao serem retornados à mesa de instrumentos para serem mantidos livres de resíduos e posicionados segundo ordenação da mesa. Todo e qualquer órgão ou material biológico retirado

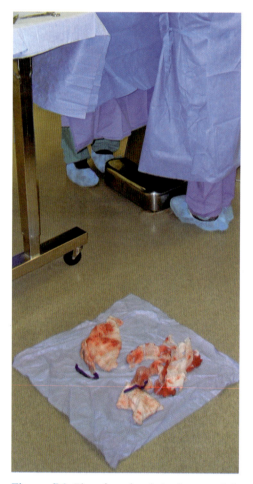

Figura 7.1 Piso da sala cirúrgica parcialmente forrado com material plastificado, no qual se pode atirar as compressas usadas na laparotomia.

do paciente precisará ser repassado para o pessoal não paramentado, a fim de ser processado de modo apropriado. É de responsabilidade do assistente do cirurgião antecipar-se ao próximo movimento do cirurgião. Ao prever o próximo passo do processo, o assistente agilizará as ações do responsável pela cirurgia. Este tipo de antecipação poderá ser tão simples como ter uma gaze seca pronta para estancar o sangue ou secar fluidos, ou ser tão complexo quanto montar o arco de serra para uma osteotomia. Ao se passar uma pinça hemostática ou qualquer outro instrumental, o mesmo deverá ser segurado pelas pontas, deixando livre a empunhadura, ou seja, os aros de encaixe dos dedos quando for o caso de uma tesoura ou pinça hemostática (Figura 7.2).

O cirurgião pedirá o instrumental pelo nome e estenderá a palma da mão para receber o instrumento (Figura 7.3). Com um movimento giratório rápido do pulso, o assistente do cirurgião deverá colocar, de maneira firme, a parte da empunhadura (dos aros) do instrumento na palma da mão do cirurgião, que estará aberta à espera do toque (Figura 7.4). A batida forte contra a palma da mão do cirurgião permitirá que ele confirme a entrega do instrumental, sem necessariamente retirar os olhos do campo cirúrgico. O bisturi terá de ser cuidadosamente repassado, com a parte de corte da lâmina voltada para fora da palma da mão do instrumentador, que aguardará que o cabo seja percebido após o toque na mão do cirurgião, o qual deverá segurá-lo firmemente (Figuras 7.5 a 7.7). Os bisturis não devem ser repassados de maneira ostensiva. Às vezes, o cirurgião poderá usar sinais manuais para solicitar instrumentais específicos (Figuras 7.8 a

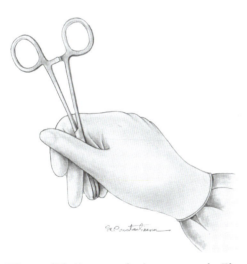

Figura 7.2 Entrega de instrumental. Ele tem de ser entregue ao cirurgião com as hastes fechadas (mas não travado, se o instrumental tiver catraca), com os aros posicionados no plano horizontal, de modo que o cirurgião possa segurar o instrumental e utilizá-lo imediatamente sem necessitar ajustá-lo ou apertá-lo. Os instrumentais curvos devem ser repassados com as pontas arqueadas para cima.

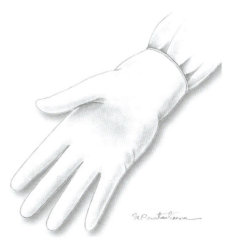

Figura 7.3 Preparação para receber um instrumental com empunhadura de aros. O cirurgião estende a palma a fim de solicitar e receber um instrumento específico.

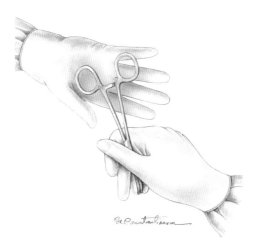

Figura 7.4 Recebimento do instrumental com empunhadura de aros. O instrumental é encaixado na palma da mão do cirurgião com um movimento giratório rápido de pulso.

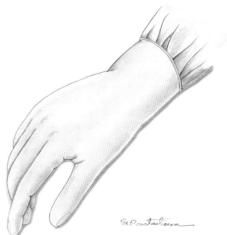

Figura 7.5 Preparação para receber o bisturi. O cirurgião mantém a mão espalmada firme, na posição para segurar o material.

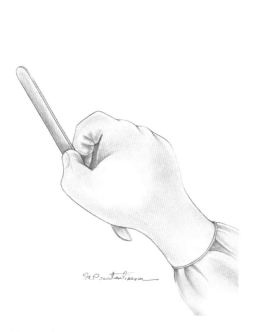

Figura 7.6 Passagem de um bisturi. O assistente deve segurar o cabo de bisturi com a ponta da lâmina apontada para baixo e a face de corte voltada para fora da palma da mão, com parte do cabo exposto.

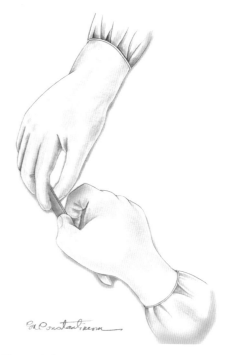

Figura 7.7 Recebimento de um bisturi. O cirurgião receberá o cabo do bisturi segurando-o com a ponta pronta para realizar o corte.

CAPÍTULO 7 | CONDUTAS NO CENTRO CIRÚRGICO   51

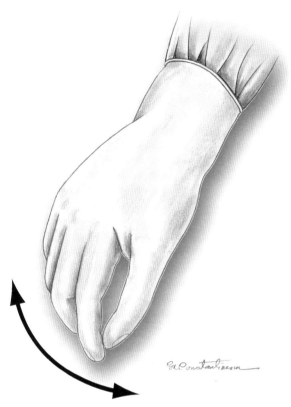

Figura 7.8 Sinalização manual para pedir um bisturi. O cirurgião faz o movimento de corte como se estivesse segurando um bisturi e, em seguida, abre os dedos para segurar o cabo.

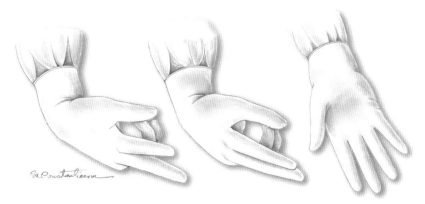

Figura 7.9 Sinalização manual para solicitar uma tesoura. O cirurgião abre e fecha o segundo e o terceiro dedos (indicador e médio) como se estivesse abrindo e fechando uma tesoura para depois estender a palma da mão aberta.

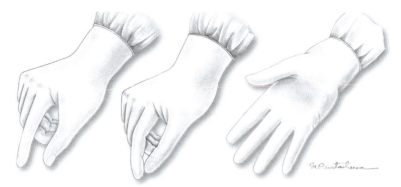

Figura 7.10 Sinalização manual para pedir uma pinça de dissecção. O cirurgião bate o polegar e o dedo indicador e, depois, estende a palma da mão aberta. Se a mão dominante já estiver ocupada por um porta-agulhas, o cirurgião sinalizará e receberá a pinça com a outra mão.

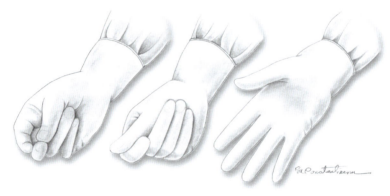

Figura 7.11 Sinalização manual para solicitar pinça hemostática. O cirurgião estala os dedos e estende a palma da mão aberta.

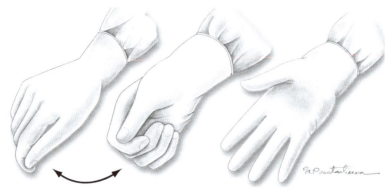

Figura 7.12 Sinalização manual para solicitar um porta-agulhas. O cirurgião mimetiza um movimento de sutura e, depois, estende a palma da mão aberta.

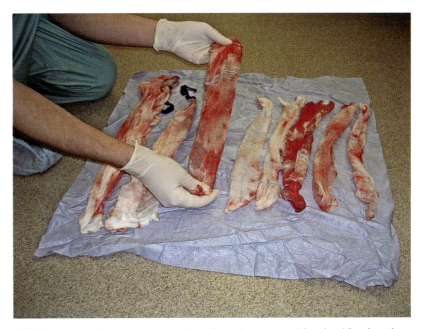

Figura 7.13 Contagem de compressas colocadas sobre um tecido plastificado sobre o chão, próximo aos pés do cirurgião ou do cirurgião-assistente. O assistente volante usa luvas de procedimentos não estéreis para contar as compressas e gazes no lugar estipulado no chão, as quais foram usadas na laparotomia. Enquanto isso, o assistente paramentado conta as compressas e as gazes que permaneceram no campo estéril. As que foram usadas na laparotomia precisam ser abertas e separadas umas das outras para se certificar de que não estejam agrupadas e induziram falha na contagem.

7.12). A sinalização manual contribuirá para otimizar o tempo intraoperatório, quando tanto o cirurgião como o assistente conhecem bem esses gestos. Passagem e recepção corretas dos instrumentais cirúrgicos reduzirão o risco de queda do instrumental no campo cirúrgico ou no chão. Ao considerarmos que determinado instrumental talvez seja o único estéril do gênero no hospital, a queda ou contato com uma superfície não estéril aumentará o tempo cirúrgico, enquanto o instrumental estiver sendo descontaminado ou reesterilizado ou, ainda, alterar a tática cirúrgica de maneira a dispensar o uso daquele instrumental, para utilizar, alternativamente, outro como substituto.

Durante o procedimento cirúrgico, é imperativo que todo o pessoal se concentre em praticar e manter os princípios de assepsia. As orientações técnicas de assepsia estão descritas no Capítulo 3. De maneira a serem fixadas todas essas orientações de conduta na sala de cirurgia, algumas serão enfatizadas neste capítulo. Falar e se movimentar ao mínimo reduzirá a exposição do paciente às partículas em suspensão, bem como servirá para manter a concentração e o foco no procedimento cirúrgico e no paciente. O pessoal paramentado deverá vigiar e zelar pelo campo estéril em todos os momentos. Os aventais são considerados estéreis desde abaixo dos ombros até a cintura e desde as pontas dos dedos das luvas até 5 cm acima do cotovelo. Portanto, o pessoal paramentado não deverá comprometer a integridade do campo estéril com movimentos desnecessários. Para um procedimento cirúrgico estéril, use somente instrumentos estéreis. Precisará existir um indicador de esterilidade no exterior e no interior dos pacotes de aventais, dos panos de campo e de outras embalagens de material cirúrgico. Certifique-se da existência destes indicadores de esterilidade com o objetivo de evitar que instrumentos não esterilizados sejam usados acidentalmente. Alguns instrumentos especiais talvez não estejam incluídos no mesmo conjunto de embalagens, mas, já esterilizados, em embalagens separadas. Não use qualquer instrumental caso ele esteja em uma embalagem esterilizada umedecida, pois instrumentos contidos em pacotes úmidos não devem ser considerados estéreis. Se um instrumento estéril, contido em um invólucro, toca a parte externa dessa embalagem, no momento da abertura, ela deverá ser considerada contaminada e terá de ser substituída por um novo instrumento.

A contagem das compressas (10 cm × 10 cm, bem como as compressas de gaze) deve ser realizada antes da incisão da pele. O número de compressas é passado ao anestesista, que o anota na ficha de anestesia, a qual se tornará parte do prontuário permanente do paciente. Se compressas adicionais forem colocadas na mesa cirúrgica, esse número será também anotado e somado à contagem total. Antes do fechamento da incisão cirúrgica (especificamente, antes de fechar a linha alba em uma celiotomia ou da aposição das suturas no espaço intercostal, na toracotomia), todas as compressas utilizadas e as não utilizadas precisarão ser conferidas para verificar o número total usado ao final do procedimento e o de compressas restantes. Um assistente paramentado contará as compressas grandes e as de gaze no campo cirúrgico estéril enquanto outro não paramentado conferirá as compressas descartadas para fora do campo estéril (Figura 7.13). Essa conferência servirá para saber se o número de compressas usadas bate com o número registrado na ficha de anestesia. O fato de contar as compressas evitará que algumas delas sejam deixadas inadvertidamente dentro de uma cavidade do corpo, como um corpo estranho (chamado de textiloma ou gossipiboma). Se a contagem não coincidir, uma recontagem deverá ser realizada. Caso não haja confirmação do número de compressas, o animal será submetido a um exame radiográfico do abdome em duas posições a fim de verificar se existem vestígios de compressa no interior da cavidade. Obviamente, recomenda-se sempre o uso de compressas radiopacas para que sejam facilmente identificadas por radiografia, caso estejam no interior da cavidade.

É sempre aconselhável minimizar o número de pessoas na sala de cirurgia, fato que diminuirá a conversa e os deslocamentos nesse local e reduzirá diretamente a probabilidade de exposição do paciente a agentes patogênicos. A adesão ao princípio de restrição de conversa e movimentação, o que é difícil em instituições de ensino, não deixa de ser uma meta importante a ser alcançada. A porta do centro cirúrgico terá de permanecer sempre fechada e só deverá ser aberta para a passagem de suprimentos cirúrgicos, pessoal da equipe e do paciente. O armazenamento de certos materiais de uso frequente na sala de cirurgia é aceitável. Estes incluem (mas não estão limitados): luvas estéreis, materiais de sutura, agrafes para a pele, envelopes de gaze e compressas cirúrgicas. A manutenção desses suprimentos na sala de operação diminuirá o tráfego e minimizará a necessidade de circulação de pessoal para dentro e para fora desse local, na busca de materiais adicionais.

Os descuidos e as omissões são falhas comuns a todos os seres humanos e podem acontecer, incluindo cirurgiões, com todo o pessoal do centro cirúrgico. Para minimizar erros potencialmente graves, algumas equipes cirúrgicas costumam usar listas para checar os materiais e o instrumental, de maneira a reduzir as falhas (Tabela 7.1). O uso de listas de checagem pode ser encorajado e ser adequado às características de cada centro cirúrgico.

Tabela 7.1 Exemplo de lista de checagem dos itens de segurança em cirurgia.

Data da cirurgia:_____   Prontuário nº:_____
Número do caso: _____   Nome do paciente: _____

Cirurgia de tecidos moles — Lista de checagem intraoperatória
o   Posicionamento (depende do cirurgião — deve ser checado)
    o   Ajuste a amarração das pernas
    o   Ajuste o contato da placa de terra do eletrocautério — adicione gel
    o   Manta térmica — ajuste a temperatura e o contato. Mantenha o material afastado dos olhos
o   Prepare os instrumentos especiais
o   Radiografias/ultrassonografia/tomografia computadorizada/outros exames
o   Ficha com diversos suplementos cirúrgicos
o   Avalie o paciente
o   Apresente a equipe
o   Certifique-se do tipo de cirurgia e dos procedimentos a serem realizados
o   Discuta antecipadamente os eventos críticos/as etapas do procedimento
o   Realize a contagem das compressas prévia à laparotomia
o   Administre antibióticos
o   Biopsias
o   Faça coleta de amostra para cultura e antibiograma
o   Realize a coleta de amostras especiais para oncologia
o   Faça a contagem pós-operatória das compressas
o   Cateter urinário
o   Sonda gástrica (tipo:_____)
o   Sonda nasal para oxigênio
o   Cateter arterial para monitoramento
o   Cateter venoso central
o   Plano analgésico pós-operatório

Assinale cada item já disponibilizado

Assinale ou escreva *não se aplica* (NA) para itens desnecessários.

BIBLIOGRAFIA ADICIONAL

Informações adicionais sobre o protocolo e condutas empregados no centro cirúrgico de pequenos animais podem ser encontradas no livro e artigo descriminados a seguir.

1. Busch SJ, ed. *Small Animal Surgical Nursing Shills and Concepts*. St. Louis, Missouri: Mosby Elsevier, 2006.
2. Haynes AB, Weiser TG, Berry WR *et al*. A surgical safety checklist to reduce morbidity and mortality in a global population. *N Engl J Med*, 2009; 360:491-499.

# Capítulo 8

PARAMENTAÇÃO CIRÚRGICA

Fred Anthony Mann

Na ocasião da cirurgia, as vestimentas devem ser adequadas ao ambiente cirúrgico. Para a execução dos procedimentos, exige-se o uso de avental ou pijama cirúrgico estéril (Figura 8.1) com gorro e máscara específicos (Figuras 8.2 a 8.4). O pijama tem de ser usado com a extremidade da camisa por dentro da calça e as roupas íntimas não devem ficar expostas ou visíveis. No caso de avental ou camisa sem mangas, os limites precisam se estender além do ponto no qual se iniciariam as mangas de camisa do pijama, e os colarinhos não podem estar visíveis acima do corte em "V" da camisa do pijama. Quanto ao gorro e à máscara, estes devem ser vestidos imediatamente antes da entrada no centro cirúrgico. Primeiro, coloca-se o gorro, sem deixar visível qualquer ponta de cabelo, ou seja, nenhuma porção de cabelo deve estar exposta fora do gorro. Uma vez colocado o gorro, a máscara será posicionada de tal modo que o laço da tira inferior será amarrado atrás do pescoço, e a superior do laço virá por trás da cabeça. Ambos os laços devem ter pressão confortável e suficiente para manter a máscara ajustada à face, de modo que o ar seja filtrado através da máscara durante a respiração. O ar expirado não deve causar fluxo para fora dos aspectos superior, lateral ou inferior da máscara. A tosse, por exemplo, pode forçar o ar por um dos lados mesmo que a máscara esteja adequadamente vestida. Assim, uma pessoa paramentada para a cirurgia não deve girar a cabeça para tossir, pois um maior número de partículas será direcionado para o campo estéril. Uma alternativa é usar uma máscara de material rígido (Figura 8.3), a qual contorne o nariz e a boca e seja presa com um elástico posicionado na parte de trás da cabeça. Essa máscara é uma boa opção para quem usa óculos, pois ajuda a evitar o embaçamento das lentes. No entanto, as máscaras tradicionais, que são amarradas atrás do pescoço e da cabeça, muitas vezes têm uma haste moldável ao osso do nariz, o que facilita o ajuste da máscara no rosto e minimiza a possibilidade de embaçamento das lentes dos óculos. Quem tem cabelos longos, barba e costeletas deve

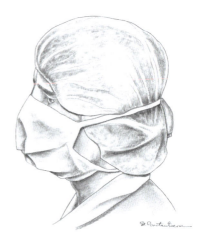

Figura 8.2 Gorro cirúrgico de Bouffant e máscara cirúrgica. As orelhas devem ser cobertas por este tipo de gorro cirúrgico. As hastes da máscara são amarradas atrás da cabeça. O método de cruzar a amarração do laço inferior da máscara na parte superior da cabeça é inapropriado.

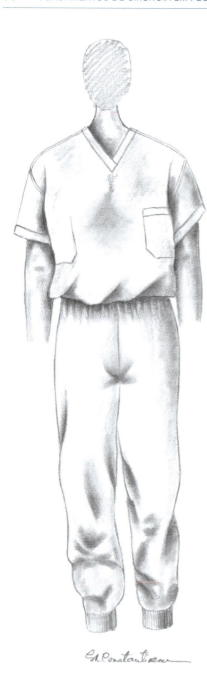

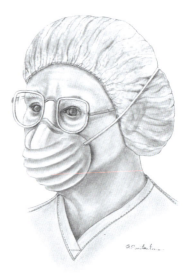

Figura 8.1 Pijama (*scrub*) cirúrgico com a camisa colocada para dentro da calça.

Figura 8.3 Máscara cirúrgica rígida.

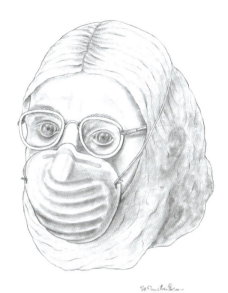

Figura 8.4 Capuz cirúrgico, também chamado de cobre-barba.

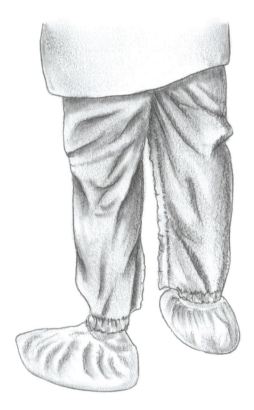

Figura 8.5 Propés a serem calçados imediatamente antes de entrar no centro cirúrgico. Eles não devem ser usados fora da sala de cirurgia. O avental de laboratório, conforme o ilustrado nesta figura, tem de ser retirado imediatamente antes de entrar no centro cirúrgico.

usar gorros (capuz) projetados para evitar que o cabelo e os pelos fiquem expostos (Figura 8.4).

Propés descartáveis são exigidos em muitos hospitais (Figura 8.5). Independentemente do uso de propés, os sapatos têm de estar limpos e ser usados apenas para o serviço ambulatorial, de preferência, no ambiente cirúrgico (Figura 8.6). Os propés nunca devem ser usados fora do centro cirúrgico porque podem reter detritos ou resíduos hospitalares que serão levados para o ambiente cirúrgico, o que foge ao propósito para o qual foram criados. Da mesma maneira, o melhor é usar sapatos exclusivos para a sala de operações e outros para transitar pelo hospital.

Outro traje diferente do pijama cirúrgico terá de ser usado quando fora da sala de cirurgia. Contudo, sempre que um pijama cirúrgico for utilizado fora do ambiente do procedimento (p. ex., área de preparo), ele deverá ser coberto por um avental ou jaleco (Figura 8.7). Os jalecos de laboratório de mangas longas são preferíveis porque a intenção é proteger o máximo possível. A finalidade do avental de laboratório é evitar que ocorra contaminação por detritos hospitalares, poeira e pelos. No entanto, é muito importante que ele seja utilizado durante o preparo, a limpeza e tricotomia do animal, e não no ambiente operatório.

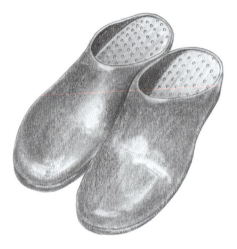

Figura 8.6 Os sapatos para centro cirúrgico comercialmente disponíveis servem para dar conforto aos cirurgiões que se mantêm de pé em uma mesma posição por longos períodos. Estes sapatos não são necessariamente projetados para serem confortáveis para caminhar no hospital. Não há necessidade de que se adquira estes sapatos especialmente desenhados, mas os que forem escolhidos devem ser de uso exclusivo do centro cirúrgico.

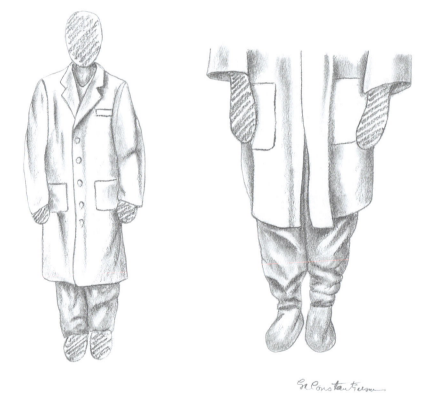

Figura 8.7 O avental de laboratório deve obrigatoriamente cobrir o pijama cirúrgico quando se transita fora do centro cirúrgico, mas nunca no interior do centro cirúrgico.

Todos os integrantes do ambiente cirúrgico, mesmo que não estejam paramentados para o procedimento cirúrgico, precisam se vestir de modo semelhante aos cirurgiões. Como alternativa, existem outros tipos de vestuário a serem usados no centro cirúrgico por todos os integrantes, no entanto é importante que esta mesma roupa não seja utilizada fora da sala de operações sem a cobertura adequada de um avental. Para entradas rápidas no ambiente cirúrgico, pode-se usar gorro, máscara e propés, a fim de cobrir roupas de uso externo com um avental cirúrgico não estéril.

BIBLIOGRAFIA ADICIONAL

Informações adicionais sobre o vestuário empregado na cirurgia de pequenos animais pode ser encontrada nos livros-texto abaixo:

1. Fossum TW, ed. *Small Animal Surgery*, 3rd ed. St. Louis, Missouri: Mosby Elsevier, 2007.
2. Busch SJ, ed. *Small Animal Surgical Nursing Skills and Concepts*. St. Louis, Missouri: Mosby Elsevier, 2006.
3. Slatter D, ed. *Textbook of Small Animal*, 3rd ed. Philadelphia, Pennsylvania: Saunders, 2003.

Capítulo 9

PARAMENTAÇÃO DA EQUIPE CIRÚRGICA

Hun-Young Yoon e Fred Anthony Mann

A escovação cirúrgica é a lavagem associada à ação mecânica e à antissepsia química realizada com o intuito de remover maior número possível de microrganismos das unhas, mãos e dos antebraços previamente ao procedimento cirúrgico. Os antissépticos de uso mais frequente são: gliconato de clorexidina, diacetato de clorexidina, iodóforos, triclosana e cloroxilenol. Além disso, é possível esfregar soluções embebidas em compressas com gliconato de clorexidina, álcool etílico ou cloroxilenol para a antissepsia do campo operatório. Qualquer que seja o agente usado na lavagem e na desgermação, é importante que sejam seguidas as instruções do fabricante quanto ao tempo de aplicação e à exigência da escovação. A escovação deve ser realizada, de maneira geral, durante 5 minutos. Ela será mais breve ao se esfregarem loções antissépticas se comparada com agentes tradicionais. O uso do avental se constitui em uma barreira entre a pele e as roupas do membro da equipe cirúrgica e o campo cirúrgico estéril. Da mesma maneira, o uso das luvas cria uma barreira entre as mãos do membro da equipe cirúrgica e os tecidos do paciente, uma vez que as mãos não podem ser esterilizadas. A escovação e o enxágue adequados, o avental cirúrgico e o uso de luvas são essenciais para prevenir a contaminação microbiana durante a cirurgia.

Os anéis, relógios e as joias dos integrantes da equipe deverão ser removidos antes da lavagem e escovação cirúrgica. O avental e as luvas estéreis precisam ser abertos, previamente, na área de paramentação cirúrgica. Para lavagem e escovação cirúrgica tradicional, usa-se um estilete e uma escova de unhas (Figura 9.1), além do agente desgermante. A lavagem e a escovação cirúrgica devem se iniciar nas mãos e nos antebraços de maneira objetiva para remover os resíduos de superfície. Em seguida, retira-se, com auxílio de estiletes, qualquer sujeira, e as áreas abaixo das unhas de ambas as mãos são lavadas, enxaguando-as com água corrente (Figura 9.2). Subsequentemente, aplica-se o agente antisséptico sobre os dedos, as mãos e os antebraços com o auxílio de uma escova

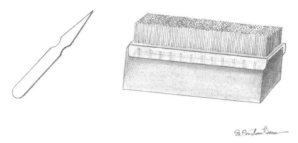

Figura 9.1 Estilete plástico para limpar unhas (à esquerda) e escova com esponja macia (à direita) usada para a lavagem e escovação dos membros da equipe cirúrgica.

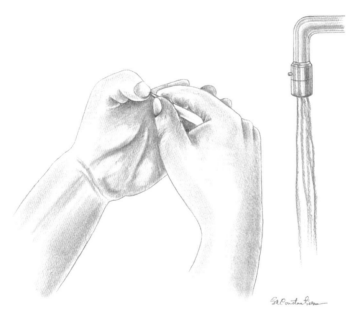

Figura 9.2 Áreas das unhas das mãos limpas em água corrente com auxílio de estilete plástico.

e de esponja macia. A escova deve ser usada sobre as unhas (Figura 9.3) enquanto a esponja macia é aplicada nos dedos, nas maos e nos antebraços. Cada dedo é dividido em quatro lados (Figura 9.4). A esponja deve ser passada dez vezes para cima e para baixo em cada uma das quatro superfícies desde a ponta do dedo até a palma da mão (Figura 9.5). Então, trata-se a palma, o dorso e os lados da mão com dez passadas para cima e para baixo (Figura 9.6). O antebraço é dividido em quatro planos, e a esponja com antisséptico é aplicada nos quatro planos do pulso até o cotovelo (Figura 9.7). Este processo é repetido com relação aos dedos opostos, à mão e ao antebraço. A escova com a esponja é descartada, em recipiente adequado, sem que se contaminem as mãos. Em seguida, usa-se água para o enxágue desde as pontas dos dedos até os

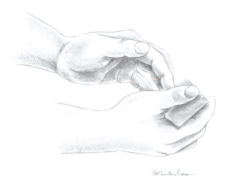

Figura 9.3 Uma escova com antisséptico aplicada sobre as unhas.

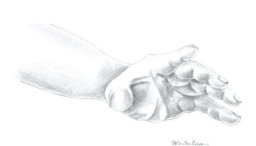

Figura 9.4 Divisão dos dedos em quatro lados a serem escovados.

cotovelos (Figura 9.8). Após a lavagem e antes da secagem, deixe a água remanescente dos dedos, das mãos e dos antebraços escorrer até os cotovelos de maneira a não contaminar a embalagem com o avental esterilizado ao se segurar a toalha estéril. O próximo passo é a secagem dos dedos, das mãos e dos antebraços com a toalha estéril que, geralmente, vem colocada sobre o avental contido na embalagem estéril. Um dos lados da toalha é usado para secar os dedos de uma das mãos e o antebraço até o cotovelo. Em seguida, o lado oposto da toalha servirá para secar a outra mão, os dedos e o antebraço (Figura 9.9). Uma vez que a toalha seja passada para outra mão, ela não deverá ser aplicada novamente sobre essa mão. Durante a secagem, a toalha estéril não deve tocar em qualquer superfície que não sejam os dedos, as mãos e os antebraços. Ao se inclinar para frente e manter os braços estendidos, impede-se que a toalha estéril toque na vestimenta não esterilizada.

Para a antissepsia cirúrgica com antisséptico sem escova, as unhas e as mãos devem estar bem limpas. Assim, na primeira lavagem do dia, as áreas subungueais das duas mãos serão lavadas em água corrente, com a utilização de estilete plástico para limpar a unha (Figura 9.2). Em seguida, procede-se à lavagem geral das mãos e do antebraço, que depois são secos para remover os resíduos da

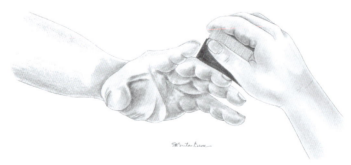

Figura 9.5 A esponja deve ser aplicada em cada um dos quatro lados da ponta do dedo até a palma da mão.

CAPÍTULO 9 | PARAMENTAÇÃO DA EQUIPE CIRÚRGICA

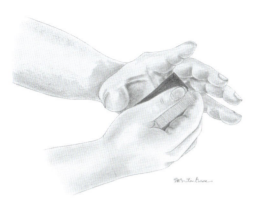

Figura 9.6 A esponja deve ser aplicada no dorso, nas laterais e na palma da mão.

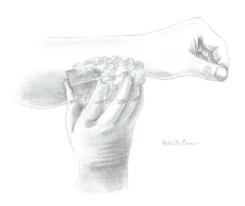

Figura 9.7 Com uma esponja macia, esfrega-se o antebraço, dividido em quatro lados, do punho até o cotovelo.

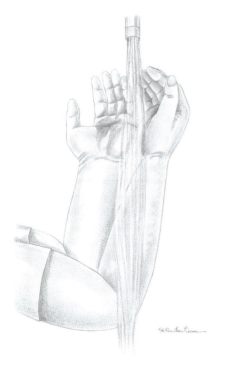

Figura 9.8 O enxague com água será sempre das pontas dos dedos para os cotovelos.

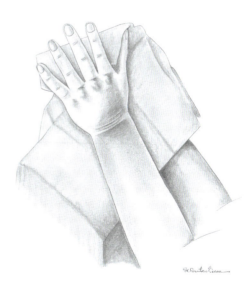

Figura 9.9 Um dos lados da toalha estéril é usado para secar dedos, mão, antebraço e o cotovelo para, em seguida, o lado oposto ser usado para secar dedos, mão, antebraço e cotovelo opostos.

superfície. As mãos e os antebraços devem estar bem secos antes de se esfregarem as loções antissépticas. Ao acionar-se o pedal da bomba, a loção será depositada na palma de uma mão (Figura 9.10) e, em seguida, embebem-se os cinco dedos da mão oposta na loção a fim de que ela alcance a região sob as unhas (Figura 9.11). A loção restante será espalhada sobre a mão (Figura 9.12) e até o cotovelo (Figura 9.13). Este processo é repetido para os dedos, a mão e o antebraço opostos. Outra porção de loção antisséptica deve ser, mais uma vez, liberada para ser friccionada em ambas as mãos e nos antebraços (Figura 9.14). Aguarda-se a secagem das mãos antes de vestir o avental e calçar as luvas.

Os aventais dobrados dentro do pacote são erguidos para fora da embalagem pelo cirurgião, que se mantém afastado da mesa. Após identificar a gola e a abertura para a introdução dos braços, abre-se o avental (Figura 9.15). Ambos os braços são introduzidos nas mangas de uma só vez até que as mãos alcancem e sejam mantidas na altura dos punhos, de modo a permitir a enluvamento fechado (Figura 9.16).

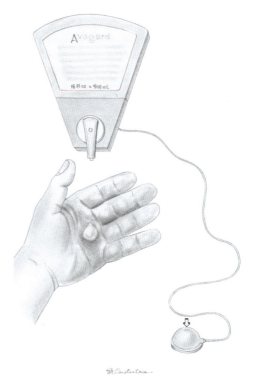

Figura 9.10 Para a antissepsia cirúrgica sem uso de escovas, a loção é liberada por uma bomba na palma da mão ao se acionar um pedal.

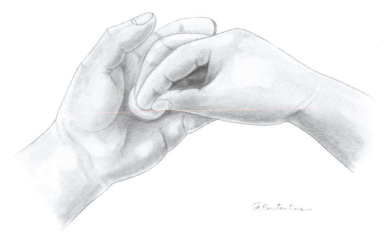

Figura 9.11 Os cinco dedos da mão oposta são embebidos na loção para alcançar o espaço sob as unhas.

CAPÍTULO 9 | PARAMENTAÇÃO DA EQUIPE CIRÚRGICA

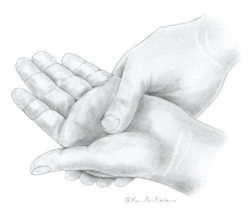

Figura 9.12 A loção é esfregada e espalhada sobre a mão.

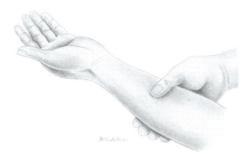

Figura 9.13 A loção é esfregada e espalhada sobre o antebraço até o cotovelo.

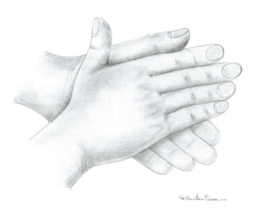

Figura 9.14 Uma porção adicional de loção antisséptica deve ser aplicada sobre uma das mãos para ser friccionada em ambas as mãos e nos antebraços.

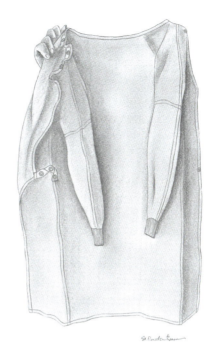

Figura 9.15 A gola do avental cirúrgico estéril é segurada para ajudar a encontrar as mangas.

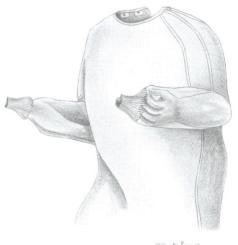

Figura 9.16 Ambos os braços são introduzidos nas mangas do avental, mas as mãos são mantidas cobertas pelos punhos, de modo a permitir o enluvamento fechado.

Um assistente amarra o avental atrás do pescoço e o laço da cintura acima dos quadris. Se um avental for estéril na parte posterior, o laço será feito após o enluvamento.

Existem três métodos de enluvamento: (1) enluvamento fechado, (2) enluvamento aberto e (3) enluvamento assistido. Tanto o enluvamento aberto como o fechado permite que a pessoa paramentada calce sua luva. O enluvamento assistido requer o auxílio de outro membro paramentado. A técnica do enluvamento fechado oferece garantia contra a contaminação porque não expõe a pele no processo. Para essa técnica, a luva é pega pela mão oposta, mantêm-se os dedos dentro da manga do avental e, desta forma, segura-se a luva lateralmente (Figura 9.17). As mãos devem permanecer dentro dos punhos do avental até que elas sejam introduzidas, assepticamente, nas luvas. A borda ventral da luva é segurada pela mão que já está enluvada (Figura 9.18).

A luva é colocada na palma da mão, com os dedos da luva de frente para o cotovelo (Figura 9.19). Em seguida, a borda dorsal da luva é segurada com a mão oposta para abri-la (Figura 9.20). A dobra da luva é puxada sobre o punho do avental com os dedos indicador e o polegar da mão oposta (Figura 9.21). Em seguida, o terceiro, quarto e quinto dedos são introduzidos na luva (Figura 9.22). A luva é tracionada ao longo do punho do avental com os dedos indicador e o polegar da mão oposta (Figura 9.23), a fim de completar, assim, um dos lados do enluvamento (Figura 9.24). Este processo é repetido para a mão oposta, mas é mais fácil de ser completado pela liberdade de uso da mão enluvada.

A técnica do enluvamento aberto é utilizada se uma luva for contaminada durante a cirurgia e se um assistente não estiver disponível para realizar o enluvamento assistido ou quando apenas as mãos devem ser

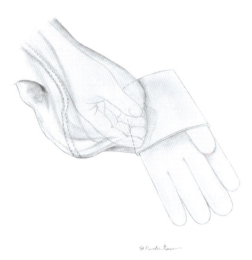

Figura 9.17 Técnica do enluvamento fechado. A luva esquerda é erguida pela mão direita mantendo-se os dedos dentro da manga do avental.

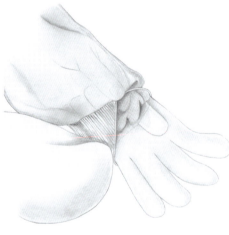

Figura 9.18 Técnica do enluvamento fechado. A borda ventral da luva esquerda é segurada com a mão esquerda, a ser enluvada.

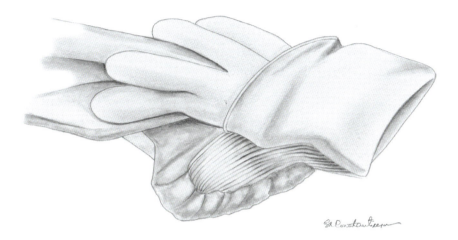

Figura 9.19 Técnica do enluvamento fechado. A luva esquerda é colocada na palma da mão esquerda com os dedos da luva voltados para o cotovelo. A borda ventral da luva é mantida presa com os dedos da mão esquerda, a ser enluvada.

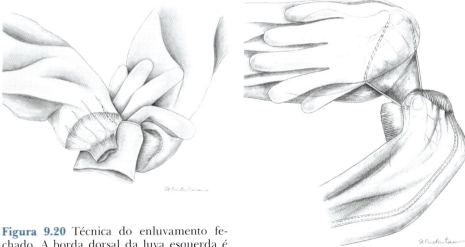

Figura 9.20 Técnica do enluvamento fechado. A borda dorsal da luva esquerda é presa com a mão direita, para abri-la o suficiente a fim de que os dedos da mão esquerda sejam introduzidos na luva. A mão direita deve ficar inteiramente dentro da manga do avental durante o enluvamento da esquerda.

Figura 9.21 Técnica do enluvamento fechado. A borda da luva esquerda é puxada sobre o punho do avental com o dedo indicador e o polegar da mão direita.

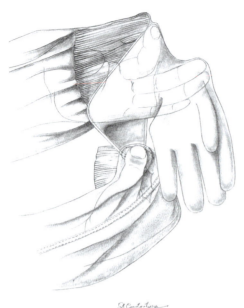

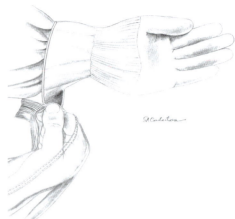

Figura 9.23 Técnica do enluvamento fechado. A luva esquerda é puxada sobre o punho do avental com o dedo indicador e o polegar da mão direita.

Figura 9.22 Técnica do enluvamento fechado. O terceiro, quarto e quinto dedos da mão esquerda são introduzidos na luva.

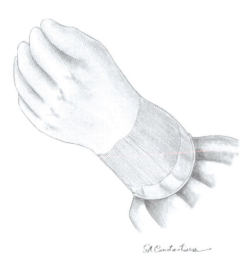

Figura 9.24 Técnica do enluvamento fechado. O enluvamento da mão esquerda está concluído.

mantidas estéreis sem o uso do avental. Esse caso acontece, por exemplo, no preparo de campo cirúrgico estéril, em pequenos procedimentos cirúrgicos, biopsias de medula óssea ou cateterismos. Para a técnica de enluvamento aberto, a superfície dobrada da primeira luva é presa entre o polegar e o dedo indicador da mão oposta. A outra mão é introduzida na luva (Figura 9.25) sem desfazer a dobra da mesma. Assim que a mão fique parcialmente enluvada, os dedos já enluvados são introduzidos na dobra ventral da segunda luva para prendê-la (Figura 9.26). O punho da segunda luva é puxado para cobrir toda a manga do avental (Figura 9.27). Uma vez que a segunda luva encontre-se bem colocada, o punho da primeira é desdobrado com a mão já enluvada (Figura 9.28). É necessário ter cuidado para evitar a contaminação do dedo polegar enluvado durante este processo.

A técnica do enluvamento assistido é usada quando um membro da equipe paramentado está disponível para ajudar no enluvamento de outro membro da

CAPÍTULO 9 | PARAMENTAÇÃO DA EQUIPE CIRÚRGICA 71

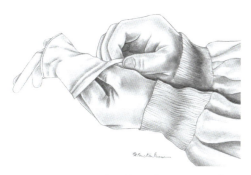

Figura 9.25 Técnica do enluvamento aberto. A dobra da luva esquerda é presa entre o dedo polegar e o indicador da mão direita, e a mão esquerda é introduzida na luva.

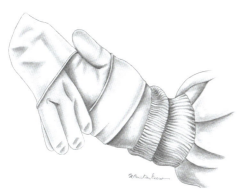

Figura 9.26 Técnica do enluvamento aberto. A mão esquerda está parcialmente introduzida sob a dobra da superfície ventral da luva direita para segurá-la.

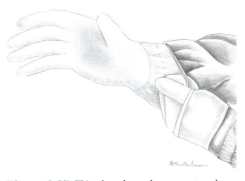

Figura 9.27 Técnica do enluvamento aberto. A dobra da luva direita é puxada para cobrir todo o punho do avental.

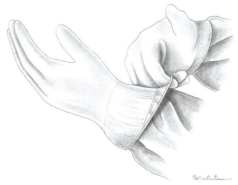

Figura 9.28 Técnica do enluvamento aberto. Uma vez que a luva direita esteja colocada, a esquerda é desdobrada ao se usar a mão direita enluvada; certifique-se de que nenhuma superfície da luva tenha tocado a pele.

equipe que já finalizou a etapa de escovação e vestiu o avental. O enluvamento assistido pode ser realizado da mesma maneira que a técnica de enluvamento inicial ou pode ser realizado para trocar luvas contaminadas. Uma vez que uma luva cirúrgica esteja contaminada, um assistente não estéril ajuda a removê-la (Figura 9.29). A mão inteira (não apenas o punho) deve estar fora do punho do avental (Figura 9.30). Um assistente vestido e enluvado segura e abre o punho da luva de modo que os dedos da pessoa a ser enluvada possam ser introduzidos na luva (Figura 9.31). Os polegares do assistente não são usados para segurar a luva, para evitar, assim, que o assistente toque acidentalmente na pele da pessoa a ser enluvada (Figura 9.31). Quando houver uma mão enluvada estéril, ela servirá para ajudar a introduzir a luva na outra mão (Figura 9.32). O assistente puxa o punho da luva sobre a manga do avental com a mão, que é empurrada para dentro da luva.

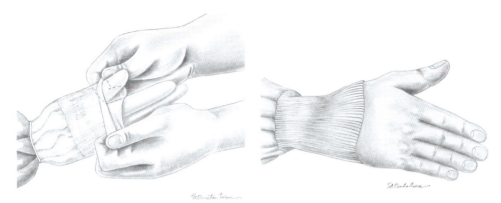

Figura 9.29 Retirada da luva. Quando a luva está contaminada, um assistente não estéril ajuda a removê-la, ao segurá-la pela palma e pelo dorso.

Figura 9.30 Retirada da luva. O resultado final mostra a mão e os dedos fora do punho do avental.

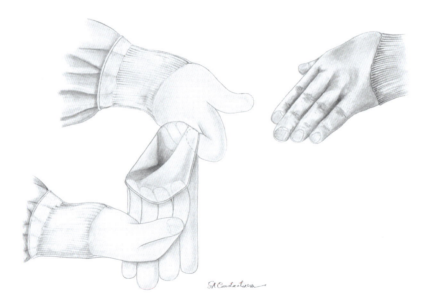

Figura 9.31 Técnica do enluvamento assistido. O assistente paramentado e enluvado estica, coloca os dedos na superfície externa do punho da luva dobrado. Em seguida, o cirurgião introduz a mão dentro da luva.

Se as luvas cirúrgicas forem contaminadas no início do procedimento, antes que as mãos do cirurgião e os pulsos estejam suados, faz-se a retirada da luva de tal forma que as mãos do cirurgião fiquem inteiramente sob as mangas e os punhos do avental. Neste caso, o cirurgião tem a opção de colocar outras luvas estéreis, ao realizar a técnica do enluvamento fechado.

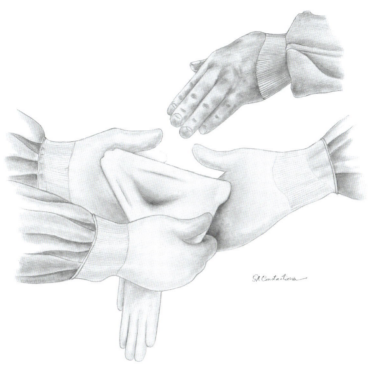

Figura 9.32 Técnica do enluvamento assistido. A mão direita que está calçada com uma luva estéril é usada para ajudar a calçar a esquerda.

BIBLIOGRAFIA ADICIONAL

Informações adicionais sobre a paramentação (lavagem e escovação das mãos, como vestir o avental e calçar as luvas) empregada na cirurgia de pequeno porte podem ser encontradas nos livros-texto a seguir:

1. Fossum TW, ed. *Small Animal Surgery*, 3rd ed. St. Louis, Missouri: Mosby Elsevier, 2007.
2. Busch SJ, ed. *Small Animal Surgical Nursing Skills and Concepts*. St. Louis, Missouri: Mosby Elsevier, 2006.
3. Slatter D, ed. *Textbook of Small Animal Surgery*, 3rd ed. Philadelphia, Pennsylvania: Saunders, 2003.

Capítulo 10

PREPARAÇÃO CIRÚRGICA DO PACIENTE

Hun-Young Yoon e Fred Anthony Mann

O preparo cirúrgico é subdividido em preparação inicial (não estéril) e final (estéril). A etapa inicial inclui a tricotomia, o esvaziamento da bexiga, a higienização do prepúcio, o enfaixamento de membros e a limpeza superficial. Antes de iniciar todo o processo, aplicam-se pomadas oftálmicas à base de antibióticos ou mesmo lubrificantes sobre a córnea e a conjuntiva. Uma vez que a anestesia tiver sido estabilizada, inicia-se a tricotomia. Recomenda-se que o animal já esteja posicionado de maneira ideal de acordo com o procedimento cirúrgico, porém isto não é obrigatório. No momento da tricotomia, com uma das mãos se segura a máquina ou o aparelho para a tricotomia e, ao mesmo tempo, com a mão oposta se estica a pele para facilitar o movimento do aparelho. A máquina é contida e usada como se pega o lápis (Figura 10.1). O corte inicial poderá ser efetuado, ao seguir-se a mesma direção do crescimento dos pelos. O corte subsequente, sobre mesma área, será executado em direção contrária ao crescimento dos pelos, para aperfeiçoar a raspagem. O pelo deve ser raspado com mais critério sobre e no entorno do local a ser incindido, com o intuito de assegurar que a incisão seja praticada em campo estéril, conforme se exige em qualquer procedimento cirúrgico. Um bom referencial é que se corte ou raspe, pelo menos, 4 cm, em cada lado da incisão, no entanto a área tricotomizada dependerá do tamanho do animal. Deve-se, também, considerar o tipo de procedimento a ser realizado: abdominal (Figura 10.2), orquiectomia (Figuras 10.3 e 10.4), torácico (Figura 10.5), neurológico (Figuras 10.6 a 10.8), ortopédico (Figura 10.9), perineal (Figura 10.10), ocular (Figura 10.11), auricular (Figura 10.12), mandibular (Figura 10.13), nasal (Figura 10.14) e craniano (Figura 10.15). Após a remoção completa dos pelos, deve-se aspirar ou limpar todos os resíduos de pelo soltos. Para procedimentos nos membros, os pelos têm de ser removidos com uma ampla margem em relação ao ponto da intervenção cirúrgica. Caso não se necessite da exposição da pata essa região não precisará ser tricotomizada (Figura 10.9). A bexiga do paciente deve ser comprimida e esvaziada de maneira a evitar uma cistotomia acidental no momento da abertura da cavidade abdominal, pois o extravasamento de urina para a cavidade causará contaminação do campo cirúrgico. A compressão da bexiga talvez seja contraindicada nos casos de traumas do abdome, assim, caso se faça necessário, deve-se ter cuidado redobrado. Como animal em decúbito dorsal, é provável que a bexiga do animal seja comprimida, mas o intento é mais facilmente conseguido com o decúbito lateral. Ao se comprimir a bexiga, deve-se ter cuidado de aplicar pressão suave e constante. Nos machos submetidos a procedimentos abdominais ou a qualquer outro que abranja a metade caudal do corpo, o prepúcio deve ser lavado e preparado com solução antisséptica antes do preparo do campo cirúrgico.

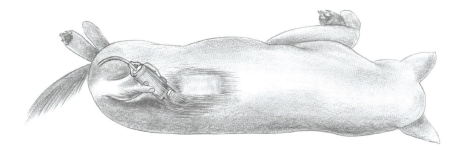

Figura 10.1 Corte dos pelos. A máquina de tosa é empunhada como se pega o lápis. Inicialmente se pratica o corte ao longo da direção de crescimento dos pelos. O corte subsequente deve ser contra a direção do crescimento dos pelos para se obter uma tricotomia padrão.

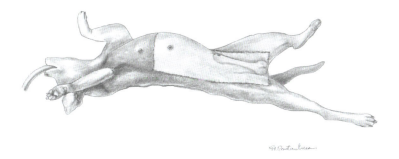

Figura 10.2 Tricotomia para procedimento abdominal. A tricotomia se estende cranialmente até a metade ventral do tórax, e caudalmente até o escroto ou a vulva, bilateralmente, em paralelo à prega do joelho.

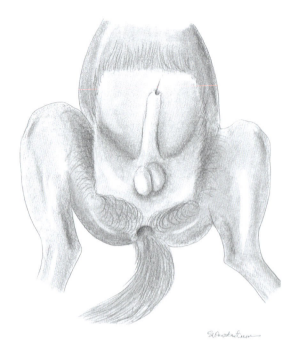

Figura 10.3 Tricotomia para a orquiectomia canina. Raspa-se toda a área inguinal, o prepúcio e o escroto até ultrapassar alguns centímetros caudalmente ao escroto. O escroto deve ser cuidadosamente depilado, sempre em primeiro lugar, enquanto a lâmina do aparelho estiver fria, para evitar a irritação da pele. Os pelos longos, periféricos à região cirúrgica, devem ser aparados para impedir que ultrapassem o campo esterilizado.

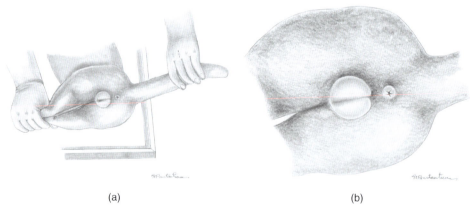

(a) (b)

Figura 10.4 Preparação para a orquiectomia felina. (a) O gato é posicionado em decúbito lateral, com os membros torácicos tracionados cranialmente e a cauda puxada dorsalmente. (b) Os pelos do escroto são raspados. Não se faz recorte de pelos de rotina na castração de gatos.

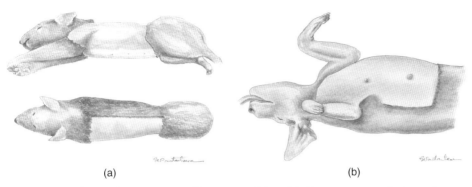

(a)   (b)

Figura 10.5 Tricotomia para procedimento torácico. (a) Para toracotomia lateral, a raspagem se estende desde o aspecto cranial da escápula e da região proximal do plexo braquial até, caudalmente, a metade do abdome; ventralmente, ao esterno; e dorsalmente aos processos espinhosos vertebrais dorsais. (b) Para a esternotomia mediana, a tricotomia se estende em ambos os lados cranialmente ao manúbrio, e caudalmente ao xifoide, parando na metade do abdome, ao abranger uma linha paralela à prega do joelho, com um espaço amplo para a colocação asséptica de drenos intercostais.

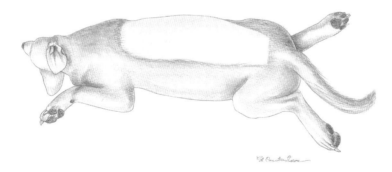

Figura 10.6 Tricotomia para cirurgia da coluna vertebral toracolombar. A raspagem se estende de ambos os lados caudalmente às vértebras cervicais e escápulas até caudalmente ao sacro com, pelo menos, 4 cm lateral à linha média.

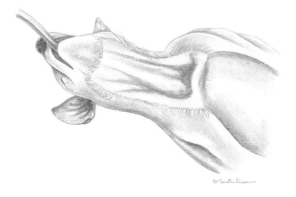

Figura 10.7 Tricotomia para uma abordagem ventral à região cervical. A raspagem bilateral estende-se desde o centro da região mandibular, caudalmente, ao manúbrio e para os lados do pescoço por, pelo menos, 4 cm lateral ao ponto da incisão, dependendo do tamanho do animal.

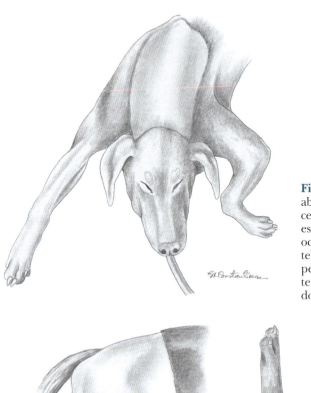

Figura 10.8 Tricotomia para uma abordagem dorsal para a região cervical. A raspagem bilateral se estende desde a protuberância occipital até, caudalmente, as vértebras torácicas e para os lados do pescoço por, pelo menos, 4 cm lateral ao ponto da incisão, de acordo com o tamanho do animal.

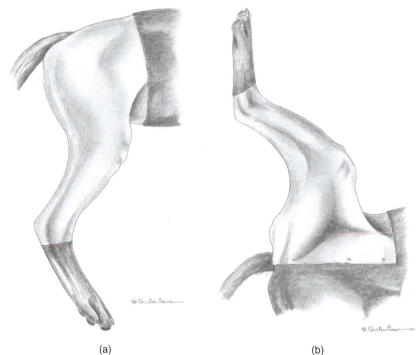

(a) (b)

Figura 10.9 Tricotomia para procedimento em que a exposição da pata do membro pélvico não se faça necessária. Todo o membro deve ser raspado com exceção da pata (a), passando dorsalmente a linha média dorsal e (b) a média ventral.

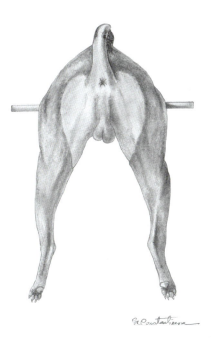 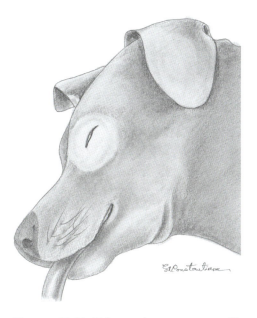

Figura 10.10 Tricotomia para procedimentos perineal e perianal. O animal deverá muitas vezes ser colocado em decúbito ventral com os membros pélvicos pendurados sobre o bordo acolchoado da mesa cirúrgica. Por conseguinte, as áreas perineal e perianal são raspadas, bem como os aspectos caudomediais das coxas.

Figura 10.11 Tricotomia para procedimento oftalmológico. A área periocular é cuidadosamente raspada. Os cílios da pálpebra superior são removidos para procedimentos intraoculares, como na cirurgia de catarata.

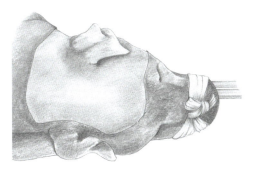 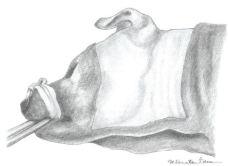

Figura 10.12 Tricotomia para procedimento auricular. A tricotomia se estende a partir da área periocular, caudalmente à região parotídea, dorsalmente para o pavilhão auricular contralateral, para, enfim, alcançar a linha média ventral do pescoço. Ambas as faces do pavilhão devem ser raspadas.

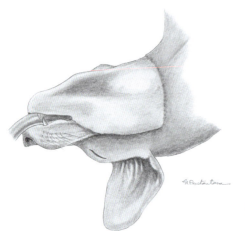

Figura 10.13 Tricotomia para abordagem ventral à mandíbula. Toda a região mandibular ventral é raspada estendendo-se caudalmente para a porção média ventral do pescoço.

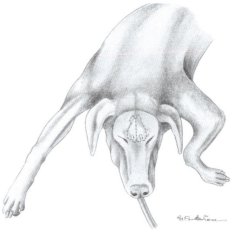

Figura 10.14 Tricotomia para abordagem dorsal à cavidade nasal ou aos seios frontais. A área do seio frontal e toda a região dorsal do focinho, incluindo a região periocular, devem ser raspadas.

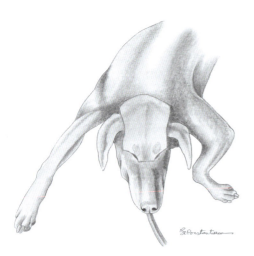

Figura 10.15 Tricotomia para abordagem ao crânio. Todo o crânio dorsal, incluindo, bilateralmente, a região periocular superior, deve ser raspada. A região periocular é tricotomizada se o acesso cirúrgico for pelo aspecto rostral do crânio.

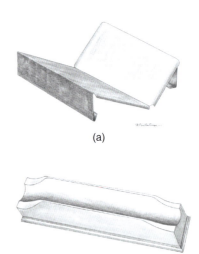

(a)

(b)

Figura 10.16 Adaptador para adequar o posicionamento toracoabdominal (a) para a maioria dos cães e (b) para os de pequeno porte e gatos.

O animal deve ser colocado na posição cirúrgica assim que termine o corte e a aspiração dos resíduos de pelos. O posicionamento dependerá do local da incisão cirúrgica. O animal pode ser colocado em decúbito dorsal e um elemento auxiliar pode ser utilizado para equilibrar o tórax para procedimentos abdominais (Figura 10.16), ventrais, cervicais e nas esternotomias medianas. O posicionamento em decúbito lateral é usado para abordagens torácicas laterais, procedimentos auriculares e em alguns intraorais, mas principalmente nos oftalmológicos. O decúbito ventral é utilizado para procedimentos espinais dorsais e em alguns oftalmológicos. A pata pode ser escondida do campo cirúrgico, ao colocar-se uma luva de procedimentos na extremidade distal do membro para depois fixá-lo (Figura 10.17). Para evitar o garroteamento, o cadarço ou a fita de amarração não deve ser aplicado com muita pressão. Em seguida, o membro é cuidadosamente suspenso e amarrado por cadarço ou mesmo com um equipo de soro usado para, em seguida, se fazer o preparo final e aplicar os panos de campo (Figura 10.17). Duas antissepsias são realizadas: (1) uma superficial fora do ambiente cirúrgico e (2) outra minuciosa para buscar a esterilidade do campo operatório, na sala de cirurgia.

Soluções germicidas são aplicadas para remover detritos e reduzir a população bacteriana da pele. De acordo com a área do corpo a ser operada, um dos três padrões a seguir é usado na preparação do campo operatório: focal, ortopédico ou perineal. O padrão focal é usado principalmente a fim de preparar campos cirúrgicos para procedimentos abdominais, torácicos e neurológicos. O primeiro passo (primário) consiste em usar uma gaze ou esponja de antissepsia para limpar a área periférica ao ponto da incisão. Com este procedimento, umedecem-se e abaixam-se os pelos, o que evita que pelo ou resíduo da tricotomia caia no campo cirúrgico. O segundo passo consiste em friccionar o local da incisão

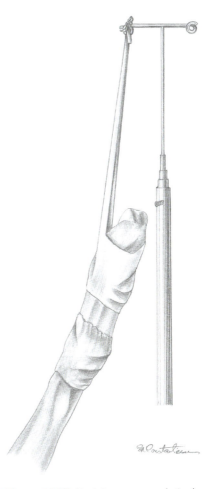

Figura 10.17 Posicionamento cirúrgico para procedimento em membro torácico, quando a exposição da pata não se faz necessária. A pata é excluída do campo operatório, com o uso de uma luva de látex, fixada com fita adesiva, sobre a extremidade distal. Após a luva ser coberta com fita, o membro é amarrado e suspenso em um suporte de administração de soro intravenoso.

com uma gaze ou esponja contendo degermante ou antisséptico (clorexidina ou iodopovidona). O processo se inicia no local a ser incindido, passando, em uma sequência repetida de cerca de 30 passagens, de maneira a se conseguir limpar os resíduos contidos na área tratada. Procede-se ao enxágue desse local para, em seguida, fazer a antissepsia com gaze ou esponja, em círculos progressivos, de dentro para fora, até alcançar os limites da tricotomia (Figura 10.18). Uma vez que o pelo ou qualquer outra área contaminada tenha entrado em contato com a compressa, ela não deverá retornar ao foco central do campo cirúrgico. A preparação em círculo deve ser repetida por mais duas vezes. Uma gaze seca ou molhada pode ser utilizada para retirar ou enxaguar o excesso do agente químico, ao empregar-se o mesmo padrão de movimento usado na antissepsia. A gaze empregada no passo primário não precisa ser estéril. O padrão da segunda etapa é obrigatório para as cirurgias ortopédicas. Uma vez que o membro esteja suspenso, inicia-se a antissepsia primária, desde o ponto da amarração, que mantém o membro suspenso do aspecto distal para o proximal, e circunda-se, progressivamente, o membro. A aplicação é repetida pelo menos três vezes antes de enxaguar o excesso do agente químico. O enxágue deve ser realizado com a mesma sequência da aplicação anterior. Uma terceira antissepsia é usada em cirurgias perineais. Na maioria desses procedimentos, uma sutura em bolsa de tabaco deve ser aplicada ao redor do ânus do animal antes de ser iniciado o preparo do campo cirúrgico (Figura 10.19). Em seguida, procede-se à execução do padrão focal na área a ser incindida à direita e à esquerda do ânus. Tal como acontece em outros tipos de preparação do campo operatório, após a fricção do antisséptico, segue-se o enxágue do local. Para se prepararem regiões cavitárias, a exemplo de procedimentos intraorais, utiliza-se um cotonete de algodão ou material similar embebido em solução antisséptica, que servirá para limpeza e higiene bucais.

Após a antissepsia primária ser completada, o animal é transferido para o centro cirúrgico e é posicionado de modo que o local da intervenção fique acessível para o cirurgião. O animal é colocado sobre um colchão de aquecimento por água quente circulante. Se eletrocirurgia monopolar for utilizada, a placa de terra deverá ser posicionada por baixo do corpo do animal ao aplicar-se uma quantidade apropriada de gel de contato. As placas de terra com gel adesivo

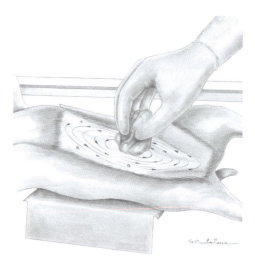

Figura 10.18 Preparação abdominal. Com o animal contido na posição adequada, a antissepsia é realizada no local da incisão, com movimentos circulares, a partir do centro para a periferia. Durante a limpeza primária, não é necessário o uso de luvas estéreis. Uma luva de procedimentos não estéril é usada nesta ilustração.

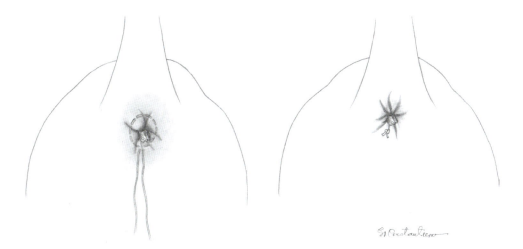

Figura 10.19 Sutura anal. A fim de evitar contaminação fecal durante a cirurgia perineal, realiza-se uma sutura em bolsa de tabaco ao redor do ânus (à esquerda) que será ajustada para ocluir o ânus (à direita). Antes de ajustar a sutura em bolsa de tabaco, um tampão de gaze lubrificada é colocado no reto para conter as fezes.

requerem o corte do pelo para que o gel condutor aumente o contato sem que gel adicional seja aplicado. O corpo é mantido em posição apoiado por um posicionador toracoabdominal (Figura 10.16), sacos de areia, por um dispositivo de posicionamento ativado a vácuo ou outro meio auxiliar de estabilização. Cadarços, fitas, tubos de borracha, espuma ou toalhas enroladas podem ser usados para posicionar e elevar a cabeça, o pescoço ou mesmo o corpo do animal. Os membros do animal são amarrados à mesa com duas laçadas, sendo a laçada distal meio-frouxa (Figura 10.20). Devem ser tomados cuidados ao se aplicarem estas laçadas frouxas a fim de evitar lesão isquêmica na porção distal dos membros. Para procedimentos nos membros, estes devem ser cuidadosamente amarrados e suspensos com um equipo ou cadarço (Figura 10.17). É muito importante para o sucesso da cirurgia o bom posicionamento e a contenção do animal na po-

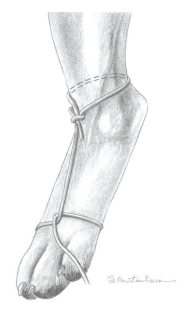

Figura 10.20 Contenção do membro à mesa cirúrgica. O membro deve ser amarrado à mesa de cirurgia por meio de duas laçadas, sendo a mais distal meio-frouxa. Garanta que os laços não comprometam a circulação sanguínea.

sição correta sobre a mesa cirúrgica, que dependerão do procedimento a ser realizado. Para procedimentos abdominais, o animal é colocado em decúbito dorsal com as quatro pernas fixadas frouxamente à mesa de cirurgia (Figura 10.21). No caso de cães com tórax de grande amplitude, talvez seja necessário o posicionador toracoabdominal (Figura 10.21) preparado com sacos de areia ou algum outro material que ajude na estabilização do corpo. Algumas mesas cirúrgicas são projetadas com ajuste para formar uma calha em V. Para a castração do cão, ele é colocado na mesma posição de um procedimento abdominal (Figura 10.22). No caso de castração de gato, ele é colocado em decúbito lateral com os membros pélvicos tracionados em direção à cabeça (Figura 10.4). Para a castração do felino, alguns cirurgiões preferem decúbito dorsal, o que requer algum tipo de ajuste no posicionamento. Para a cirurgia torácica, o paciente é colocado em posição lateral (Figura 10.23) ou em decúbito dorsal (Figura 10.24), o que dependerá da abordagem pretendida. Os membros torácicos são tracionados cranialmente,

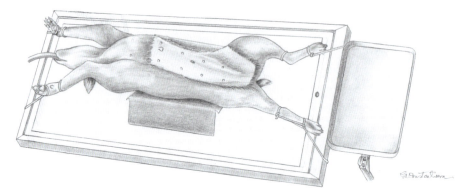

Figura 10.21 Posicionamento para procedimento abdominal. O animal é colocado em decúbito dorsal com as quatro patas fixadas à mesa cirúrgica. Os animais que tenham a caixa torácica maior devem ser posicionados em um adaptador toracoabdominal ou serem apoiados por sacos de areia, toalhas ou outros objetos que ajudem a mantê-los em linha reta.

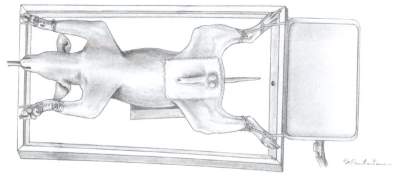

Figura 10.22 Posicionamento para castração canina. O cão é contido na mesa cirúrgica na mesma posição recomendada para procedimentos abdominais (ver Figura 10.21).

CAPÍTULO 10 | PREPARAÇÃO CIRÚRGICA DO PACIENTE   **85**

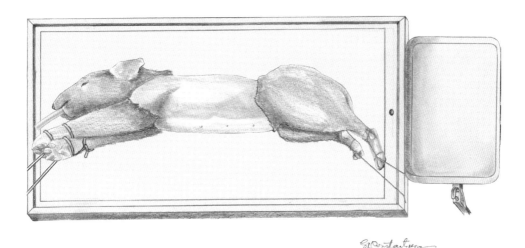

Figura 10.23 Posicionamento para toracotomia lateral. O paciente é contido em decúbito lateral. Os membros torácicos são estendidos cranialmente, tanto quanto possível, para depois serem fixados à mesa cirúrgica.

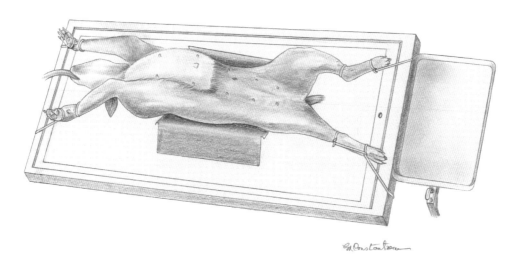

Figura 10.24 Posicionamento para esternotomia mediana. O animal é contido na mesma posição para procedimentos abdominais. Os membros torácicos são estendidos cranialmente, tanto quanto possível, para depois serem fixados à mesa cirúrgica, o que evita o comprometimento circulatório por conta da amarração das patas. Animais de tórax mais profundo devem ser posicionados com auxílio de adaptador toracoabdominal, apoiados por sacos de areia ou ter o corpo estabilizado com a ajuda de outros artefatos para manter posicionamento em linha reta.

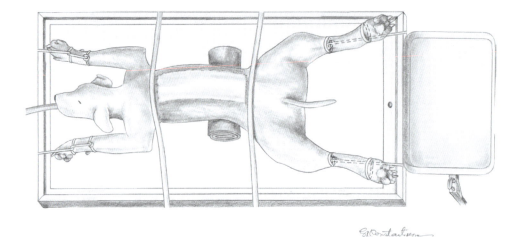

Figura 10.25 Posicionamento para cirurgia no segmento toracolombar da coluna vertebral. O animal é contido de modo simétrico com uma almofada cilíndrica posicionada sob o corpo, na mesma direção do ponto onde será realizada a cirurgia. A fita adesiva pode ser usada, adicionalmente, para estabilizar o corpo do animal nas regiões escapular e pélvica. Calços auxiliares laterais são colocados lateralmente (não mostrados) a fim de manter o posicionamento adequado.

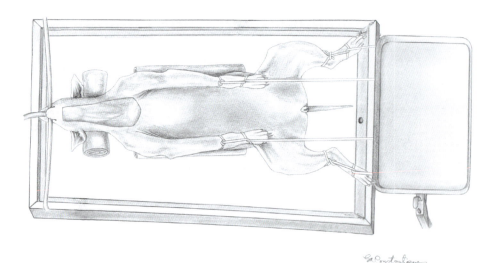

Figura 10.26 Posicionamento para abordagem ventral à região cervical. Os membros torácicos são contidos tracionados caudalmente com cadarços e, em seguida, uma almofada acolchoada é colocada sob o pescoço. A mandíbula será fixada à mesa com fita ou cadarço apoiado nos dentes caninos para manter a simetria. Apoios complementares colocados lateralmente, ao longo do tórax, podem ajudar a manter o posicionamento adequado.

CAPÍTULO 10 | PREPARAÇÃO CIRÚRGICA DO PACIENTE   87

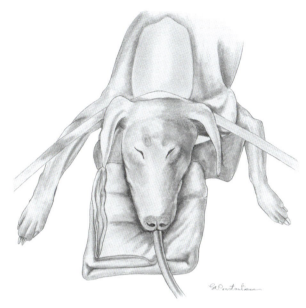

Figura 10.27 Posicionamento para abordagem dorsal do pescoço. Uma almofada acolchoada é posta sob o pescoço. A cabeça é fixada à mesa com fita adesiva ou esparadrapo, que será passado sobre a protuberância occipital.

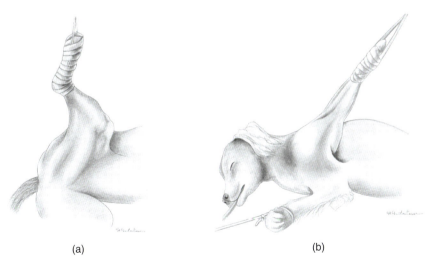

(a)   (b)

Figura 10.28 Posicionamento para procedimento em um dos membros sem a exposição da pata. (a) Se a cirurgia for no membro direito, o animal será colocado em decúbito lateral esquerdo. Uma luva de procedimentos é utilizada para envolver a pata, com o auxílio de esparadrapo ou fita adesiva para fixar a luva. O esparadrapo será usado para fixar a pata e facilitar a manipulação do membro. (b) Se o procedimento for no membro esquerdo, o animal será mantido em decúbito lateral direito.

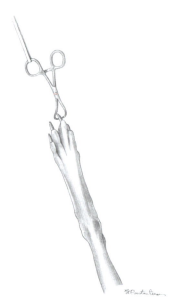

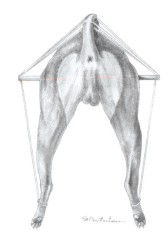

Figura 10.29 Posicionamento para procedimento em um dos membros que exija a exposição da pata. Todo o membro é raspado, inclusive a pata. O membro é fixado com uma pinça de campo de Backhaus aplicada na unha a fim de fixar e ajudar o preparo do membro. A pinça é fixada na unha sem lesionar a pata.

Figura 10.30 Posicionamento para procedimentos perineais e anais. O animal é colocado em decúbito ventral com os membros pélvicos pendurados sobre a borda da mesa cirúrgica e a cauda fixada dorsalmente com esparadrapo ou fita adesiva. Os membros pélvicos são fixados ao longo da mesa. A borda da mesa deve ser bem acolchoada para proteger os membros de lesão por compressão. Deve-se ter cuidado para evitar isquemia na extremidade distal do membro pela amarração. Pode-se optar por uma fita adesiva ou um esparadrapo, em vez de cadarços, para fixar as extremidades dos membros.

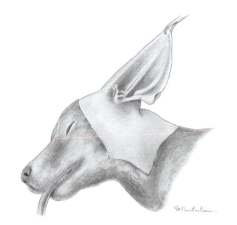

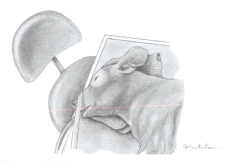

Figura 10.31 Posicionamento para cirurgia auricular. A orelha é manipulada com o auxílio de pinça de campo Backhaus aplicada na ponta da orelha e suspensa em um suporte de soro, por meio de fita adesiva ou esparadrapo.

Figura 10.32 Posicionamento para procedimentos perioculares. O animal é colocado em decúbito lateral (nos procedimentos intraoculares, usa-se o dorsal). A cabeça do animal é colocada sobre toalhas dobradas (ou em dispositivo ativado a vácuo), de modo que o olho fique posicionado exatamente como requerido. O focinho é fixado com fita adesiva ou esparadrapo.

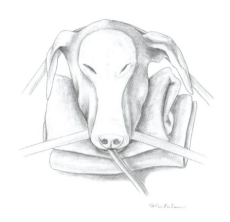

Figura 10.33 Posicionamento para abordagem dorsal à cavidade nasal e/ou do seio frontal. Uma almofada é colocada sob a mandíbula, a qual é fixada à mesa cirúrgica com fita adesiva passada sobre a protuberância occipital a fim de estabilizar a cabeça do paciente.

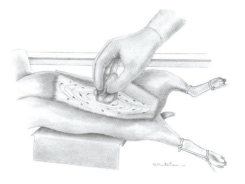

Figura 10.34 Preparação abdominal. Depois de posicionar o animal sobre a mesa cirúrgica, realiza-se a preparação do campo estéril, de modo semelhante à antissepsia preliminar, porém, nesse caso, usam-se luvas e compressas esterilizadas. A antissepsia é iniciada no ponto central a ser incindido, com movimentos circulares, do centro para a periferia.

tanto quanto possível, e fixados à mesa, tendo-se o cuidado de evitar lesão isquêmica se os laços das pernas estiverem muito apertados. Para a cirurgia da coluna vertebral toracolombar (Figura 10.25) são utilizados sacos de areia ou almofadas para evitar que o corpo do paciente se incline para um lado. Fitas adesivas podem ser aplicadas sobre as asas escápula e ilíaca do animal para dar maior estabilidade. Em seguida, os membros torácicos são estendidos cranialmente e os pélvicos são dobrados em posição que imite a natural. Para uma abordagem ventral à região cervical (Figura 10.26), os membros torácicos são tracionados caudalmente por meio de cadarços e uma almofada colocada sob o pescoço. A maxila será fixada à mesa por meio de fita adesiva para manter a simetria. Alguns auxiliares de posicionamento laterais ao longo do tórax são também necessários para manter a posição reta. No caso de uma abordagem dorsal do pescoço (Figura 10.27), a almofada é colocada sob o pescoço, e a cabeça é fixada

por fita adesiva sobre a protuberância occipital. Para a maioria dos procedimentos ortopédicos, o animal é colocado em decúbito lateral (Figura 10.28). Se a cirurgia for no membro direito, o animal será colocado em decúbito lateral esquerdo. No entanto, se a cirurgia for no esquerdo, o animal será posicionado em decúbito lateral direito. Para um procedimento na pata em que a exposição de todo o membro se faça necessária (Figura 10.29), o membro inteiro, incluindo a pata, deverá ser raspado, e uma pinça de campo poderá ser aplicada para fixar e manipular o membro. Para procedimentos perineais (Figura 10.30), o animal deverá ser colocado em decúbito ventral. Desse modo, os membros torácicos são fixados à mesa, e os membros pélvicos serão amarrados de maneira que fiquem pendurados na borda da mesa. Panos de campo dobrados são colocados entre a mesa e os membros para preenchimento e acolchoamento. Em seguida, a cauda é fixada sobre a região lombar com fita adesiva. Para uretrostomia perineal do gato, o animal pode ser colocado em decúbito dorsal com os membros pélvicos tracionados para frente, a fim de facilitar o acesso ao abdome se a uretrostomia for pré-púbica. Para procedimento auricular (Figura 10.31), o paciente é colocado em decúbito lateral. Dispositivos infláveis ou panos de campo são usados para alinhar a cabeça do animal, e o pavilhão auricular é manipulado com uma pinça de campo Backaus fixada sobre a extremidade da orelha e presa, com fita, a um suporte de soro intravenoso. Para procedimentos perioculares (Figura 10.32), a cabeça do animal é colocada sobre um pano de campo dobrado ou em almofada de dispositivo acionado a vácuo para manter o posicionamento, de modo que o olho do animal fique posicionado exatamente como requerido. Procedimentos intraoculares requerem que o paciente seja colocado em decúbito dorsal. Para procedimentos extraoculares, o animal deve ser colocado de maneira ventral e lateral. Em procedimentos orais, o animal é posicionado em decúbito dorsal, ventral e lateral. Se o tubo endotraqueal interferir com o espaço cirúrgico, ele pode ser colocado na traqueia, pela faringe, por meio de uma incisão cervical lateral (intubação via faringe). Ao se posicionar o animal para uma abordagem dorsal da cavidade nasal ou dos seios frontais, uma almofada é colocada sob a mandíbula, e esta é fixada à mesa com fita adesiva (Figura 10.33).

A antissepsia final para o preparo do campo estéril é realizada após o animal estar posicionado de maneira adequada sobre a mesa cirúrgica. Para o preparo da antissepsia final, são usadas luvas, e são utilizados, ainda, recipiente e gaze estéreis. A solução germicida é vertida para o recipiente estéril. As compressas de gaze nela embebidas são manuseadas com pinças para a antissepsia ou com a mão enluvada ao utilizar-se a técnica asséptica. Esfrega-se a gaze com antisséptico a partir do ponto em que será incidido. Em um movimento circular, move-se a partir do centro para a periferia (Figura 10.34). Esta gaze é descartada, pois, após ter tocado a periferia, ela não deverá ser reaplicada no ponto central. A aplicação final do antisséptico será realizada no mesmo padrão da preparação primária não estéril. Quando se usa iodopovidona e álcool, o local será tratado, ao alternar-se cada solução três vezes, de maneira a possibilitar cinco minutos de intervalo para contato com a pele. Quando a antissepsia final com iodopovidona for concluída, deve-se pulverizar uma solução de iodopovidona a 10% sobre o local. Sempre que a clorexidina for usada, após a passagem final asperge-se solução de clorexidina sobre o campo cirúrgico. Uma gaze estéril seca, sem álcool, é esfregada sobre a área após cada passagem de clorexidina, a fim de retirar o excesso de antisséptico.

BIBLIOGRAFIA ADICIONAL

Informações adicionais sobre o preparo do paciente para a cirurgia de pequenos animais podem ser encontradas nos livros-texto abaixo:

1. Fossum TW, ed. *Small Animal Surgery*, 3rd ed. St. Louis, Missouri: Mosby Elsevier, 2007.

2. Busch SJ, ed. *Small Animal Surgical Nursing and Concepts*. St. Louis, Missouri: Mosby Elsevier, 2006.

3. Slatter D, ed. *Textbook of Small Animal Surgery*, 3rd ed. Philadelphia, Pennsylvania: Saunders, 2003.

Capítulo 11

PANOS DE CAMPO CIRÚRGICO

Hun-Young Yoon e Fred Anthony Mann

Os panos de campo isolam o campo cirúrgico de áreas contaminadas e asseguram a esterilidade da área operatória. Uma vez que o animal foi posicionado e a pele preparada assepticamente, ele é coberto com panos de campo, por um membro da equipe paramentado (avental e luvas cirúrgicas). Protege-se o campo operatório, ao cobrir-se o paciente com panos cirúrgicos. A primeira cobertura é composta por quatro panos quadrados. A segunda se constitui de um pano único.

Para a colocação da primeira cobertura, os cantos superiores do pano dobrado são segurados com três dedos (polegar, indicador e terceiro dedo), sendo que a parte do pano que se encontra voltada para o cirurgião é desdobrada (Figura 11.1). A parte superior do pano é dobrada para proporcionar uma camada dupla como barreira na área mais próxima do local da incisão. As dobras superiores do pano de campo são presas entre o indicador e terceiro dedo em forma de tesoura, e a aba dessa prega é mantida afastada do operador que estiver colocando o campo (Figura 11.2). Em seguida, giram-se as mãos, de maneira que as palmas das mãos viradas se distanciem do operador que colocará o pano de campo e permita que os cantos do pano de campo sirvam como barreiras de proteção (Figura 11.2). As partes dos panos de campo que estiverem na parte abaixo do nível da mesa devem ser consideradas não estéreis porque ficam fora do campo de visão do cirurgião. Quatro panos de campo são colocados margeando a periferia da área preparada de acordo com os procedimentos de preparo do campo cirúrgico [abdominal (Figura 11.3), orquiectomia (Figura 11.4), torácica (Figura 11.5), neurológica (Figura 11.6), ortopédica (Figura 11.7), perineal (Figura 11.8), ocular (Figura 11.9), auricular (Figura 11.10), oral (Figura 11.11), nasal (Figura 11.12) e craniana (Figura 11.13)]. O lado de cada pano lateral deve deixar um espaço de, aproximadamente, 2 cm para se proceder a incisão. Se a incisão abdominal se estender ao púbis em cães machos, o prepúcio deve ser fixado de lado com o auxílio de uma pinça de campo Backhaus estéril antes da colocação da primeira cobertura com pano de campo (Figura 11.14). O prepúcio é fixado para o lado oposto à posição do cirurgião. O prepúcio é deixado livre e é mantido protegido pelo pano de campo na área cirúrgica quando estiver previsto o cateterismo uretral intraoperatório, por exemplo, a fim de realizar cistotomia para a retirada de cálculos urinários. No caso de orquiectomia canina, o primeiro pano de campo é colocado cranialmente, e o óstio prepucial é coberto (Figura 11.4a). Os quatro panos de campo são aproximados da área preparada assepticamente e fixados nos cantos com pinças de campo Backhaus estéreis (Figura 11.4b). Para toracotomia lateral (Figura 11.5), os panos de campo cranial e caudal devem ser colocados em primeiro lugar. As bordas dos panos de campo cranial e caudal devem estar a 2 cm do local da incisão. Caudalmente, deixa-se espaço suficiente de pele preparada assepticamente na colocação de tubos para a drenagem pleural. Os panos de campo dorsal e ventral devem ser colocados a fim de permitir a incisão desde a linha média dorsal até a linha média ventral. Para uma abordagem dorsal na região cervical (Figura 11.6), o pano de campo cranial é colocado caudalmente à protuberância occipital, e a borda caudal do pano de campo deve ficar cranial à vértebra torácica. Os panos de campo laterais serão colocados a, aproximadamente, 2 cm lateralmente ao ponto da provável incisão. Para um procedimento em membro pélvico (Figura 11.7), o pano de campo medial deve cobrir os órgãos genitais, e a colocação do pano de campo lateral dependerá do local da incisão. São colocados quatro panos de campo e fixados com pinças de campo Backhaus estéreis após a perna do paciente estar pendurada. Para um procedimento perineal (Figura 11.8), o pano de campo é colocado dorsalmente. O segundo e terceiro panos de campo são posicionados bilateralmente. Os três panos de campo são presos com duas pinças de campo Backhaus estéreis. Outras duas pinças de campo são usadas para fixar os panos de campo quando o quarto pano for colocado ventralmente. Pinças de campo adicionais podem ser usadas para fixar as partes laterais dos panos de campo bilateralmente e o ventral. Para um procedimento oftálmico (Figura 11.9), três panos de campo são colocados em formato triangular, em torno do olho, fixados com três pinças de campo Backhaus. Para um procedimento auricular (Figura 11.10), quatro panos de campo são colocados em torno da orelha, o que a mantém isolada pelo campo cirúrgico. Para se proceder à ressecção ou ablação do canal auditivo, o acesso ao conduto auditivo deve ser assegurado no momento da colocação do pano de campo. Os panos de campos são usados para isolar campos cirúrgicos com sede na cavidade oral (Figura 11.11), apesar de ser impossível eliminar todas as bactérias orais. Para a mandibulectomia bilateral, o pano de campo rostral é colocado entre o maxilar superior e a mandíbula, posicionado junto à comissura labial. O pano de campo caudal é colocado caudalmente ao fim da mandíbula (Figura 11.11a). Para a mandibulectomia unilateral, a mandíbula é isolada por quatro panos de campo fixados por quatro pinças Backhaus (Figura 11.11b). Um pano de campo é posto sobre o tubo endotraqueal (Figura 11.11b). Para o acesso intraoral ou lateral, a maxila é isolada com quatro panos de campo fixados por quatro pinças Backhaus (Figura 11.11c). Em seguida, um pano de campo é colocado sobre o tubo endotraqueal (Figura 11.11c). O pelo deve ser raspado de maneira que se tenha acesso lateral à maxila antes de preparar o campo cirúrgico e colocar os panos de campo. Para abordagem dorsal à cavidade nasal ou ao seio frontal (Figura 11.12), o pano de campo é posicionado imediatamente caudal ao seio frontal, e o pano campo rostral é colocado próximo ao focinho do animal. Panos de campo laterais são colocados a, aproximadamente, 1 cm lateralmente ao local a ser incindido. Para uma abordagem dorsal do crânio (Figura 11.13), o pano de campo rostral é colocado no aspecto caudal dos seios frontais, e o pano de campo caudal, sobre a protuberância occipital. A colocação de panos de campos laterais dependerá da profundidade do acesso exigido.

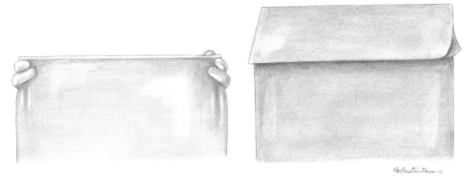

Figura 11.1 Pano de campo sendo retirado da embalagem estéril. Os cantos superiores do pano de campo são segurados com três dedos (polegar, indicador e o terceiro dedo). A parte do pano que está voltada para o cirurgião é desdobrada, deixando a dobra da parte superior do pano presa pelos dedos. A dobra do pano de campo será colocada faceando a área cirúrgica (como mostrado na figura à direita), e o outro lado do pano de campo ficará voltado para o cirurgião.

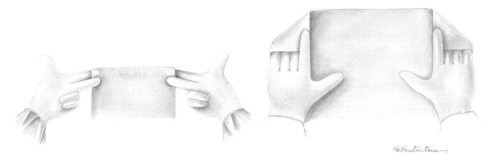

Figura 11.2 Pano de campo aplicado sobre o paciente. Os cantos superiores do pano de campo dobrados são contidos entre o indicador e o terceiro dedo, em forma de tesoura, e as palmas das mãos são giradas, no sentido oposto ao corpo do cirurgião, e ficam protegidas pelas dobras do pano de campo no momento da aplicação.

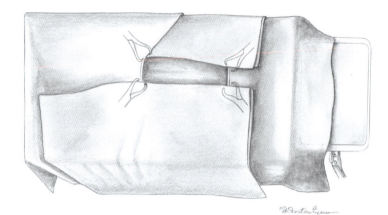

Figura 11.3 Preparação para procedimentos abdominais. A colocação dos panos de campo dependerá do local a ser incindido. A lateral da dobra de cada pano deverá ser mantida, aproximadamente, a 2 cm do suposto local de incisão. A aplicação dos panos de campo poderá ser sobreposta por outro, totalmente aberto, que será fenestrado (caso se use material descartável). A ordem da colocação dos panos de campo é ditada pela preferência do cirurgião, mas recomenda-se a sequência do aspecto caudal para cranial e lateral direita seguida da colocação na lateral esquerda. Nota: Nesta figura, a progressão é: caudal para a lateral esquerda e cranial para lateral direita.

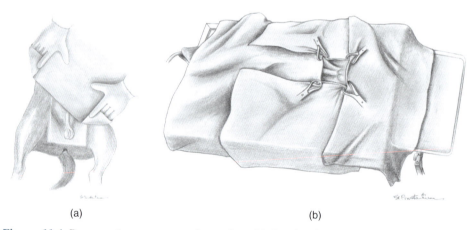

(a)   (b)

Figura 11.4 Preparação para castração canina. (a) O primeiro pano de campo é colocado cranialmente sobre o óstio prepucial. Note-se como as mãos e os dedos enluvados são protegidos da contaminação, pela dobra do pano. (b) Quatro panos de campo são colocados, ao redor da zona preparada assepticamente, e fixados nos cantos com pinças de campo de Backhaus estéreis. A aplicação dos panos de campo primários poderá ser completada por um pano de campo total, a ser fenestrado (quando for o caso).

CAPÍTULO 11 | PANOS DE CAMPO CIRÚRGICO

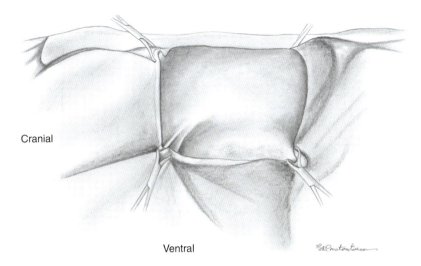

Figura 11.5 Preparação para toracotomia lateral esquerda. As bordas cranial e caudal dos panos de campo devem ser mantidas, aproximadamente, a 2 cm do suposto local de incisão, certificando-se de que haja espaço de pele preparada assepticamente para que drenos pleurais sejam colocados. Os panos de campo dorsal e ventral devem ser postos, respectivamente, na linha média dorsal e na ventral. A aplicação dos panos de campo primários poderá ser completada por um pano de campo total, a ser fenestrado (quando for o caso).

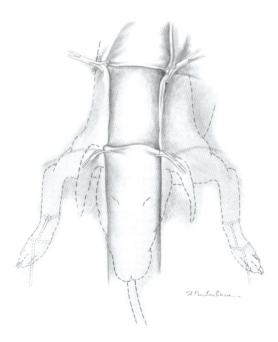

Figura 11.6 Preparação para abordagem dorsal da coluna cervical. O pano de campo cranial é posicionado caudalmente à protuberância occipital; o caudal é colocado cranialmente às vértebras torácicas, e os panos de campo laterais serão aplicados, lateralmente, a cerca de 2 cm do local da provável incisão. A aplicação dos panos de campo primários poderá ser completada por um pano de campo total, a ser fenestrado (quando for o caso).

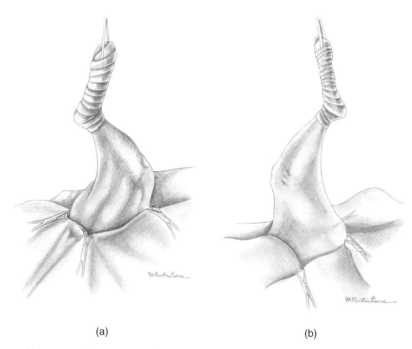

(a) (b)

Figura 11.7 Preparação para procedimento no membro pélvico esquerdo. (a) A colocação dos panos de campo dependerá do local a ser incindido. (b) O pano de campo medial deverá cobrir o pênis e o escroto nos machos, e a vulva nas fêmeas. Quatro panos de campo são colocados e fixados com pinças de campo de Backhaus estéreis após a perna do animal ter sido pendurada. A aplicação dos panos de campo primários poderá ser completada por um pano de campo total, a ser fenestrado (quando for o caso).

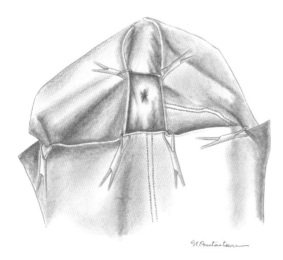

Figura 11.8 Preparação para procedimento perineal. O primeiro pano de campo é colocado dorsalmente. O segundo e o terceiro serão posicionados bilateralmente. Os três panos de campo serão fixados à pele por duas pinças Backhaus estéreis. Outras duas pinças Backhaus serão usadas para fixar os panos de campo quando o quarto pano for colocado ventralmente. Pinças de campo adicionais são aplicadas para fixar melhor, bilateralmente, as partes lateral e ventral dos panos de campo. A aplicação dos panos de campo primários poderá ser completada por um pano de campo total, a ser fenestrado (quando for o caso).

CAPÍTULO 11 | PANOS DE CAMPO CIRÚRGICO   97

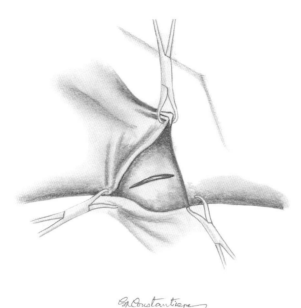

Figura 11.9 Preparação para procedimento oftálmico. Três panos de campo são colocados ao redor do olho e presos por pinças de campo Backhaus. A aplicação dos panos de campo primários poderá ser completada por um pano de campo total, a ser fenestrado (quando for o caso).

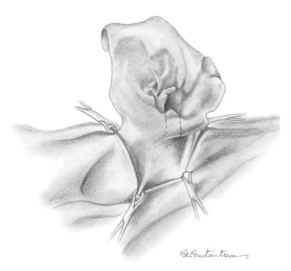

Figura 11.10 Preparação para procedimento auricular. Quatro panos de campo serão colocados em torno da orelha, mantendo-se todo o pavilhão no campo operatório. Caso a indicação seja a ablação do canal auditivo, o acesso aos canais auditivos deve ser previsto no momento da colocação dos panos de campo. A aplicação dos panos de campo primários poderá ser completada por um pano de campo total, a ser fenestrado (quando for o caso).

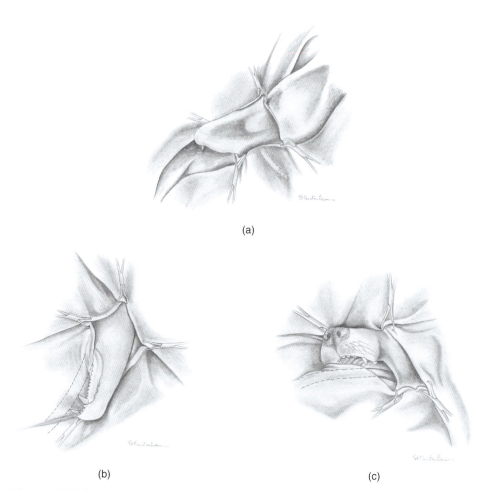

Figura 11.11 Preparação para procedimentos intraorais. (a) Para mandibulectomia bilateral, o pano rostral é colocado entre o maxilar superior e a mandíbula na altura labial. O pano de campo caudal é aplicado caudalmente à mandíbula. (b) Para mandibulectomia unilateral, a mandíbula é isolada com quatro panos de campo fixados por quatro pinças de campo Backhaus. Em seguida, um pano de campo é colocado sobre a sonda endotraqueal. (c) Para acesso às cirurgias intraoral ou lateral da maxila, ela é isolada com quatro panos de campo, fixada por quatro pinças de campo Backhaus. Um pano de campo é colocado sobre a sonda endotraqueal. Os pelos devem ser raspados de maneira a permitir a abordagem lateral à maxila. A aplicação dos panos de campo primários poderá ser completada por um pano de campo total, a ser fenestrado (quando for o caso).

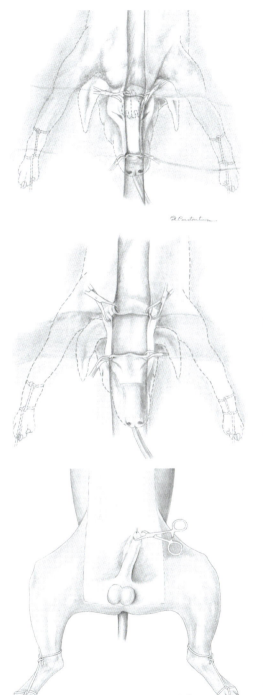

Figura 11.12 Preparação para a abordagem dorsal da cavidade nasal e dos seios frontais. Aplicam-se panos de campo caudalmente ao seio frontal, e outro é colocado rostralmente à cavidade nasal. Panos laterais serão posicionados a, aproximadamente, 1 cm do ponto a ser incindido. A aplicação dos panos de campo primários poderá ser completada por um pano de campo total, a ser fenestrado (quando for o caso).

Figura 11.13 Preparação para abordagem dorsal do crânio. O pano de campo rostral é colocado caudalmente aos seios frontais, e o caudal, sobre a protuberância occipital. A colocação dos panos de campo laterais dependerá da amplitude necessária para acesso ao crânio. A aplicação dos panos de campo primários poderá ser completada por um pano de campo total, a ser fenestrado (quando for o caso).

Figura 11.14 Preparação para abordagens abdominais. O prepúcio deve ser fixado e desviado, de maneira asséptica, para um lado com uma pinça de campo Backhaus, antes da colocação dos panos de campo primários. Nota: Quando o cirurgião for destro, o pinçamento do prepúcio será para a esquerda do cão.

Uma vez que os panos de campo tenham previsão do ponto a ser incindido, eles não deverão ser arrastados para ampliar a incisão ou por mudança do local idealizado anteriormente, sob o risco de carregar bactérias para a área de pele preparada cirurgicamente. Os panos de campos colocados muito próximo da incisão podem ser puxados para fora, de maneira a ampliar o campo visual para se proceder à incisão. Os panos de campo colocados são fixados à pele do paciente por pinças de campo Backhaus (Figura 11.15), as quais são aplicadas até penetrar na pele. Após terem penetrado a pele, essas pinças serão consideradas não estéreis e, portanto, não devem ser removidas e reposicionadas. Tradicionalmente, quatro pinças de pano de campo são aplicadas, cada uma em uma junção dos panos de campo. Se o local da provável incisão for muito longo, pode-se aumentar o número de pinças de pano de campo Backhaus. Para as laparotomias e toracotomias, usam-se pinças Backhaus adicionais para fixar o segundo pano de campo após fenestração (caso ele seja usado). A pinça é aplicada no espaço deixado pelas dobras laterais dos panos de campos primários, de maneira a transpassar tanto o pano fenestrado quanto as bordas dos panos laterais (Figura 11.16).

Para a colocação do segundo pano de campo, ele é dobrado em formato especial e colocado sobre o local a ser incindido (Figura 11.17). As dobras são desfeitas, bilateralmente, primeiro caudalmente (Figura 11.18a), para depois serem desdobradas caudalmente (Figura 11.18b). O pano de campo será aberto totalmente sobre o animal, toda a mesa cirúrgica e de instrumentação, a fim de manter um campo estéril contínuo (Figura 11.19). Os panos de campo que não estejam dobrados para a cobertura total (ou seja, em formato padrão) podem exigir um assistente para a colocação sobre o animal e as mesas, principalmente quando o pano de campo for grande. Um orifício de tamanho apropriado deve ser feito nesse pano de campo total, para acesso ao local previsto para a incisão (Figura 11.20). Alguns panos totais já vêm fenestrados, e deve-se tomar cuidado para se posicionar a abertura no local correto. Pinças de pano de campo adicionais são, normalmente, usadas para fixar o pano de campo total aos quatro panos de campo primários, com intuito de evitar o deslocamento. Estas pinças de campo adicionais devem ser estrategicamente colocadas (Figura 11.16) e em menor número quanto possível, de modo que não interfiram no campo operatório. É frequente a aplicação da sutura ficar comprometida com o uso dessas pinças expostas no fechamento da incisão.

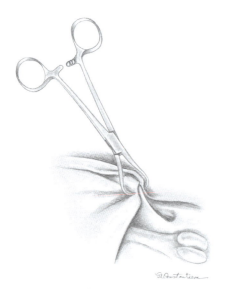

Figura 11.15 Colocação de pinça de campo Backhaus. Dois panos de campos adjacentes e a pele devem ser incluídos entre as pontas das pinças de campo no momento da fixação da pinça Backhaus.

CAPÍTULO 11 | PANOS DE CAMPO CIRÚRGICO

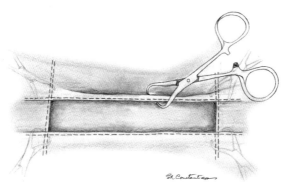

Figura 11.16 Colocação de pinças de campo adicionais. Se a incisão for longa, pinças de campo Backhaus podem ser fixadas no intervalo entre os grampos cranial e caudal após fenestração completa do pano de campo.

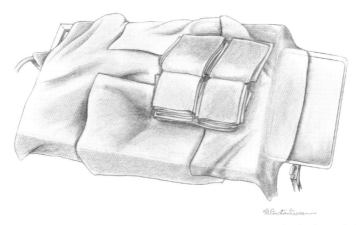

Figura 11.17 Aplicação de pano campo total (cobre toda a mesa, inclusive a de instrumentação de Mayo). Um pano de campo grande dobrado é colocado sobre o local da provável da incisão.

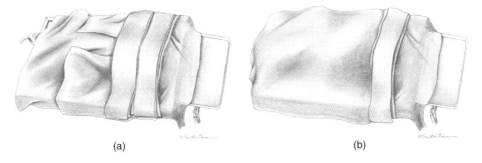

(a) (b)

Figura 11.18 Desdobramento do pano de campo total. (a) O pano de campo é desdobrado bilateralmente e (b), em seguida, desdobrado nos aspectos cranial e caudal.

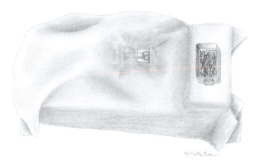

Figura 11.19 Concluída a aplicação do pano de campo total. O campo total é aplicado sobre o animal, a fim de cobrir toda a mesa cirúrgica e a de instrumentação (mesa de Mayo) e, assim, proporcionar uma cobertura contínua estéril.

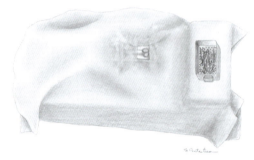

Figura 11.20 Nova fenestração no pano de campo total. Faz-se uma abertura de tamanho apropriado no local da incisão proposta. Nota: alguns panos de campo total vêm fenestrados e deve-se cuidar para que a fenestração fique no ponto correto.

Após se fazer um orifício de tamanho apropriado no pano de campo total (segundo campo) realiza-se, através dessa abertura, a incisão na pele. Incinde-se o tecido subcutâneo de maneira que as bordas da pele se retraiam suficientemente para a execução da técnica descrita como *toweling in*.[1] Nesta técnica, uma dobra do pano de campo é colocado em paralelo ao longo da incisão e mantém-se coberto o outro lado (Figura 11.21), de modo que a borda dobrada será fixada à beira da incisão de pele. Nesse momento, o pano de campo será dobrado para formar uma aba que ficará caída do mesmo lado da incisão onde o pano de campo foi fixado. O objetivo dessa técnica é isolar ainda mais a ferida cirúrgica e cobrir a borda de pele do paciente. Até o momento, não há estudos recentes que comprovem os dados de um estudo de 1962[2] relacionando redução da taxa de infecção com o emprego desse isolamento da ferida cirúrgica e algumas outras vantagens. Por exemplo, os instrumentos e o material particulado são menos prováveis de caírem sob o campo fechado associado ao primário e nos tecidos expostos. Outra particularidade relaciona-se com o uso de dispositivos de fluxo de ar quente usados para evitar a hipotermia. Nesse caso, a fixação do pano campo à borda da ferida também ajudaria a evitar o ressecamento tecidual que ocorre quando esses dispositivos de fluxo de ar impulsionam o ar quente sob os panos de campo e atingem os tecidos expostos. Para a fixação do pano de campo à borda da incisão nessa técnica são utilizados grampos (Figura 11.22), pinças Backhaus (Figura 11.23) ou sutura contínua. Depois de incindir a linha alba ou o espaço intercostal, as bordas da incisão são cobertas com compressas cirúrgicas e colocam-se afastadores de Balfour ou de costela de Finochietto (Figuras 11.24 e 11.25). Os cirurgiões que não fazem a fixação do pano de campo à incisão utilizam compressas cirúrgicas para assegurar uma barreira de proteção à incisão. Alguns cirurgiões podem aplicar um campo adesivo (3M® Ioban® 2 Antimicrobial Incise Drape, 3M Health Care, St. Paul, MN) sobre a pele antes de fazer a incisão, especialmente em pacientes muito pequenos, substituindo a função da sutura do pano de campo à pele. É discutível se o campo adesivo plástico contribui significativamente para a redução das infecções cirúrgicas[3], todavia esta técnica oferece as vantagens do isolamento do campo cirúrgico similares ao uso da sutura do pano de campo.

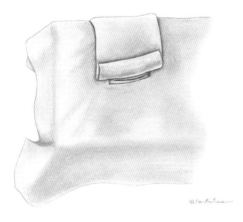

Figura 11.21 Fixação do pano de campo à incisão por sutura. Incindem-se a pele e o tecido subcutâneo e coloca-se a borda do pano de campo em paralelo à borda da pele incindida e deixa-se a outra borda coberta. A dobra do pano de campo será fixada à borda da incisão. Assim, quando a borda do pano de campo for invertida, irá formar-se uma aba entre a pele incindida e pano de campo.

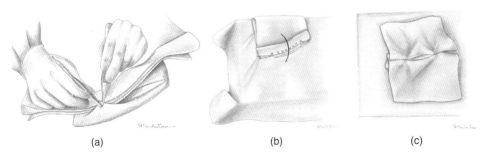

(a)   (b)   (c)

Figura 11.22 Fixação do pano de campo à incisão com grampos. (a) O pano de campo será fixado à borda da incisão da pele por grampos. (b) Após o segundo pano de campo ser aplicado, usam-se dois grampos adicionais, um cranial e outro caudal, para fixar ambos os panos de campo no início e no fim da incisão. Em seguida, o segundo pano de campo é virado sobre o lado oposto. (c) Os dois panos são fixados às bordas da incisão na pele.

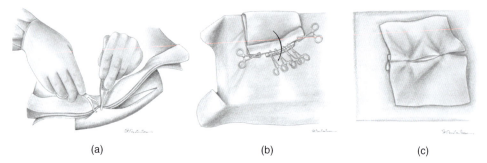

(a)   (b)   (c)

Figura 11.23 Fixação do pano de campo à incisão por pinças. (a) O pano de campo será fixado à borda da incisão da pele com pinças de campo Backhaus. (b) Após o segundo pano de campo ser aplicado, usam-se duas pinças de panos de campo adicionais colocadas cranial e caudalmente, para fixar ambos os panos de campo no início e no fim da incisão. Em seguida, o segundo pano de campo é virado sobre o lado oposto. (c) Os dois panos são fixados às bordas da incisão na pele.

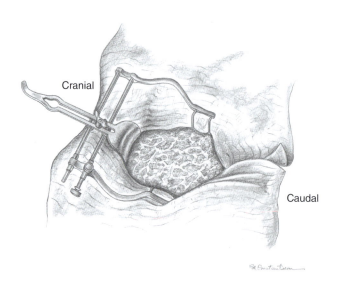

Figura 11.24 Colocação de compressas cirúrgicas e afastadores de Balfour em um procedimento abdominal. Depois da incisão na linha alba, as bordas da ferida são cobertas com compressas cirúrgicas. Os afastadores de Balfour são utilizados para retrair a parede abdominal.

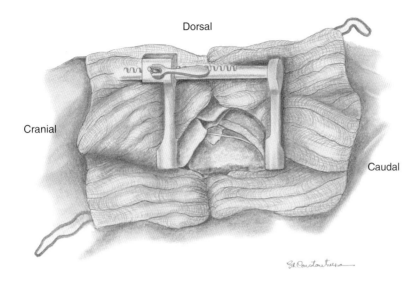

Figura 11.25 Colocação de compressas cirúrgicas e afastadores de Finochietto em uma toracotomia lateral esquerda. Após a incisão entre as costelas, as bordas da lesão são cobertas com compressas cirúrgicas. Os afastadores de Finochietto são utilizados para retrair a parede torácica.

Para procedimentos ortopédicos envolvendo ossos longos e articulações, faz-se necessário o preparo de todo o membro, que é suspenso acima da mesa cirúrgica ou elevado por um assistente. O membro é isolado por quatro panos de campo presos com pinças de campo Backhaus (Figura 11.7). Um pano de campo pequeno estéril é usado para envolver a porção distal do membro (Figura 11.26). O membro é mantido elevado por uma fita adesiva ou um esparadrapo, o qual será cortado no momento que alguém da equipe cirúrgica paramentado apoiar a extremidade do membro e envolvê-la em pano de campo estéril. O pano de campo deverá cobrir toda a extremidade e será preso com uma pinça Backhaus (Figura 11.27). Em seguida, o membro será envolvido por malha tubular até o ponto proximal da provável incisão, sendo presa por pinças de campo Backhaus na base do membro, junto ao corpo (Figura 11.28). O membro será passado através de uma fenestração de um pano de campo total (Figura 11.29). No caso da preparação do campo para procedimentos ortopédicos em ossos longos, podem ser usadas malha tubular, fita adesiva plástica ou uma combinação de malha tubular-fita adesiva (Figura 11.30). Quando se utiliza uma combinação de malha tubular-fita adesiva, a fenestração é feita sobre o local da provável incisão, com as bordas desta fenestração suturados às bordas da incisão de pele ou fixadas a ela por meio de grampos (Figura 11.31). O campo plástico adesivo aplicado sobre o local da cirurgia é vantajoso como barreira à prova de água.

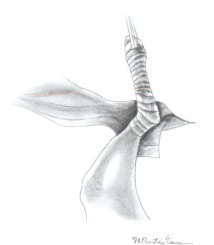

Figura 11.26 Compressa cirúrgica pequena estéril usada para envolver o membro distal. O pano de campo deve cobrir toda a área já isolada com fita adesiva. Em seguida, a fita que mantém o membro elevado é cortada por um assistente enquanto o membro da equipe cirúrgica paramentado acomoda o membro sobre a compressa cirúrgica pequena estéril.

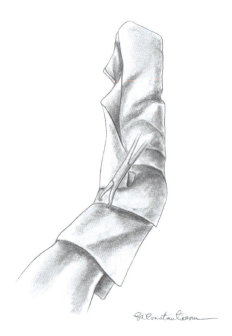

Figura 11.27 A compressa cirúrgica pequena estéril é enrolada em torno da porção distal do membro. Depois de ser enrolada, a compressa cirúrgica pequena é fixada à pele com pinças Backhaus estéreis.

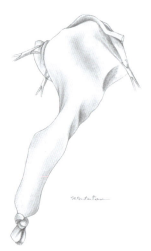

Figura 11.28 Malha tubular estéril usada para cobrir todo o membro. A malha tubular é cuidadosamente desenrolada para a porção proximal do membro e presa, com pinças Backhaus, ao corpo envolvido por panos de campo adjacentes à malha tubular.

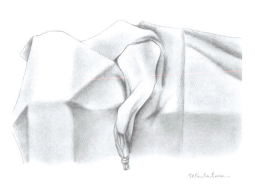

Figura 11.29 Colocação de pano de campo total em procedimento de membro. O membro coberto com malha tubular é passado através da fenestração do campo total.

CAPÍTULO 11 | PANOS DE CAMPO CIRÚRGICO

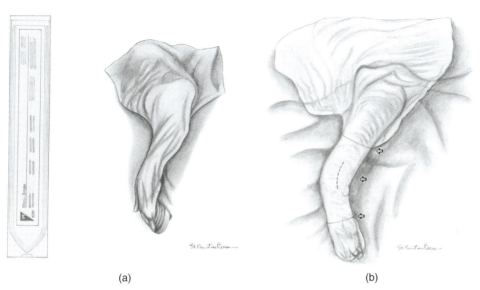

(a) (b)

Figura 11.30 Combinação de campo adesivo plástico estéril e malha tubular para procedimento ortopédico em membro. (a) O campo adesivo plástico (à esquerda) pode ser aplicado à malha tubular (à direita) sobre o local provável da incisão. (b) Em seguida, faz-se uma fenestração (linha pontilhada) sobre o conjunto malha-adesivo plástico (setas) no local da provável incisão.

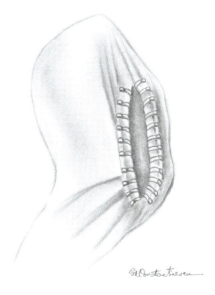

Figura 11.31 Colocação de campo para um procedimento de membro. As bordas da fenestração do conjunto malha-adesivo plástico são fixadas às bordas da incisão da pele, por grampos.

REFERÊNCIAS

1. Knecht CD, Allen AR, Williams DJ, Johnson JH. *Fundamental Techniques in Veterinary Surgery*, 3rd ed. Philadelphia, Pennsylvania: Saunders Co, 1987:17-18.
2. Shepherd RC, Kinmonth JB. Skin preparation and towelling in prevention of wound infection. *Br Med J* 1962; 2:151-153.
3. Webster J. Alghamdi A. Use of plastic adhesive drapes during surgery for preventing surgical site infection. *Cochrane Database Syst Rev* 2007(4): CD006353. DOI: 10.1002/14651858.CD006353.pub2.

BIBLIOGRAFIA ADICIONAL

Informações adicionais sobre a colocação de panos de campo para procedimentos de cirurgia de pequenos animais podem ser encontradas nos seguintes manuais:

1. Fossum TW, ed. *Small Animal Surgery*, 3rd ed. St. Louis, Missouri: Mosby Elsevier, 2007.
2. Busch SJ, ed. *Small Animal Surgical Nursing Skills and Concepts*. St. Louis, Missouri: Mosby Elsevier, 2006.
3. Slatter D, ed. *Textbook of Small Animal Surgery*, 3rd ed. Philadelphia, Pennsylvania: Saunders, 2003.

Capítulo 12

MANUSEIO DO INSTRUMENTAL CIRÚRGICO

Hun-Young Yoon e Fred Anthony Mann

Para que os procedimentos cirúrgicos de pequenos animais sejam executados com sucesso, faz-se necessário o uso adequado do instrumental cirúrgico, no sentido de minimizar o trauma tecidual, bem como evitar danos ao material.

O instrumental cirúrgico pode ser separado, de maneira geral, em instrumentos com e sem aros. Para aqueles com aros, o polegar e o quarto dedo são geralmente colocados nos aros superior e inferior, respectivamente. O dedo indicador pode ser posicionado ao longo da haste para o melhor controle e a fim de dar estabilidade (Figura 12.1). Para o instrumental sem aros, o manuseio varia de acordo com o instrumento.

As pinças de campo Backhaus são aplicadas na técnica de manipulação de instrumental com aro. De modo a fixar os panos de campo cirúrgico sobrepostos à pele do paciente, as pontas das pinças Backhaus são travadas ao serem apertadas com o polegar e o dedo anelar (Figura 12.2).

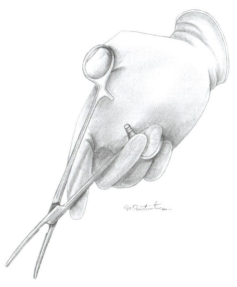

Figura 12.1 Empunhadura do instrumento com aro. Por exemplo, a pinça Rochester-Carmalt. O polegar e o quarto dedo são colocados nos aros com o dedo indicador apoiado ao longo da haste para dar controle e estabilidade. (Nota: existem outros métodos aplicáveis à empunhadura de porta-agulhas e tesouras, mas todos os outros instrumentais com aros são empunhados desta maneira.)

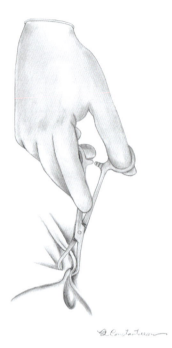

Figura 12.2 Pinça de campo Backhaus. A pinça Backhaus é aplicada com o polegar e o quarto dedo com o intuito de fixar os panos de campo cirúrgico uns aos outros e na pele do paciente.

Existem três posicionamentos padrão para se empunhar o bisturi: ponta dos dedos em "arco de violino" (Figura 12.3), palmar (Figura 12.4) e lápis (Figura 12.5). Para se segurar com as pontas dos dedos (arco de violino), o dedo indicador é apoiado tanto na parte de trás da lâmina de bisturi (Figura 12.3a) quanto de um lado do cabo do bisturi (Figura 12.3b). O apoio do dedo indicador sobre o dorso da lâmina é recomendado para incisões longas, pois se usa o movimento do braço no lugar dos movimentos dos dedos. No caso da empunhadura palmar, o cabo do bisturi é apoiado contra a palma da mão, enquanto o dedo polegar é posicionado sobre o dorso da lâmina de bisturi (Figura 12.4). Esta empunhadura é recomendada quando é necessário pressionar o tecido a ser incindido. Tal como acontece na empunhadura em arco de violino, movimenta-se o braço no lugar do dedo. O bisturi é empunhado em forma de lápis (Figura 12.5) para a prática de incisões pequenas com precisão, porque se movimenta o dedo, em vez de o braço. Na empunhadura na forma de lápis, é possível inverter a lâmina de bisturi para fazer a incisão na linha alba na celiotomia com auxílio de uma pinça de dissecção, ao erguer-se a linha alba (Figura 12.6).

Existem duas maneiras padrão para se empunhar uma tesoura cirúrgica: para frente e para trás do punho. Para se empunhar a tesoura para frente, o polegar e o quarto dedo (base em tripé) são colocados no aro superior e no inferior (Figura 12.7a), ou a eminência tenar e o quarto dedo (encaixe na eminência tenar-quarto dedo) são colocados fora do anel superior e no anel inferior, respectivamente (Figura 12.7b). Para o método de empunhadura para trás do punho, o polegar e o dedo indicador (polegar-indicador; Figura 12.8a) ou com o polegar e o quarto dedo (polegar-quarto dedo; Figura 12.8b) colocados nos aros superior e inferior. O modo de empunhar a tesoura que melhor utiliza as três forças desse instrumento (fechamento, corte e torque) é de base em tripé. A empunhadura na eminência tenar-quarto dedo assegura a força de corte adequada, reduz a de fechamento e produz praticamente nenhuma força de torque, em comparação com a empunhadura em base de tripé. A empunhadura para trás do punho com o polegar-dedo indicador (Figura 12.8a) é usada quando o cirurgião executa o corte reverso, ou seja, em direção ao lado do cirurgião (da esquerda para a direita para um cirurgião destro). Alternativamente, a empunhadura para trás do punho com o polegar-quarto dedo (Figura 12.8b)

CAPÍTULO 12 | MANUSEIO DO INSTRUMENTAL CIRÚRGICO

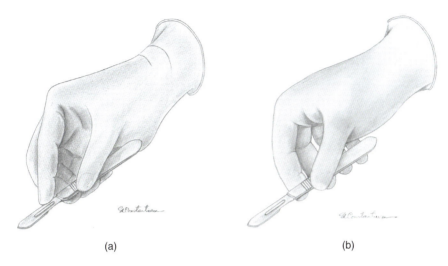

(a) (b)

Figura 12.3 Empunhadura do bisturi em arco de violino: para essa empunhadura, o cabo do bisturi é pego com as pontas dos dedos. O dedo indicador pode ser colocado (a) sobre a parte de trás da lâmina de bisturi ou (b) de um lado do cabo de bisturi.

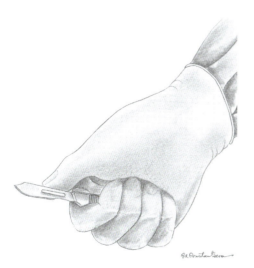

Figura 12.4 Empunhadura do bisturi em forma de faca. O bisturi é seguro e pressionado contra a palma da mão, e o dedo polegar é apoiado no dorso da lâmina de bisturi.

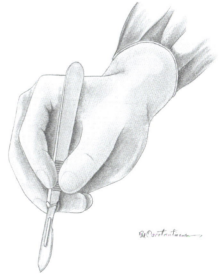

Figura 12.5 Empunhadura do bisturi em forma de lápis. O cabo do bisturi é seguro como se fosse um lápis.

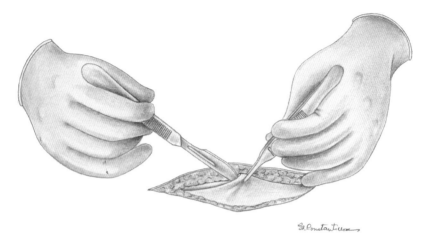

Figura 12.6 Empunhadura do bisturi em forma de lápis invertido. O corte com a lâmina em posição invertida é aplicado para incindir a linha alba, a qual será apresentada em destaque com o uso de uma pinça de dissecção.

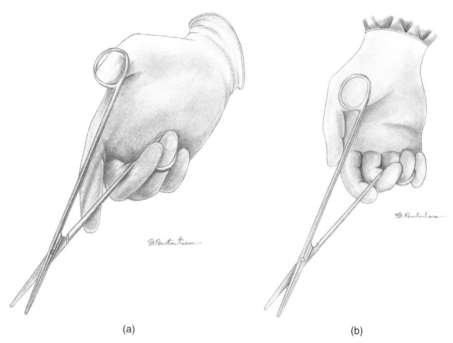

(a) (b)

Figura 12.7 Empunhadura da tesoura voltada para a frente do punho: (a) apoiada em tripé – os dedos polegar e anelar passados nos aros superior e inferior; (b) apoiada na proeminência tenar e no quarto dedo. A proeminência tenar estabiliza o aro superior, e o quarto dedo ocupa o aro inferior.

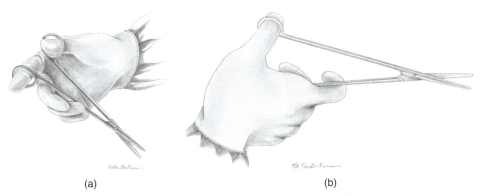

(a) (b)

Figura 12.8 Empunhadura da tesoura voltada para trás do punho: (a) presa pelos dedos polegar e indicador – os dedos são colocados nos aros da tesoura com ela voltada para trás; (b) presa pelo polegar e quarto dedo – o polegar e o quarto dedo são mantidos nos aros superior e inferior enquanto a mão é virada para trás.

é também apropriada para o corte invertido, mas este método exige maior giro do corpo do que a empunhadura para trás do punho com os dedos polegar-indicador.

Existem três métodos básicos para incindir os tecidos com uma tesoura: corte com tesoura (Figura 12.9a), por pressão (Figura 12.9b) e divulsão (Figura 12.9c). Os cortes com tesoura e por pressão se configuram como dissecção aguda (Figuras 12.9a e 12.9b). O corte por tesoura é aplicável em incisões curtas e em fáscias densas. A incisão de tecidos delicados é, frequentemente, iniciada por um corte de tesoura e prolongada com corte por pressão (Figura 12.9b). A divulsão serve para separar as estruturas anatômicas, bem como para fazer *flaps* de pele. A divulsão deve ser evitada por ser mais traumática do que aquela feita por corte e pelo fato de criar espaço morto maior.

Existem duas maneiras para usar o instrumental de manipulação dos tecidos. As pinças de dissecção são presas com o polegar e o dedo indicador, como mencionado no Capítulo 5 (Figuras 5.5a e 5.5b). Instrumental com aros, como as pinças de tecido de Allis e Babcock, é usado segundo a técnica de manipulação de instrumentos com aro (Figura 12.1). Quando uma pinça é utilizada, quantidade mínima de tecido é pega, com pressão mínima para prendê-lo, de modo a minimizar o trauma tecidual. A pinça de dissecção é usada, geralmente, a fim de ajudar no corte (Figuras 12.9a e 12.9c) e na sutura do tecido (Figura 12.10), empunhada na mão não dominante do cirurgião. Durante o uso, a pinça de dissecção é segurada como se fosse um *hashi* (hastes de madeira usadas para as refeições orientais). Quando não está sendo usada, ela fica escondida na mão do cirurgião, deixando livres o polegar e os dedos indicador e médio (Figura 12.11). Enquanto se mantém uma tensão suave com a pinça de dissecção, para minimizar o trauma é importante, também, que se use uma pinça de tecido apropriada à estrutura a ser contida. A pinça de dissecção dente de rato ou uma de dissecção Brown-Adson pode ser usada para manipular a pele e outros tecidos densos. A pinça de dissecção Brown-Adson serve para segurar a agulha de sutura, enquanto uma pinça DeBakey é usada para manipulações de vísceras e outros tecidos delicados. Uma pinça denteada (como as pinças de Allis

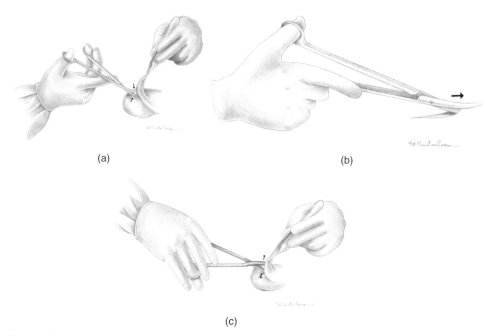

Figura 12.9 Corte e dissecação com tesoura. (a) Corte com a tesoura apoiada com a mão por baixo (como ilustrado) ou no modo convencional (usual); (b) o corte por pressão se assemelha ao de papel de embrulho e é executado corretamente, ao usar-se o terço médio da superfície de corte da tesoura parcialmente aberta; (c) a divulsão é geralmente reservada para individualizar a estrutura anatômica e afastar a pele e o tecido subcutâneo da fáscia, a fim de criar um *flap* de pele.

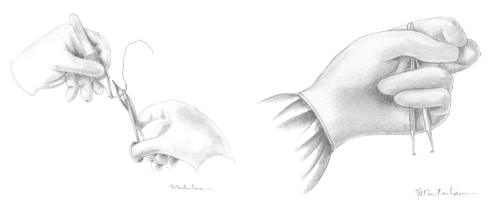

Figura 12.10 Pinça de dissecção prendendo a agulha: usada para puxar a agulha através dos tecidos, passada com auxílio do porta-agulhas.

Figura 12.11 Pinça de dissecção pronta para o uso: a pinça fica escamoteada na mão do cirurgião, deixando livres o polegar e os dedos indicador e médio.

e Babcock) é utilizada para manipular e conter os tecidos, porém deve-se evitar a utilização repetida. O uso dessas pinças é, geralmente, mais traumático do que o de uma pinça de dissecção, devendo ser restrito ao aprisionamento da estrutura a ser excisada, principalmente quando se usa uma pinça de Allis. A pinça de dissecção Babcock é menos traumática do que a de Allis, por isso alguns cirurgiões preferem usar pinças Babcock em estruturas anatômicas que serão mantidas após manipulação cirúrgica.

Os afastadores são usados para obter melhor visualização do campo operatório. O tecido saudável resiste à pressão exercida pelo afastadores, porém o excesso de pressão é capaz de causar danos neurovasculares e teciduais. No entanto, se a pressão for muito baixa, o cirurgião não terá ampliação visual adequada do campo operatório, o que retarda o procedimento. Deve-se encontrar um modo adequado de pressão para a aplicação do afastador. Tanto os afastadores manuais como os autoestáticos (Figura 12.12) estão disponíveis no mercado com e sem corte. Deve-se cuidar para não traumatizar tecidos, vasos e ramos nervosos durante a aplicação do afastador, especialmente quando se usam os afastadores com lâminas cortantes. Com a utilização de lâminas, é provável que a pressão exercida cause danos aos tecidos, principalmente se o afastador for aplicado com muita pressão sobre o tecido. O afastador autoestático é indispensável quando se opera sem assistente (Figura 12.12b). O uso do afastador autoestático aumenta o risco de trauma ou isquemia no ponto de contato. Durante um procedimento demorado, é aconselhável liberar a pressão do afastador autoestático periodicamente (a cada 15 min) para evitar a isquemia da borda da ferida.

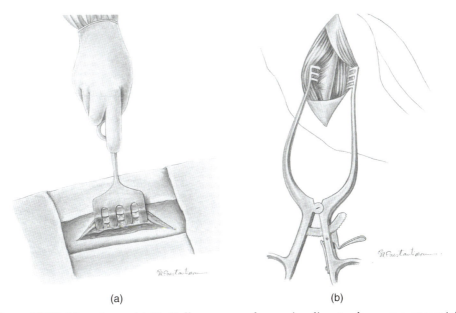

(a)   (b)

Figura 12.12 Afastadores. (a) De Volkmann: usado na visualização do campo operatório tracionado pela mão do assistente. (b) Autoestático de Weitlaner: serve para a visualização do campo operatório sem apoio do assistente.

A aplicação correta da pinça hemostática exige a visualização cuidadosa do local para assegurar hemostasia adequada e reduzir o sangramento no campo operatório. Para isso, a pinça hemostática é empunhada, com a mão dominante, em forma de apoio em tripé (Figura 12.13), e a pinça de dissecção é utilizada para manipular os tecidos do lado oposto ou que estejam sobre o ponto de sangramento. Existem duas técnicas para aplicação da pinça hemostática: pinçamento de ponta (Figura 12.14a) e o completo (Figura 12.14b). Para ocluir sangramentos superficiais pequenos, a técnica de pinçamento de ponta é a recomendada. A ponta da pinça hemostática é apontada para o ponto de sangramento a fim de captar a menor quantidade de tecido, de preferência apenas o vaso envolvido no sangramento (Figura 12.14a). Após a pinça hemostática ser aplicada, ela é girada, de modo que a ponta fique voltada para cima, para facilitar a aplicação da ligadura. Para ocluir vasos de pedículos, é recomendada a técnica de pinçamento completo. Neste caso, as pinças hemostáticas são aplicadas transversalmente ao pedículo, com a ponta virada para cima (Figura 12.14b). O pinçamento completo serve para aprisionar o pedículo, com o cuidado de evitar o pinçamento inadvertido de estruturas adjacentes. Quando não houver assistente cirúrgico disponível e hemostático, a hemostasia em sequência pode ser realizada com algumas pinças mantidas na mão dominante (Figura 12.15). A hemostasia é também alcançada por meio da aplicação da eletrocauterização. O assistente pode aplicar o eletrocautério nos vasos e tecidos ou apresentar a pinça hemostática presa ao vaso, de modo que o cirurgião consiga ativar a eletrocoagulação sobre a pinça hemostática.

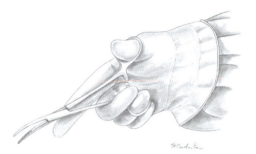

Figura 12.13 Empunhadura de pinça hemostática: uma pinça hemostática de Kelly empunhada pela mão dominante, com o apoio em tripé, com o polegar e o dedo anelar nos aros do instrumento.

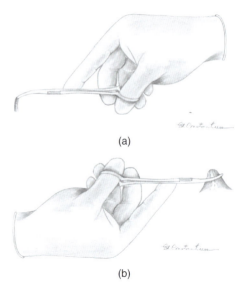

Figura 12.14 Aplicação de pinça hemostática. (a) Hemostasia com a ponta da pinça hemostática aplicada sobre vasos pequenos de maneira a prender a menor quantidade de tecido possível e, de preferência, quando apenas o vaso está sangrando. Então, a pinça hemostática é girada, de maneira que a ponta fique voltada para cima mostrada. (b) Hemostasia completa para ocluir vasos nos tecidos pediculados. A pinça é aplicada perpendicularmente aos vasos dos pedículos com a ponta voltada para cima. A pinça hemostática é deixada no local com a ponta voltada para cima.

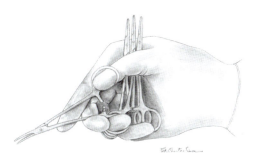

Figura 12.15 Realização de hemostasia múltipla sem assistente: a hemostasia múltipla pode ser realizada de modo sequencial mantendo-se algumas pinças na palma da mão dominante.

A limpeza do sangue do campo operatório é realizada por meio da aspiração e com compressas cirúrgicas. As três ponteiras mais usadas são Poole, Yankauer e Frazier (ver Capítulo 5; Figura 5.10). A ponteira de aspiração Poole é, geralmente, destacável e apresenta pequenas fenestrações, a fim de permitir a aspiração na cavidade abdominal e evitar o entupimento pelos tecidos, como, por exemplo, o omento. Uma ponteira de aspiração desprotegida é utilizada na cavidade abdominal, desde que se coloque uma compressa sobre a ponta de maneira a impedir que os tecidos sejam aspirados para o interior da abertura única. A ponteira Poole é removida quando se deseja a sucção direcionada à área em que o tecido seja menos suscetível de entupir a ponta de aspiração. A ponteira de aspiração de Yankauer é mais utilizada na cavidade torácica e em cavidades profundas, nas quais o entupimento por tecido é menos provável. A ponteira de aspiração Frazier é menor do que a Poole e a Yankauer e é usada em procedimentos de pequeno acúmulo de fluido, como os ortopédicos e neurológicos, devido à abordagem cirúrgica. A ponta de aspiração Frazier tem uma abertura na altura do ponto no qual toca o polegar do cirurgião. Com a obstrução desta abertura, aumenta-se a pressão de sucção. Quando o orifício fica aberto, a pressão de sucção cai e reduz-se a chance de aspirar os tecidos com a ponteira e, por isso, é menos suscetível de causar trauma tecidual.

Existem quatro métodos básicos para se empunhar um porta-agulhas: (1) com o polegar e o quarto dedo, (2) com a proeminência tenar, (3) palmar e (4) como lápis. No primeiro caso, o polegar e o quarto dedo são usados para controlar a abertura e o fechamento do porta-agulhas (Figura 12.16a). Esse tipo de empunhadura assegura bom controle e é recomendado para cirurgiões novatos. No apoio na proeminência tenar, os dedos polegar e anelar são usados para controlar a abertura e o fechamento do instrumental. O aro superior é apoiado sobre a proeminência tenar e o quarto dedo é colocado no aro inferior, com o polegar ao longo do eixo do cabo do instrumento (Figura 12.16b). Este método fornece boa mobilidade e, por conseguinte, é recomendado quando se empregam padrões de sutura contínua. No método de apoio palmar, o porta-agulhas é segurado com a palma da mão e os cinco dedos (Figura 12.16c). Este método fornece força motriz para passar a sutura em tecido para resistente, porém o controle é menos preciso em relação ao apoio com o polegar e o quarto dedo. Na empunhadura em forma de lápis, o porta-agulhas é segurado como se fosse um lápis (Figura 12.16d). Os porta-agulhas com mola que abrem com a pressão do dedo, tais como o porta-agulhas de Castroviejo, são, geralmente, empunhados em forma de lápis. Este método facilita o movimento fino dos dedos e, portanto, é mais apropriado para a síntese delicada, tal como nas cirurgias vascular e oftálmica. Independentemente da maneira de empunhar o porta-agulhas, a agulha deve ser posicionada perpendicularmente ao eixo longitudinal do porta-agulhas. Para dar maior apoio durante a sutura, a agulha deve ser presa pelo terço proximal (Figura 12.17a) e, para se executarem suturas, em geral a agulha é presa no terço médio (Figura 12.17b). Para suturas de tecidos delicados ou que abranjam uma área maior de sutura, a agulha é presa junto ao fio de sutura (Figura 12.17c). Ao se direcionar ou passar a agulha, um único movimento de rotação da mão é mais eficiente. A pinça de dissecção é usada para puxar a agulha através do tecido após se soltar o porta-agulhas (Figura 12.10). Além de direcionar a passagem das agulhas, o porta-agulhas é utilizado para colocar e remover a lâmina do cabo do bisturi (Figuras 12.18a e b).

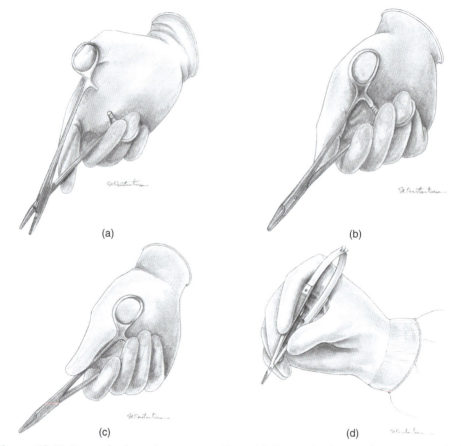

Figura 12.16 Empunhadura do porta-agulhas. (a) Empunhadura polegar-quarto dedo – o polegar e o dedo anelar são utilizados para controlar a abertura e o fechamento. (b) Empunhadura proeminência tenar – a proeminência tenar do polegar e o dedo anelar são usados para controlar a abertura e o fechamento com a proeminência tenar junto a um anel, e o dedo anelar no outro anel, com o polegar posicionado ao longo do eixo do instrumento. (c) Empunhadura palmar – usa-se a palma da mão e os cinco dedos. (d) Empunhadura em forma de lápis – o porta-agulhas Castroviejo é segurado de maneira semelhante à empunhadura do lápis.

CAPÍTULO 12 | MANUSEIO DO INSTRUMENTAL CIRÚRGICO

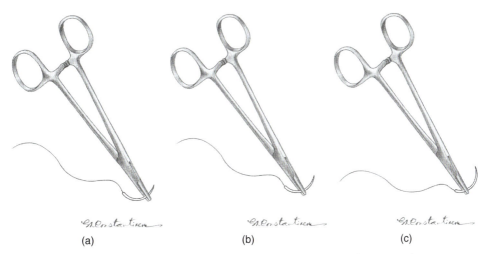

Figura 12.17 Maneira de segurar uma agulha de sutura: a agulha é, geralmente, presa perpendicularmente ao eixo longitudinal do porta-agulhas. (a) Quanto mais próxima a fixação da ponta da agulha, maior a força motriz, (b) mais próximo do terço médio da agulha para sutura em geral ou (c) mais próximo do final da agulha para suturar os tecidos delicados e para pontos em área maior.

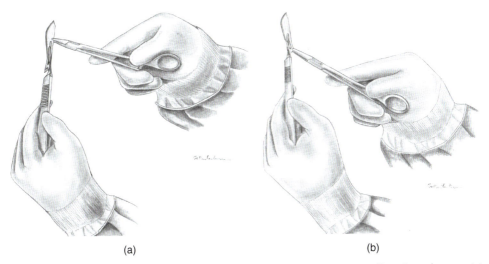

Figura 12.18 Colocação e remoção da lâmina de bisturi: o porta-agulhas é usado para (a) prender o dorso da lâmina do bisturi, a fim de colocá-la no cabo do bisturi, e (b) para prender a lâmina do bisturi para removê-la do cabo.

BIBLIOGRAFIA ADICIONAL

Informações adicionais sobre o manuseio de instrumental cirúrgico na cirurgia de pequenos animais podem ser encontradas nos livros-texto a seguir:

1. Fossum TW, ed. *Small Animal Surgery,* 3rd ed. St. Louis, Missouri: Mosby Elsevier, 2007.
2. Busch SJ, ed. *Small Animal Surgical Nursing Skills and Concepts.* St. Louis, Missouri: Mosby Elsevier, 2006.
3. Slatter D., ed. *Textbook of Small Animal Surgery,* 3rd ed. Philadelphia, Pennsylvania: Saunders, 2003.

Capítulo 13

NÓS CIRÚRGICOS

Hun-Young Yoon e Fred Anthony Mann

A aplicação de um nó cirúrgico adequado se faz necessária para que a hemostasia e o fechamento da ferida sejam bem-sucedidos. A falha do nó cirúrgico pode resultar em hemorragia ou deiscência da sutura cirúrgica, as quais podem levar o paciente a óbito. Existem três tipos básicos de nós cirúrgicos: quadrado, cirurgião e corrediço. O nó triplo não deve ser considerado como nó adequado. Existem dois métodos básicos para se confeccionarem os nós cirúrgicos: manual e com instrumental.

Um nó consiste em, pelo menos, duas passagens de fio sobrepostas e apertadas uma sobre a outra. Duas passadas simples do fio sobrepostas resultam em nós quadrado, corrediço ou triplo (Figura 13.1). Para se obter um nó quadrado, deve-se inverter a direção a cada passada simples, com a tensão em ambas as pontas a cada passada, ao apertá-las. A falta de tensão uniforme em ambas as pontas ou a tensão aplicada somente sobre uma delas por vezes resulta em nó corrediço. O nó triplo é oriundo da falta de inversão de direção das pontas no momento da aplicação das passadas sucessivas simples. A configuração de nó mais confiável é aquela em que há superposição das duas passadas, que leva ao nó quadrado. Os nós triplo e corrediço não são recomendáveis por serem sujeitos a escapar. No entanto, um nó corrediço pode ser aplicado intencionalmente em suturas profundas em cavidades quando o espaço de manobra é limitado. Em seguida, esse nó corrediço é sobreposto por, pelo menos, um nó quadrado, para se obter o travamento dos nós anteriores. Um nó cirúrgico assemelha-se ao nó quadrado, exceto quando um fio, na primeira passada, é conduzido sobre o outro duas vezes. O nó cirúrgico pode ser adequado para a ligadura de pedículo vascular espesso ou durante o fechamento da ferida quando a tensão nas bordas impede que o aperto adequado do nó seja obtido, ao aplicar-se somente uma passada, como a do nó quadrado.

Os nós aplicados com as mãos são particularmente úteis em áreas restritas ou de difícil acesso ou quando os pontos são passados previamente para a sutura de uma toracotomia. Os pontos aplicados manualmente exigem que as pontas do fio de sutura sejam maiores do que as aplicadas por instrumental. Existem técnicas que empregam as duas mãos (Figura 13.2) ou uma das mãos (Figura 13.3) para se atar, e ambas podem ser realizadas tanto do lado destro ou canhoto. Neste capítulo, estão ilustrados apenas os nós mais usados pelo autor principal. A técnica executada com as duas mãos permite bom controle e precisão, mas dificulta a amarração em cavidades profundas e espaços reduzidos. A técnica com uma das mãos é mais aplicável às cavidades profundas e aos espaços restritos, porém o primeiro nó pode ser obrigatoriamente um nó corrediço. Na prática veterinária, o ponto de sutura com instrumental (Figura 13.4) é mais utilizado do que o nó manual, porque há menos desperdício de fio de sutura. No entanto, o médico veterinário deve ser treinado a realizar tanto a sutura com ambas as mãos quanto com o instrumental, de maneira a se preparar para qualquer situação que requeira um ou outro.

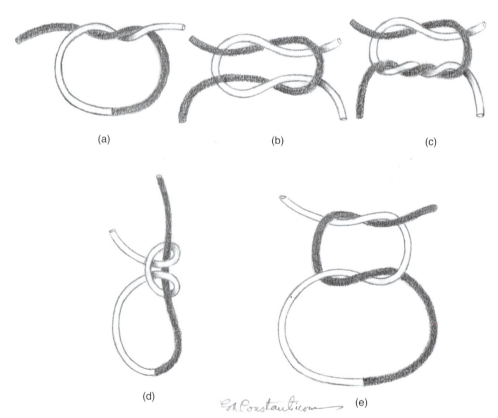

Figura 13.1 Tipos de nós: (a) passada simples, (b) nó quadrado, (c) nó do cirurgião, (d) nó corrediço e (e) triplo.

CAPÍTULO 13 | NÓS CIRÚRGICOS   **123**

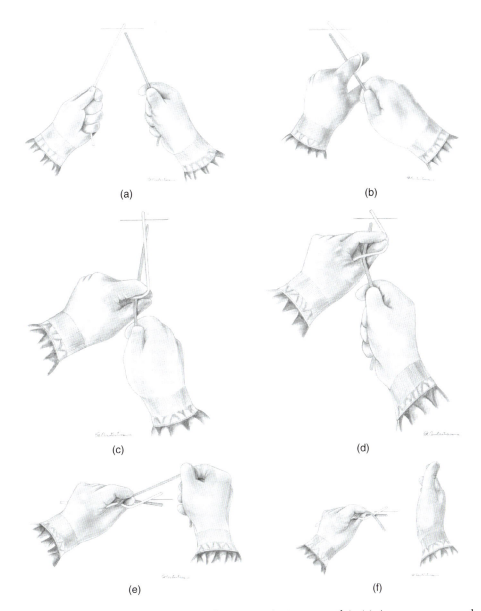

Figura 13.2 Confecção do nó com as duas mãos (mão esquerda). (a) As pontas esquerda e direita do fio são contidas na mão respectiva, entre os dedos indicadores e polegares de cada uma. (b) A ponta do fio da esquerda é mantida ao longo do aspecto medial do dedo indicador com o polegar esquerdo, ao passá-lo por baixo e em torno da ponta direita do fio (o polegar esquerdo é colocado à direita da ponta do mesmo lado). A posição dos fios se assemelha ao número "4" invertido. (c) As pontas do dedo indicador e polegar esquerdo estão unidas. (d) As pontas do dedo indicador e polegar, juntas, são passadas para cima pela laçada formada pelos fios. (e) A ponta direita do fio é presa entre o dedo indicador e o polegar. (f) A ponta do fio direita é liberada da mão direita. (*continua*)

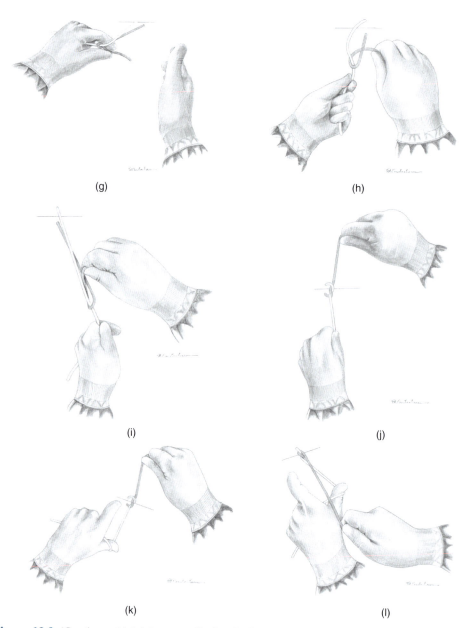

Figura 13.2 (*Continuação*) (g) A ponta direita do fio é passada para baixo através da laçada do fio. (h) A ponta direita do fio retorna para a mão direita. (i) A tensão aplicada ao fio é mantida, e o nó é apertado. (j) O nó simples é concluído. (k) A ponta esquerda do fio é tracionada na face lateral do polegar esquerdo (o polegar esquerdo é colocado à esquerda da ponta esquerda do fio). (l) A ponta direita do fio é tracionada entre o dedo indicador e o polegar da mão esquerda, e é formado outro "4" invertido. (*continua*)

CAPÍTULO 13 | NÓS CIRÚRGICOS   **125**

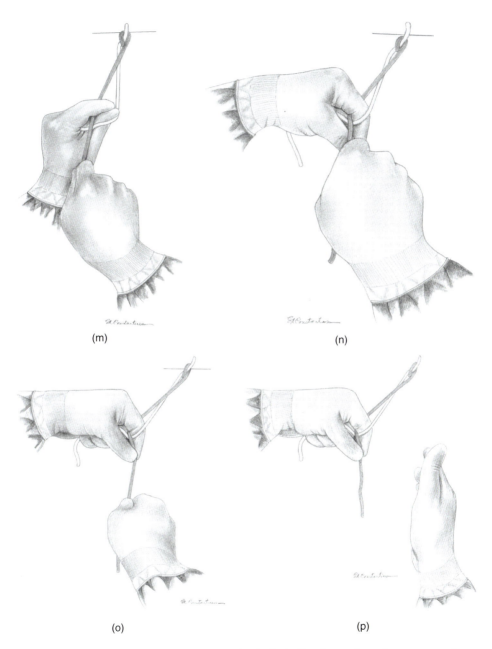

(m) (n) (o) (p)

Figura 13.2 (*Continuação*) (m) As pontas do dedo indicador e do polegar esquerdo estão juntas. (n) As pontas do dedo indicador e polegar, ainda juntas, são passadas para baixo através da laçada formada pelos fios. (o) A ponta direita do fio é aprisionada entre o dedo indicador e o polegar esquerdo. (p) A ponta direita do fio é liberada da mão direita. (*continua*)

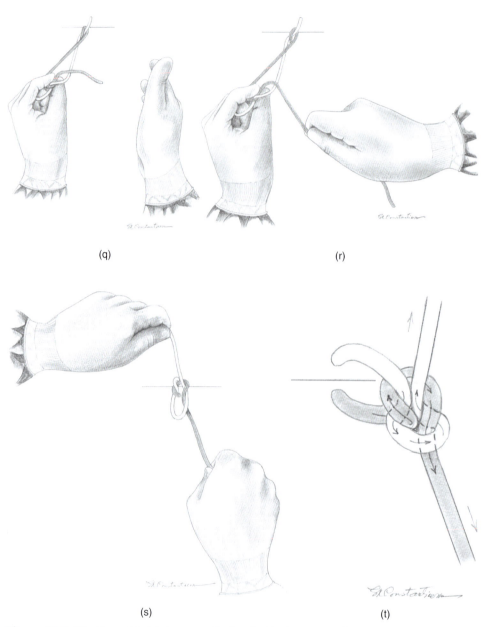

Figura 13.2 (*Continuação*) (q) A ponta direita do fio é empurrada para cima por meio da laçada da sutura. (r) A ponta direita do fio retorna para a mão direita. (s) A tensão aplicada ao fio é mantida até completar e apertar o nó quadrado. (t) Nó quadrado concluído.

CAPÍTULO 13 | NÓS CIRÚRGICOS

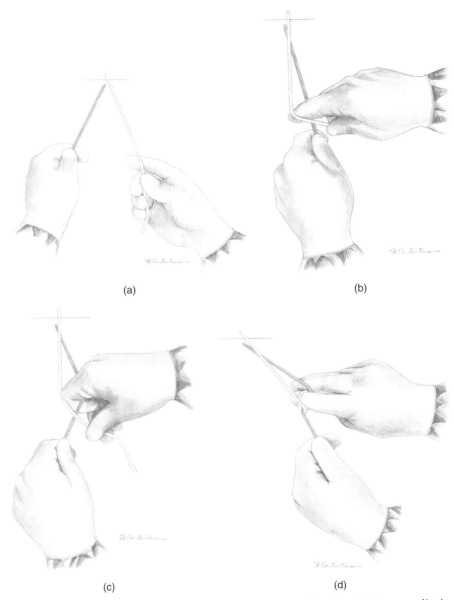

(a) (b) (c) (d)

Figura 13.3 Confecção do nó com uma das maos (mão direita). (a) A ponta direita do fio é presa na mão direita e mantida entre o terceiro dedo e o polegar da mesma mão. A ponta esquerda do fio é presa na mão esquerda de modo semelhante, mas é contida pelo dedo indicador e pelo polegar esquerdo. (b) A ponta direita do fio é trazida para a esquerda ao longo da ponta do fio desse mesmo lado (o dedo indicador da mão direita é posicionado entre os dois fios), de tal modo que a laçada do fio se assemelhe ao número "4". (c) A falange distal do dedo indicador da mão direita é flexionada. (d) A ponta direita do fio é puxada através da laçada com o auxílio da superfície dorsal da unha do dedo indicador direito. (*continua*)

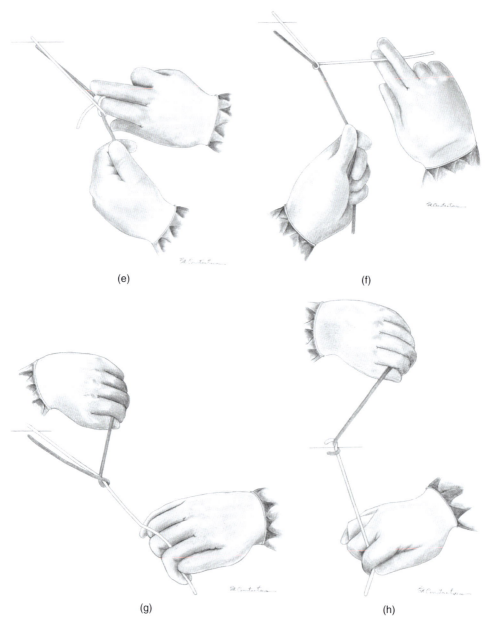

Figura 13.3 (*Continuação*) (e) A ponta direita do fio é puxada através da laçada com a ponta dos dedos indicador e médio da mão direita. (f) A ponta direita do fio é puxada completamente através da laçada, com o uso dos dedos indicador e médio. (g) A ponta direita do fio presa na mão direita passa a ser segurada pelos dedos polegar e indicador, ao se sustentar a tensão aplicada às duas pontas com o movimento da mão esquerda para fora e com o da mão direita em direção ao cirurgião. (h) Nó simples concluído. (*continua*)

CAPÍTULO 13 | NÓS CIRÚRGICOS

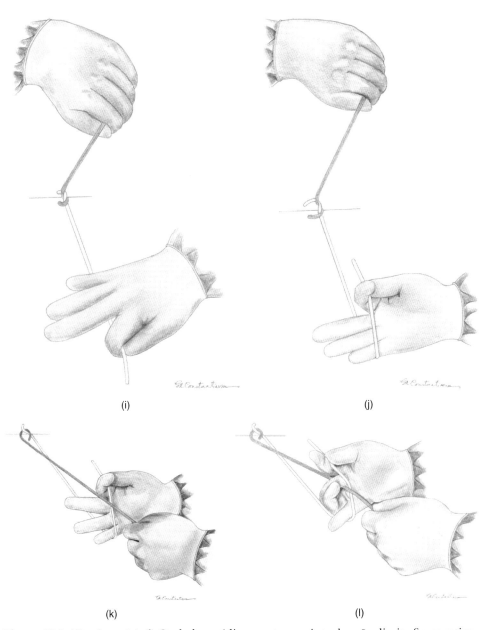

Figura 13.3 (*Continuação*) (i) Os dedos médio, quarto e quinto da mão direita ficam esticados. (j) A mão direita é girada para cima (supinada). (k) A ponta esquerda do fio é trazida por entre os dedos indicador e médio direitos, formando outro "4". (l) A falange distal do dedo médio direito é flexionada, e a ponta direita do fio é puxada através da laçada, com auxílio da superfície dorsal da unha do dedo médio direito. (*continua*)

130 FUNDAMENTOS DE CIRURGIA EM PEQUENOS ANIMAIS

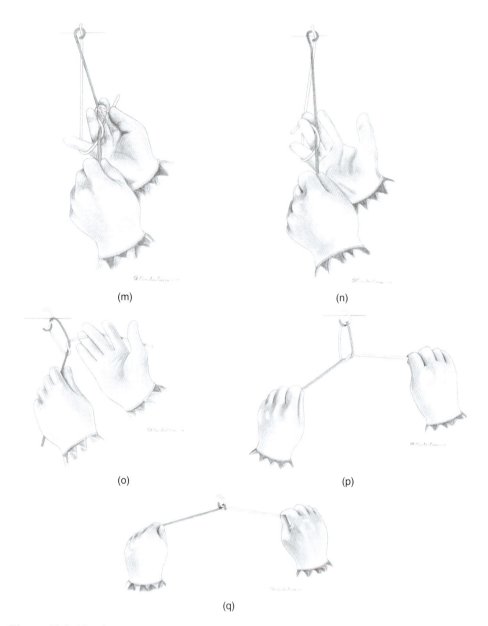

Figura 13.3 (*Continuação*) (m) A ponta direita do fio é aprisionada entre o médio e o quarto dedos da mão direita. (n) O apoio dos dedos polegar e indicador é liberado, e a ponta direita é inteiramente presa pelo médio e quarto dedos para puxá-la através da laçada. (o) A ponta direita do fio é puxada para baixo por meio do laço. (p) A palma da mão direita está virada para baixo, e a ponta direita do fio é reaprisionada entre os dedos polegar e indicador direitos. Em seguida, aplica-se a tensão nas duas pontas do fio para apertar o nó quadrado, ao movimentar-se a mão esquerda para cima, e a direita para o lado oposto ao cirurgião. (q) Nó quadrado concluído.

CAPÍTULO 13 | NÓS CIRÚRGICOS

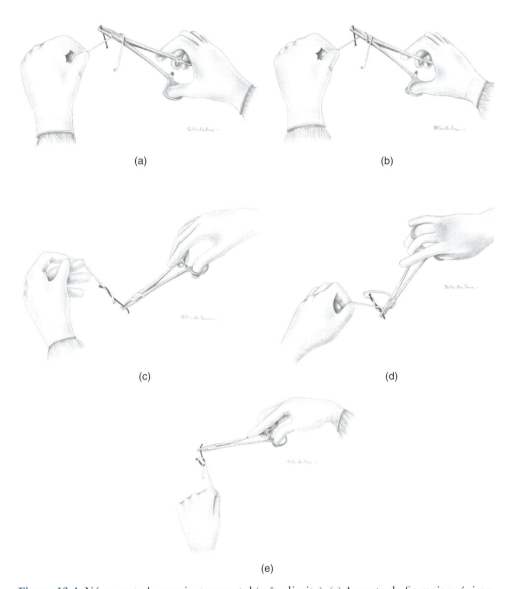

Figura 13.4 Nó executado com instrumental (mão direita). (a) A ponta do fio mais próxima do cirurgião é passada uma vez em torno da ponta do porta-agulhas, o que forma uma laçada; a outra ponta do fio de sutura é presa pelo porta-agulhas. (b) A ponta do fio mais próxima do cirurgião pode ser enrolada duas vezes para se realizar o nó de cirurgião. (c) A ponta do fio presa pela ponta do porta-agulhas é puxada na direção do cirurgião, e a outra ponta é tracionada no sentido oposto ao cirurgião, ao aplicar-se tensão idêntica nas duas pontas. (d) O fio mais afastado do cirurgião é passado sobre a ponta do porta-agulhas a fim de formar outra laçada, e a extremidade do fio mais próxima do cirurgião é presa pela ponta do porta-agulhas. (e) O fio é puxado através da laçada no sentido oposto ao cirurgião, ao aplicar-se tensão idêntica nas duas pontas para apertar o nó.

BIBLIOGRAFIA ADICIONAL

Informações adicionais sobre a confecção dos nós cirúrgicos empregados na cirurgia de pequenos animais podem ser encontradas nos livros-texto e manuais a seguir:

1. Fossum TW, ed. *Small Animal Surgery*, 3rd ed. St. Louis, Missouri: Mosby Elsevier, 2007.
2. Edlich RF, Long WB. *Surgical Knot Tying Manual*, 3rd ed. Norwalk, Connecticut: Covidien, 2008.
3. Ethicon, Inc. *Knot Tying Manual*. Somerville, New Jersey: Ethicon, Inc., 2005.

Capítulo 14

MATERIAL E PADRÕES DE SUTURA BÁSICOS

Carlos H. de M. Souza e Fred Anthony Mann

Os materiais de sutura têm grande importância na cirurgia veterinária. Eles devem dar suporte e estabilidade ao fechamento da ferida até que a cicatrização tecidual se processe. O material de sutura ideal deve ter boas características de manipulação, dar segurança ao nó e ter resistência elevada à tração por área. O material de sutura deve apresentar as seguintes características: ser facilmente esterilizável, não ser tóxico, alergênico, teratogênico ou carcinogênico e não favorecer a colonização bacteriana. Além disso, o material de sutura ideal deve ser absorvido sem causar reação tecidual ou se alterar na presença de inflamação ou de alterações no pH tecidual. Como não há um material de sutura que atenda a todos os critérios citados, o cirurgião deve escolher aquele que melhor se adapte ao caso em particular e ao tecido a ser suturado.

Os materiais de sutura são classificados como absorvíveis ou não absorvíveis, naturais ou sintéticos, mono ou multifilamentosos ou, ainda, de acordo com a composição e estrutura. Os materiais de sutura que perdem a resistência tênsil no prazo de 60 dias após a aplicação da sutura são classificados como absorvíveis, embora a maioria dos materiais de sutura possa ser eventualmente absorvida. Os fios de sutura que são de fato não absorvíveis são os de polipropileno e os de aço inoxidável. Os materiais de sutura naturais são absorvidos por meio da degradação enzimática por macrófagos. Os materiais de sutura sintéticos são absorvidos por meio de hidrólise não enzimática das ligações éster, formando subprodutos finais: dióxido de carbono e água. Na absorção por hidrólise, a taxa de degradação da sutura não é afetada pela inflamação ou infecção. Os materiais de sutura absorvíveis mais utilizados na rotina veterinária incluem: categute cirúrgico, poliglactina 910 (Vicryl® Revestido, Ethicon, Inc., Summerville, NJ), ácido poliglicólico (Dexon II®, Covidien Animal Health and Dental Division, Mansfield, MA), poliglecaprone 25 (Monocryl®, Ethicon, Inc., Summerville, NJ), glicômero 631 (Biosyn®, Covidien Animal Health and

Dental Division, Mansfield, MA), copolímero de ácido glicólico/láctico (Polysorb®, Covidien Animal Health and Dental Division, Mansfield, MA), polidioxanona (PDS II®, Ethicon, Inc., Summerville, Nova Jersey) e poligliconato (Maxon®, Covidien Animal Health and Dental Division, Mansfield, MA). A Tabela 14.1 resume as propriedades desses materiais de suturas absorvíveis.

Os materiais para suturas não absorvíveis incluem fibras naturais e sintéticas. A seda é a fibra natural não absorvível mais usada. Os materiais de sutura não absorvíveis sintéticos incluem poliéster (Ethibond®, Ethicon, Inc., Summerville, Nova Jersey; Mersilene®, Ethicon, Inc., Summerville, Nova Jersey, e TiCron®, Covidien Animal Health and Dental Division, Mansfield, MA), polibutester (Novafil®, Covidien Animal Health and Dental Division, Mansfield, MA), náilon, caprolactama polimerizada (Braunamid®, Jorgensen Laboratories, Inc., Loveland, CO), polipropileno e aço inoxidável. A fibra natural incita reação tecidual significativa e, por isso, os materiais não absorvíveis sintéticos são preferíveis. Existem diferenças na literatura veterinária relacionadas com as características de alguns materiais de sutura. As informações a seguir (incluindo as tabelas) foram obtidas de literatura selecionada,[1–10] catálogos da empresa de material de sutura, *sites* como http://ecatalog.ethicon.com/sutures; http://www.covidien.com/syneture, e da experiência pessoal dos autores.

MATERIAIS DE SUTURA ABSORVÍVEIS

O categute (intestino de gato) é um fio de sutura constituído de multifilamentos naturais ou de tecidos da submucosa intestinal (ovino) ou serosa (bovino) constituída de pelo menos 90% de colágeno. Quando impregnado com sais de crômio, o categute adquire maior resistência, produz menor reação inflamatória e é reabsorvido mais lentamente. O categute

Tabela 14.1 **Propriedades de alguns materiais de sutura absorvíveis.**

Nome	Perda de resistência tênsil em 14 dias (%)	Absorção completa (dias)	Força[a]	Manipulação[a]	Reatividade (categoria)[b]	Segurança do nó
Categute cromado	50	90	+	++	6	+
Poliglactina 910	30	56 a 70	+++	+++	5	+++
Ácido poliglicólico	35	90	+++	+++	3	+++
Poliglecaprone	60 a 80	90 a 110	+++	++++	4[c]	++++
Polidioxanona	20	180 a 240	++++	+++	2	++
Poligliconato	25	180	++++	++++	1	++++
Glicômero 631	25	90 a 180	NA	NA	2	NA
Copolímero glicólico/láctico	20	56 a 70	NA	NA	NA	NA

[a]Pior = +; melhor = + + + +.
[b]Reatividade menor = 1; reatividade maior = 6. [Nota: Enquanto a reatividade do tecido ao categute é significativa, a reatividade relativa aos materiais de sutura sintéticos absorvíveis não parece ter importância clínica perceptível.]
[c]Estudos em ratos mostraram ser o poliglecaprone menos reativo do que a polidioxanona.

é absorvido por digestão enzimática e fagocitose por macrófagos. Estados catabólicos, inflamatórios e infecciosos poderão aumentar a taxa de absorção. O categute cromado é difícil de ser manuseado e os nós têm baixa segurança quando umedecidos. Ele se tornou menos popular diante da oferta maior de fios de suturas absorvíveis sintéticos de boa qualidade.

A poliglactina 910 é um fio de sutura trançado multifilamentoso sintético feito de 90% de ácido glicólico e de 10% de L-lático. O revestimento da poliglactina 910 com estearato de cálcio e com outro copolímero (poliglactina 370) melhora as características de manuseio e diminui o atrito desse fio com os tecidos. No entanto, também reduz a segurança dos nós. A poliglactina 910 tem resistência inicial maior do que a do categute e do ácido poliglicólico. Ele induz reação inflamatória mínima e é absorvido por hidrólise. O fio de poliglactina 910 é mais usado em tecidos que se regeneram com o aumento rápido da resistência à tração, como a bexiga e o trato gastrintestinal. Quando comparado com polidioxanona, a poliglactina 910 induziu resposta inflamatória menor em sutura da linha alba de gatos. Um tipo de poliglactina 910 (Vicril Rapide®, Ethicon, Inc., Summerville, Nova Jersey), absorvido rapidamente, foi desenvolvido para situações em que se deseja minimizar o tempo de exposição dos tecidos ao material de sutura. O Vicril Rapide® é uma poliglactina 910 com taxa de absorção aumentada por irradiação. O Vicril Rapide®, segundo o fabricante, é um fio de sutura sintético de absorção rápida, que perde 50% da sua resistência à tração em 5 dias e 100% da resistência decorridos 10 a 14 dias após a sutura.

O ácido poliglicólico é um material de sutura sintético multifilamentoso trançado com força de tensão inicial maior do que o categute. Além disso, em comparação com o categute, o ácido poliglicólico incita menor reação inflamatória. O ácido poliglicólico é absorvido por hidrólise e perde força tênsil em período semelhante ao da poliglactina 910. Tem boas características de manuseio, mas apresenta como aspectos negativos o nível de atrito tecidual e a baixa segurança do nó. O uso do ácido poliglicólico não deve ser recomendado para suturas na cavidade oral e na bexiga infeccionada, pois o pH alcalino acelera a sua taxa de degradação. Ele pode ser usado em anastomoses intestinais e em outras circunstâncias que não exijam resistência tênsil.

O poliglecaprone 25 é um material de sutura monofilamentoso sintetizado a partir de copolímeros de ácido glicólico e de caprolactona épsilon. Ele tem maior força tênsil inicial do que o categute cromado e tende a perder a maior parte da sua resistência tênsil após 14 dias. O poliglecaprone 25 é usado em tecidos que recuperam a resistência tênsil rapidamente, como a bexiga e o tecido subcutâneo. O poliglecaprone 25 tem boas características de manuseio e de segurança do nó. São poucos os estudos sobre a resposta tecidual ao poliglecaprone 25 em comparação com outros fios de sutura sintéticos. Em estudos com ratos, o poliglecaprone 25 causou menor reação tecidual do que a poliglactina 910 e a polidioxanona. O poliglecaprone 25 induziu reação inflamatória discreta quando usado em suturas da linha alba de gatos.

O glicômero 631 é uma sutura de monofilamento sintético, com atrito tecidual baixo, obtido da associação de ácido glicólico, dioxanona e carbonato de trimetileno. Ele causa atrito tecidual muito menor. O glicômero 631 perde 25% de sua força tênsil em 2 semanas. O suporte à ferida é mantido por pelo menos 3 semanas e sua absorção completa ocorre entre 3 e 6 meses.

O copolímero do ácido glicólico/láctico é um fio de sutura sintético trançado coberto com copolímero de caprolatona, ácido glicólico e estearoil latilato de cálcio. O fabricante assegura suporte à ferida por 3 semanas e a absorção completa ocorre entre 56 e 70 dias.

A polidioxanona é um fio de sutura monofilamentoso sintético de polímero de paradioxanona. Tem resistência tênsil superior à do categute e atrito tecidual menor se comparada com outros fios de suturas absorvíveis trançados. A polidioxanona apresenta dificuldade de manuseio e baixa segurança do nó, o que diminui a sua aceitação em relação aos outros fios de sutura absorvíveis sintéticos. Após 2 semanas, a polidioxanona perde apenas 20% da resistência tênsil, sendo recomendada para tecidos que exigem a manutenção da resistência tênsil, a longo prazo, como a linha alba. A polidioxanona pode causar reações cutâneas maiores do que o poliglecaprone 25 e o glicômero 631, todavia as reações teciduais destes três fios de sutura podem ser consideradas mínimas.

O poligliconato é um fio de sutura monofilamentoso sintético com propriedades semelhantes às da polidioxanona. Ele mantém cerca de 75% da resistência tênsil por 14 dias. O poligliconato apresenta melhor condição de manuseio (memória menor), boa acomodação da sutura e maior segurança do nó do que a polidioxanona. Assim como a polidioxanona, o poligliconato induz reação tecidual mínima.

Fios de sutura com atividade antimicrobiana foram desenvolvidos para diminuir a probabilidade de infecção da ferida cirúrgica. A poliglactina 910 (Vicril Coated PLUS®, Ethicon, Inc., Summerville, Nova Jersey), o poliglecaprone 25 (Monocril PLUS®, Ethicon, Inc., Summerville, Nova Jersey) e a polidioxanona (PDS II PLUS®, Ethicon, Inc., Summerville, NJ) são comercializados, atualmente, impregnados com o antibacteriano triclosana. Estudos *in vitro* mostraram que a triclosana foi capaz de inibir o crescimento de cepas de estafilococos, mas não há dados de estudos clínicos mostrando os efeitos de suturas impregnadas com esse antibacteriano sobre taxas de infecção. Estudos velados (cegos) não demonstraram diferenças nas características de manuseio dos fios de sutura tradicionais em relação aos impregnados com triclosana.

MATERIAIS DE SUTURA NÃO ABSORVÍVEIS

Atualmente, o fio de seda é o único material de sutura natural não absorvível. Ele é um fio de sutura multifilamentoso trançado feito do casulo do bicho-da-seda. O fio de seda tem capilaridade alta e induz reação inflamatória intensa. É barato, de fácil manuseio e apresenta segurança do nó excelente. O revestimento (cera ou silicone) diminui a capilaridade e a resposta inflamatória do tecido ao fio de seda, em detrimento da segurança dos nós. O fio de seda não deve ser aplicado em tecidos contaminados, pois aumenta o risco de infecção da ferida mesmo quando existe um número reduzido de bactérias. Além disso, a seda pode induzir granulomas quando utilizada em vísceras ocas. O pico da perda de resistência tênsil do fio de seda ocorre em 6 meses. Hoje, a seda é comumente utilizada por ser um material de sutura barato e seguro em cirurgia vascular, exceto em enxertos vasculares.

O poliéster é um material não absorvível multifilamentoso constituído de tereftalato de polietileno. O poliéster é mais resistente do que o categute e a seda e não perde a resistência de maneira significativa ao longo do tempo. O poliéster induz reação inflamatória intensa e apresenta atrito tecidual significativo. O revestimento com polibutilato diminui o atrito tecidual e melhora as características de manuseio, porém reduz a segurança dos nós. O poliéster não deve ser usado em feridas contaminadas.

O polibutester é formado a partir de um copolímero monofilamentoso de polibutilina e politetrametilenoglicol. Ele produz reação tecidual baixa, apresenta boas características de manuseio e de segurança do nó. O polibutester tem elasticidade elevada (até 30%), sem perda de resistência tênsil, e pode ser usado em tecidos em que há expectativa de cicatrização demorada, como linha alba e tendões. Além disso, esse fio de sutura é usado por permitir boa acomodação em anastomoses arterial, venosa e na pele.

O náilon é um fio de sutura de poliamida não absorvível derivado da associação da hexametilenodiamina e do ácido adípico. Ele é produzido nas formas mono e multifilamentosa, mas a apresentação monofilamentosa é mais utilizada. O náilon tem boas características de manuseio e segurança do nó, embora a memória e a rigidez do fio sejam fatores negativos. O náilon é muito utilizado nas suturas da pele devido à sua elasticidade. Essa característica se torna importante durante a inflamação e o edema pós-cirúrgico imediato, pois, caso se use um fio de sutura sem elasticidade, o fio poderá cortar o tecido na vigência do inchaço. O náilon é degradado por hidrólise após 2 a 3 anos. Nesse processo, o ácido adípico liberado produz efeito antibacteriano. Muitas empresas fabricam e distribuem o fio de náilon. Uma empresa distribui um fio de náilon monofilamentoso fluorescente (Supramid Fluorescente®, S. Jackson, Inc., Alexandria, VA) que facilita a localização do fio no momento da remoção.

A caprolactama polimerizada é outro fio de poliamida multifilamentoso revestido com uma película de polietileno para reduzir a capilaridade. O fio de caprolactama polimerizado tem resistência tênsil maior em relação ao fio de náilon, categute e seda. Induz menor reação tecidual quando comparado ao categute e à seda. Existe relato do embebimento excessivo e possibilidade de formação de fístula com o uso desse fio, por isso a caprolactama polimerizada deve utilizada unicamente em sutura da pele.

O polipropileno é um material de sutura não absorvível sintético que apresenta atrito tecidual baixo com resistência tênsil e segurança dos nós moderadas. Ele apresenta certo grau de dificuldade de manuseio e memória que dificultam o seu uso. O poliprapileno é o fio de sutura menos trombogênico disponível no mercado, sendo, comumente, usado em cirurgia vascular. A maioria dos fabricantes de fio de sutura comercializa o fio de polipropileno. Existe uma empresa que distribui um fio de polipropileno monofilamentoso fluorescente (Fluorofil®, Intervet/Schering-Plough Animal Health, Millsboro, DE), que facilita a visualização no momento da remoção da sutura.

O aço inoxidável é um material de sutura forte e biologicamente inerte. É muito usado em implantes ortopédicos, porém tem sido pouco usado como material de sutura. O uso da sutura com fio de aço inoxidável é de difícil manuseio e pode seccionar os tecidos. Embora as suturas com fios de aço inoxidável não sejam usadas rotineiramente para a sutura de tecidos moles, os grampos de aço inoxidável (Figura 14.1) têm se tornado cada vez mais populares devido à facilidade de aplicação e por reduzirem o tempo de fechamento da ferida, em comparação com a sutura convencional.

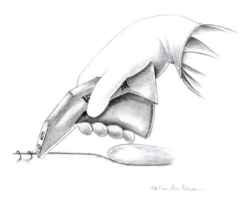

Figura 14.1 Sutura de pele usando grampos de aço inoxidável.

PADRÕES DE SUTURA

Existe uma variedade de padrões de sutura descrita e de uso na cirurgia veterinária. O uso de um padrão específico de sutura pode variar, dependendo do local de aplicação, extensão da incisão, tensão na linha de sutura e da especificidade para a aposição, inversão ou eversão dos tecidos.

Os padrões de sutura podem ser classificados em interrompida ou contínua. De modo geral, os padrões de sutura interrompida incluem: ponto simples (Figura 14.2), cruz ou xis (Figura 14.3), em forma de oito (Figura 14.4) e intradérmica (Figura 14.5). Os padrões mais utilizados para as suturas contínuas incluem: contínua simples (Figura 14.6), intradérmica (Figuras 14.7 e 14.8) e festonada ([tipo Ford/Reverdin], Figura 14.9). Alguns padrões de sutura, como o de Lembert (Figura 14.10), podem ser interrompidos ou contínuos. De maneira geral, os padrões contínuos, como o de Cushing (Figura 14.11), Connell (Figura 14.12) e Lembert contínuo (Figuras 14.10a e b) são utilizados quando se deseja a inversão. Por outro lado, os padrões interrompidos, como o de Lembert (Figura 14.10c) ou de Halsted (Figura 14.13), podem ser usados, ocasionalmente, para a inversão do tecido. Para a eversão do tecido pode ser aplicada uma sutura de colchoeiro ou "U" vertical (Figura 14.14) ou "U" horizontal (Figura 14.15). A sutura padrão de colchoeiro especial de Mayo ([tipo jaquetão], Figura 14.16) produz a sobreposição de uma borda da ferida sobre a outra. A sutura de reparação da hérnia é uma situação em que a sutura de Mayo (jaquetão) é muito usada. A sutura de jaquetão é, também, útil no fechamento da linha alba, para reparação de hérnias abdominais ventrais ou em casos de deiscência de suturas.

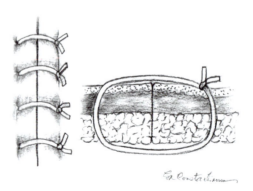

Figura 14.2 Ponto simples (aplicado no fechamento da pele).

CAPÍTULO 14 | MATERIAL E PADRÕES DE SUTURA BÁSICOS 139

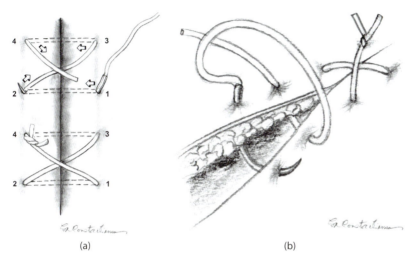

Figura 14.3 Sutura em cruz (em x) (aplicada no fechamento da pele): (a) com e (b) sem passagens numeradas.

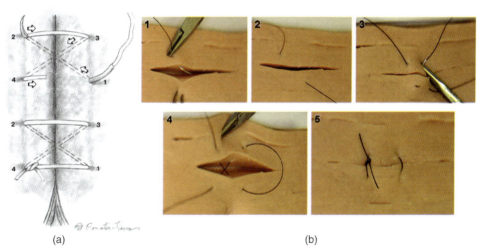

Figura 14.4 Sutura em forma de oito (invertido) aplicada para o fechamento da pele: (a) com o fio de sutura com a sequência numerada e (b) empregando um modelo com o fio de náilon. (Nota: é difícil ilustrar a tensão adequada do ponto neste modelo.) A figura em forma de oito aparece mais apertada do que o desejável para o fechamento da incisão da pele.

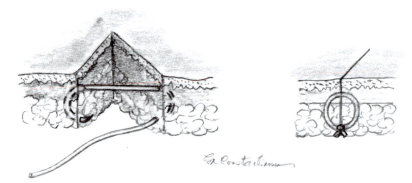

Figura 14.5 Sutura interrompida intradérmica (subcuticular) com nó sepultado.

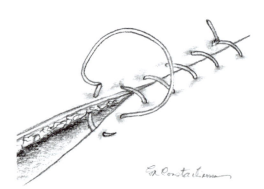

Figura 14.6 Sutura simples contínua. Fechamento da pele, porém esse padrão é mais usado no tecido subcutâneo e na linha alba.

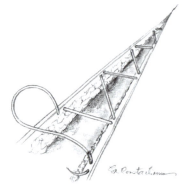

Figura 14.8 Sutura intradérmica contínua (subcuticular) com passagens de ponto horizontais. A agulha penetra paralelamente à borda da pele.

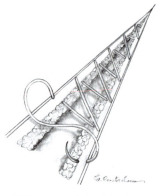

Figura 14.7 Sutura intradérmica contínua (subcuticular) com passagens de pontos verticais. A agulha penetra perpendicularmente à borda da pele.

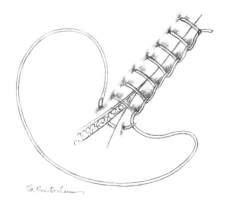

Figura 14.9 Sutura festonada (sutura de Ford/Reverdin).

CAPÍTULO 14 | MATERIAL E PADRÕES DE SUTURA BÁSICOS

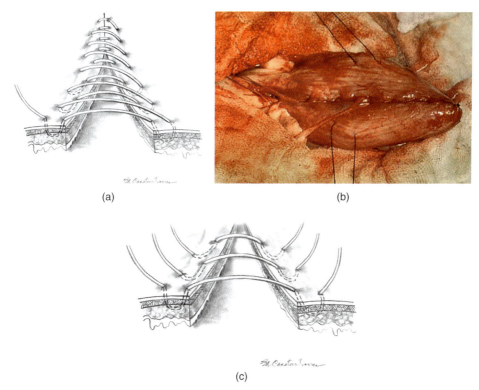

Figura 14.10 Sutura de Lembert: (a) padrão contínuo como, por exemplo, na sutura da bexiga ou gástrica, mostrando a passagem do fio sem o aperto do ponto, geralmente, feito com cada passagem; (b) aparência final da sutura de Lembert contínua na bexiga demonstrando como este padrão de sutura não é facilmente perceptível na superfície serosa após ser devidamente apertada; e (c) sutura interrompida de Lembert.

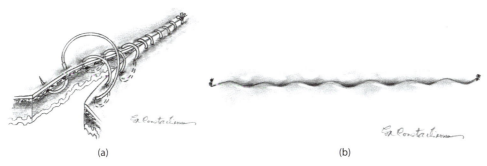

Figura 14.11 Sutura de Cushing: (a) demonstração da passagem do fio e (b) aparência final, com os pontos devidamente apertados. Note a aparência enrugada da sutura finalizada, sem visualização da sutura, exceto dos nós em cada extremidade.

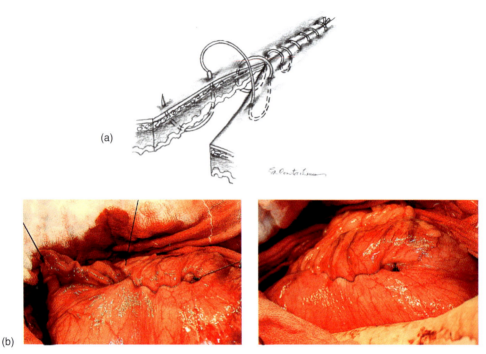

Figura 14.12 Sutura de Connell: (a) demonstração da passagem do fio e (b) a aparência final, quando os nós estão devidamente apertados (como mostrado na Figura 14.11 b), em uma gastrorrafia. Note a aparência curva ao final, sem que a sutura apareça, exceto o nó em cada extremidade (visível na extremidade à direita da fotografia).

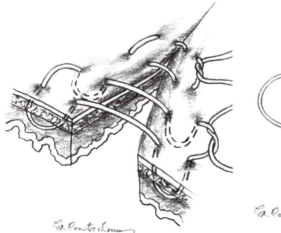

Figura 14.13 Sutura de Halsted.

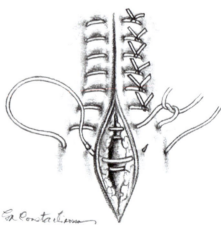

Figura 14.14 Sutura com ponto em "U" vertical interrompida.

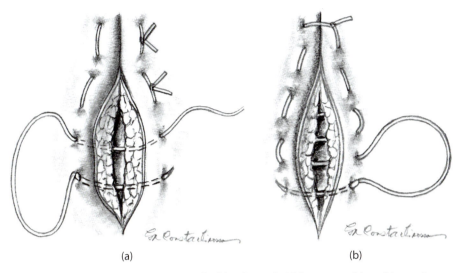

Figura 14.15 Sutura com ponto em "U" horizontal: (a) interrompida e (b) contínua.

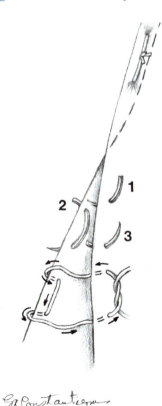

Figura 14.16 Sutura de Mayo (jaquetão).

Os tipos de sutura podem, também, ser classificados em 3 grupos distintos: aposição, inversão e relaxamento. As suturas aposicionais (Tabela 14.2; Figuras 14.2 a 14.9 e 14.17) são recomendadas quando não há tensão excessiva nas bordas da incisão e são mais usadas nos intestinos, pele e bexiga. Favorecem a boa cicatrização das feridas e com mínima formação de cicatriz devido à boa aposição das bordas da ferida. As suturas que causam inversão (Tabela 14.3; Figuras 14.10 a 14.13 e 14.18) são comumente usadas em vísceras, como nas cirurgias gástrica e urogenital. A inversão reduz a exposição do fio de sutura, quando a sutura é devidamente apertada e, desse modo, pode reduzir a contaminação e a formação de aderências. A sutura de Lembert pode ser também utilizada para a imbricação de fáscias, como na cirurgia de correção de luxação de patela e para suturar cotos musculares após a amputação de membros. As suturas de relaxamento são usadas para aliviar a tensão (Tabela 14.4;

Figuras 14.14 a 14.16, 14.19 e 14.20) sobre as linhas de suturas, por exemplo, na cirurgia reconstrutiva de pele e na herniorrafia. As suturas de relaxamento são também utilizadas em tecidos para aumentar a resistência à tração da ferida, como nas cirurgias dos nervos e tendões. Em cirurgia reconstrutiva, as bordas da pele são muitas vezes aproximadas por meio de uma técnica chamada deslizamento (Figura 14.20). Na técnica de relaxamento aplicam-se pontos simples no espaço subcutâneo envolvendo (1) a derme (intradérmica), distante da borda da ferida, e (2) a fáscia muscular subjacente, em direção ao centro da ferida. À medida que cada sutura é cerrada (requer um nó de cirurgião), a pele avança porque a sutura aplicada na derme ancorada na fáscia produz o tracionamento em direção à borda da ferida. Na técnica de deslizamento são colocados pontos de sutura escalonados até que as bordas da pele se aproximem, sem tensão. Para esse tipo de sutura é utilizado material absorvível sintético (como a polidioxanona).

Tabela 14.2 Padrões de sutura por aposição.

Padrões	Características	Uso
Simples interrompida (Figura 14.2)	Fácil de executar. Fechamento seguro. Tensão igual em toda a ferida. Pode causar eversão de bordas se o nó for excessivamente apertado	Pele, fáscia muscular, trato gastrintestinal
Xis interrompida e em forma de oito (Figuras 14.3 e 14.4)	Mais resistente em relação ao ponto simples interrompido. Eversão menor da pele em comparação com o ponto simples interrompido	Pele, fáscia muscular
Intradérmica interrompida (subcuticular) (Figura 14.5)	Aplicação nos planos superficial-superficial-profundo	Aposição da pele (nós sepultados)
Simples contínua (Figura 14.6)	Padrão rápido e econômico. Falha na sutura pode levar à deiscência completa	Subcutâneo, linha alba, estômago e intestino delgado
Intradérmica contínua (subcuticular) (Figuras 14.7 e 14.8)	Padrão horizontal ou vertical. Aposição e estética excelentes se aplicada corretamente	Aposição meticulosa à pele, especialmente quando as suturas cutâneas não são executadas
Festonada de Ford (Figura 14.9)	Maior segurança caso o fio de sutura se rompa (deiscência incompleta)	Pele
Gambee (Figura 14.17)	Simples interrompido modificado. Impede eversão da mucosa	Aposição do intestino delgado

Tabela 14.3 Padrões de sutura para inversão.

Padrões	Características	Uso
Lembert (Figura 14.10)	Semelhante a um U vertical, porém inverte tecido. Interrompida ou contínua	Suturas de vísceras ocas. Imbricação de fáscia
Cushing (Figura 14.11)	O fio de sutura é passado paralelamente à incisão. Não penetra na mucosa	Suturas de vísceras ocas
Connell (Figura 14.12)	O fio de sutura é passado como no padrão Cushing, porém penetra na mucosa	Suturas de vísceras ocas
Halsted (Figura 14.13)	Variação do Lembert interrompido (parece combinar o Lembert com U horizontal, resultando na inversão do tecido)	Imbricação de fáscia
Bolsa de tabaco (Figura 14.18)	Variação do Lembert, aplicado de maneira circular)	Sutura de coto de órgãos tubulares. Redução temporária do orifício anal para evitar a contaminação fecal durante a cirurgia e tratar prolapso retal

Tabela 14.4 Padrões de sutura de relaxamento.

Padrões	Características	Uso
U vertical interrompido (Figura 14.14)	Eversão, mas pode ser aposicional se aplicado cuidadosamente	Pele, mucosa oral e fáscia
U horizontal (Figura 14.15)	Eversão. Pode produzir isquemia se for muito apertado. Pode ser contínuo	Pele, tecido subcutâneo e fáscia
Mayo (jaquetão) (Figura 14.16)	Sobrepõe-se uma borda da ferida sobre a outra	Herniorrafia, deiscência de sutura da linha alba
Variações longe-perto e perto longe (Figura 14.19)	Pode causar eversão. Diminui a tensão sobre as bordas da ferida	Pele e fáscia
Deslizamento (Figura 14.20)	Alternam-se pontos na derme e na fáscia de maneira a se tracionar a pele no sentido do ponto central da ferida	Sutura lesões extensas de pele

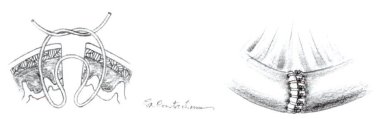

Figura 14.17 Sutura de Gambee.

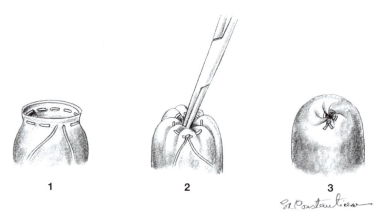

Figura 14.18 Sutura em bolsa de tabaco.

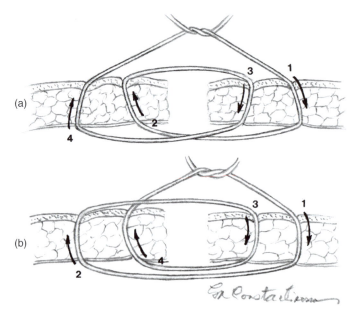

Figura 14.19 Variações perto-longe: (a) longe-perto e perto-longe; (b) longe-longe e perto-perto.

CAPÍTULO 14 | MATERIAL E PADRÕES DE SUTURA BÁSICOS

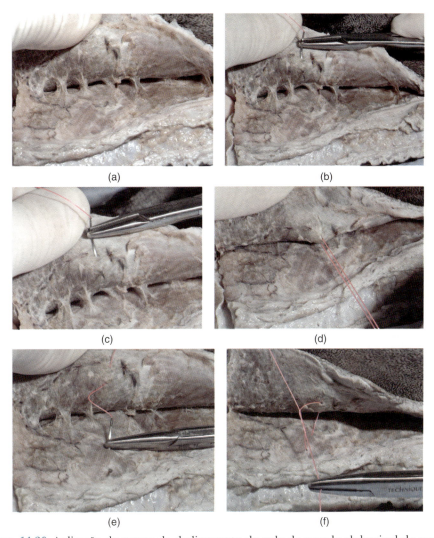

Figura 14.20 Aplicação de sutura de deslizamento de pele da parede abdominal de espécie canina fixada em formalina: (a) A pele a ser deslizada foi propositalmente incindida, deixando pontos de tecido conjuntivo frouxo que fixam a derme à fáscia subjacente a fim de preservar o suprimento de sangue para a pele. (b) O fio de sutura é colocado na derme com o dedo da mão não dominante (*não ilustrada*) servindo como barreira para assegurar que a agulha não transpasse a epiderme. [Nota: foi usado fio de polipropileno fluorescente para fins de demonstração. Clinicamente, seria usado fio absorvível sintético.] (c) Passagem da agulha na derme, na profundidade adequada. (d) Tracionando-se os fios de sutura se confirma a fixação adequada da sutura na derme e obtém-se uma referência para determinar o quanto se deverá esticar a pele para a fixação junto à fáscia muscular. (e) A agulha é passada na fáscia muscular no ponto situado mais próximo ao centro da borda da ferida de modo que o ponto aplicado na derme force o avanço da pele, quando o nó é amarrado. (f) A aplicação de um nó de cirurgião (seguido por um nó quadrado) se faz necessária porque a derme tende a se retrair, tornando difícil a manutenção da tensão caso seja dado um nó quadrado no primeiro ponto. (*continua*)

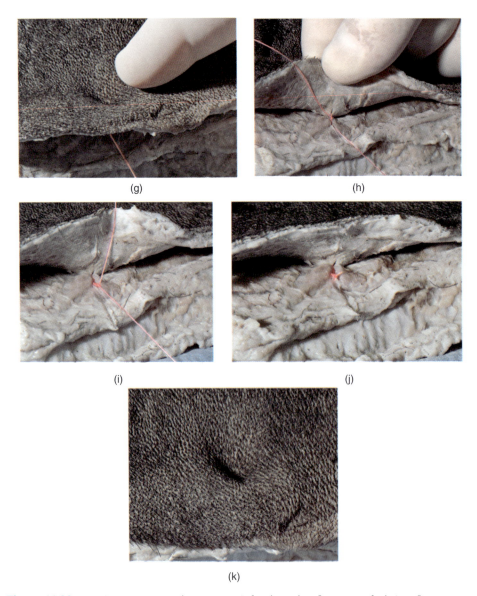

Figura 14.20 (*Continuação*) (g) Assim que o nó do cirurgião for apertado irá se formar uma prega na epiderme, no ponto de passagem do fio na derme. A sutura não deve transpassar a superfície da pele. (h) Esta prega poderá servir de referência para ser empurrada pelo dedo do assistente para reduzir a tensão sobre a fáscia muscular no momento de amarrar o nó quadrado. Com essa manobra, o assistente pode pressionar por trás da borda da pele, possibilitando que o cirurgião visualize se o nó está firme. (i) As passagens de pontos de sutura avançam para a borda da ferida da pele como demonstrado aqui. (j) Quando os fios de sutura são cortados a porção livre da pele se sobrepõe ao nó, porém nesse material fixado o nó permanece visível. (k) O pregueamento da pele será visível a cada ponto de sutura, mas o fio não deve transpassar a epiderme e, portanto, não deve ser exteriorizado.

REFERÊNCIAS

1. Rochat MC, Pope ER, Carson WL, Wagner-Mann CC, et al. Comparison of the degree of abdominal adhesion formation associated with chromic gut and polyprolylene suture materials. *Am J Vet Res* 1996;57:943–947.

2. Kirpensteijn J, Maarschalkerweerd RJ, Koeman JP, Kooistra HS, et al. Comparison of two suture materials for intradermal skin closure in dogs. *Vet Q* 1997;19:20–22.

3. Runk A, Allen SW, Mahaffey EA. Tissue reactivity to polyglecaprone in the feline linea alba. *Vet Surg* 1999;28:466–471.

4. Molea G, Schonauer F, Bifulco G, D'Angelo D. Comparative study on biocomapatibility and absorption times of three absorbable monofilament suture materials (polydioxanone, poliglecaprone, glycomer 631). *Br J Plast Surg* 2000; 53:137–141.

5. Nary Filho H, Matsumoto MA, Matista AC, Lopes LC, et al. Comparative study of tissue response to polyglecaprone 25, polyglactin 910, and polytetrafluoroethylene suture materials in rats. *Braz Dent J* 2002;13:86–91.

6. Tan RHH, Bell RJW, Dowling BA, Dart AJ. Suture materials: composition and applications in veterinary wound repair. *Aust Vet J* 2003;81: 140–145.

7. Greenberg CB, Davidson EB, Bellmer DD, Morton RJ, et al. Evaluation of the tensile strengths of four monofilament absorbable suture materials after immersion in canine urine with or without bacteria. *Am J Vet Res* 2004;65:847–853.

8. Ribeiro CMB, Silva Jr VA, Silva Neto JC, Vasconcelos BCE. Estudo clínico e histopatológico da reação tecidual interna e externa dos fios monofilamentos de nylon a poliglecaprone 25 em ratos. *Acta Cir Bras* 2005;20:284–291.

9. Al-Qattan MM. Vicryl Rapide® versus Vicryl® suture in skin closure of the hand in children: a randomized prospective study. *J Hand Surg* 2005;30B:90–91.

10. Hochberg J, Meyer KM, Marion MD. Suture choice and other methods of skin closure. *Surg Clin North Am* 2009;89:627–641.

BIBLIOGRAFIA ADICIONAL

Informações adicionais sobre o material e os padrões de sutura empregados na cirurgia de pequenos animais podem ser encontrados nos seguintes manuais:

1. Fossum TW, ed. *Small Animal Surgery*, 3rd ed. St. Louis, Missouri: Mosby Elsevier, 2007.

2. Slatter D, ed. *Textbook of Small Animal Surgery*, 3rd ed. Philadelphia, Pennsylvania: Saunders, 2003.

3. Edlich RF, Long WB. *Surgical Knot Tying Manual,* 3rd ed. Norwalk, Connecticut: Covidien, 2008.

4. Ethicon, Inc. *Knot Tying Manual.* Somerville, New Jersey: Ethicon, Inc., 2005.

Capítulo 15

SUTURA E CICATRIZAÇÃO DA FERIDA

Carlos H. de M. Souza e Fred Anthony Mann

Uma ferida pode ser definida como a perda de continuidade estrutural dos tecidos corpóreos em consequência de um trauma. A cicatrização da ferida é o restabelecimento da continuidade tecidual que ocorre por meio de uma série de eventos celulares e bioquímicos bem orquestrados. Para fins didáticos, esses eventos podem ser divididos em fases nas quais ocorre a ativação de elementos celulares e de moléculas sinalizadoras específicas. Nos seres vivos, os processos de cicatrização das feridas ocorrem sem uma demarcação clara entre as fases. As 3 fases principais da cicatrização das feridas são: (1) inflamação e desbridamento, (2) reparação (também chamada de proliferação) e (3) maturação.

FASE DA INFLAMAÇÃO E DESBRIDAMENTO

A ferida mostra-se ensanguentada imediatamente após a lesão. Logo depois, ocorre a formação de coágulos que se tornarão a primeira barreira entre o tecido lesionado e o ambiente. Ocorre vasoconstrição transitória no local da lesão entre 5 e 10 min, mediada por catecolaminas e por fatores teciduais liberados por mastócitos (serotonina e bradicinina) para reduzir, temporariamente, o sangramento de pequenos vasos. Subsequentemente, instala-se a vasodilatação local em resposta à liberação de histamina e de interleucina-8 (IL-8), possibilitando que o plasma e componentes celulares intravasculares alcancem o espaço extravascular. Em consequência da lesão dos vasos sanguíneos ocorre o extravasamento de plaquetas e de fatores da coagulação contidos no sangue, induzindo a formação de fibrina e de coágulo. A fibrina, em associação à fibronectina e ao fator XIII ativado, participa da produção da matriz extracelular provisória que servirá de base para a migração celular e a deposição precoce de colágeno.

A inflamação que ocorre em uma ferida se caracteriza pela migração de leucócitos do espaço intravascular para o foco da lesão. Inicialmente, os neutrófilos constituem a maioria do infiltrado leucocitário da ferida, mas serão rapidamente substituídos pelos macrófagos. Os macrófagos teciduais e os mastócitos ativados no momento da lesão são responsáveis pela liberação de prostaglandinas e leucotrienos que atraem neutrófilos para a ferida. Os macrófagos também liberam interleucina-1 (IL-1), que estimula as células endoteliais a produzirem IL-8, outro fator importante para a quimiotaxia de neutrófilos. Os neutrófilos e macrófagos chegam à área afetada após marginação, aderência e diapedese. Na ferida, os neutrófilos liberam proteinases e radicais superóxidos que degradam o tecido necrótico e matam bactérias, respectivamente. Embora os neutrófilos sejam importantes, eles não são essenciais para a cicatrização da ferida. Os neutrófilos morrem e se degeneram rapidamente, formando, em associação ao tecido degradado, o exsudato denominado pus.

Os monócitos circulantes se diferenciam em macrófagos na ferida. Os macrófagos são essenciais para a cicatrização de feridas. Eles produzem citocinas que potencializam a resposta imune. Além disso, também produzem fibronectina e outros fatores, tais como o fator vascular de crescimento endotelial (VEGF, do inglês *vascular endotelial growth factor*), o fator de crescimento derivado de plaquetas (PDGF, do inglês *plateled-derived growth factor*), o fator de crescimento epitelial (EGF, do inglês *epidermal growth factor*) e o fator de crescimento de fibroblastos (FGF, do inglês *fibroblast growth factor*). Esses fatores de crescimento estimulam a mitose e são essenciais para que ocorra a proliferação celular. Os macrófagos são capazes de fagocitar partículas grandes e são essenciais para o processo de desbridamento da ferida. A sua presença na ferida diminui à medida que o tecido necrótico e a quantidade de bactérias na ferida também diminuem.

Com a queda da produção de prostaglandinas, dos níveis de leucotrienos e de citocinas, há redução no número de células atraídas para o leito da ferida. No entanto, as feridas crônicas, especialmente aquelas que contêm corpos estranhos, geralmente apresentam maior população de macrófagos e podem recrudescer, tornando-se volumosas e multinucleadas (macrófagos epitelioides). Os fatores de crescimento e as citocinas produzidas pelos macrófagos estimulam os fibroblastos a produzir e, eventualmente, a modificar a matriz provisória, levando à formação de tecido de granulação.

FASE DE REPARAÇÃO

A fase de reparação (proliferativa) da cicatrização da ferida inclui angiogênese, fibroplasia, epitelização e contração da ferida. O aparecimento de um grande número de fibroblastos leva ao acúmulo de colágeno na ferida, separando as fases de reparação e a inflamatória. A associação de um grande número de fibroblastos e a formação de novos capilares confere ao tecido de granulação um tom vermelho-vivo e granulomatoso. A transição da matriz extracelular provisória para o tecido de granulação torna-se mais evidente entre 3 e 5 dias após a lesão inicial. O período anterior ao da formação do tecido de granulação é também chamado de fase de latência devido à ausência de ganho de resistência da ferida. O tecido de granulação aumenta significativamente a resistência da ferida à infecção e serve também como superfície para a migração das células epiteliais, além de fornecer miofibroblastos para a contração da ferida.

A angiogênese é a formação de neocapilares a partir dos vasos localizados nas bordas da ferida. A angiogênese ocorre a partir da migração e proliferação de células endoteliais, em resposta ao fator de crescimento capilar produzido pelos macrófagos, como o VEGF, FGF, fator de crescimento beta (TGF-β, do inglês *transforming growth factor β*), angiogenina e angiopoetina. A migração de células e a proliferação endotelial a partir das bordas da ferida são reguladas pela matriz extracelular (ECM, do inglês *extracelular matrix*). Com o progresso do processo cicatricial, proteínas presentes também na ECM (p. ex., trombospondina e angiostatina) são responsáveis pela indução de apoptose das células endoteliais e diminuição do número de capilares. A morte capilar dá à ferida a aparência pálida característica de tecido de granulação velho.

A fibroplasia é a proliferação de fibroblastos na ferida e, consequentemente, aumento da produção de colágeno. Os fatores de crescimento (incluindo PDGF, FGF e TGF-β) e as proteínas chamadas receptores de integrina presentes na ECM são responsáveis, respectivamente, pela atração e migração de fibroblastos para a lesão. Os fibroblastos e as células epiteliais expressam integrinas nas suas superfícies. Ao se ligarem aos receptores de integrina, estimulam e orientam o movimento tanto dos fibroblastos quanto das células epiteliais para cobrir a ferida. A migração de fibroblastos produz aumento da produção de colágeno na ferida e muda o tipo de colágeno predominante na ferida. Inicialmente, há predomínio do colágeno do tipo III, mas o colágeno do tipo I torna-se o mais comum no preenchimento da ferida por fibroblastos. O maior aumento de colágeno ocorre entre 7 e 14 dias após a lesão. Decorrido esse período, há redução no número de fibroblastos e de capilares neoformados, estabilização na taxa de produção de colágeno e nas alterações do tecido de granulação, formando uma cicatriz relativamente acelular. Há aumento moroso e progressivo da resistência, ao longo de vários meses, embora a resistência do tecido nunca seja idêntica à do tecido intacto.

A epitelização é a cobertura da ferida com células epiteliais novas. Os eventos iniciais da epitelização incluem a mobilização e migração das células epiteliais a partir das bordas da ferida. Nas feridas cuja espessura seja próxima à da pele a epitelização ocorre quase imediatamente, devido à mobilização das células epiteliais a partir das bordas da ferida e apêndices da pele. Em uma ferida cuja lesão atinja a espessura total de pele, a formação de tecido de granulação é necessária antes que ocorra a epitelização. Algumas alterações fenotípicas são necessárias para que ocorra o desprendimento e migração das células epiteliais próximas à borda da ferida. A ativação da metaloproteinase da matriz age sobre a membrana basal alterando o padrão da integrina de superfície, a regulação de microtúbulos e de outras proteínas contráteis. Uma vez que a célula entra em contato com outra, a atividade migratória cessa (inibição por contato). Após a alteração fenotípica, uma nova membrana basal é formada. Em feridas extensas, enquanto a contração não se completa a fase de epitelização continua. Nesses casos, uma camada fina de células epiteliais cobre a ferida. Essa camada celular fina pode ser traumatizada facilmente e, se o trauma for repetitivo, poderá impedir a epitelização completa.

A contração da ferida é um processo que diminui o tamanho da ferida. Ela se processa por meio da migração de miofibroblasto em direção ao centro da ferida. Quando a ferida se contrai a pele se estica, ficando com a aparência de céu estrelado. A contração da ferida cessa assim que a tensão sobre a pele circunvizinha se iguala à força de contração. O resultado final da contração é geralmente benéfico, diminuindo o diâmetro da ferida. A contração excessiva próxima às articulações pode levar a uma restrição de movimento que altera a marcha, processo denominado contratura.

FASE DE MATURAÇÃO

A fase de maturação da cicatrização é caracterizada por aumento progressivo da resistência do tecido. À medida que a ferida amadurece, a matriz extracelular transforma-se progressivamente em cicatriz. A deposição de colágeno e o aumento da resistência do tecido ocorrem de modo marcante entre 7 e 14 dias, passando a diminuir progressivamente. Apesar do aumento inicial rápido da resistência, o tecido lesionado recupera apenas 20% da resistência original nas 3 primeiras semanas após a lesão. A resistência do tecido progride com a reorganização do colágeno e pelo aumento da trama de fibras colágenas. O equilíbrio entre a degradação da ECM por ação da metaloproteinase e pela inibição da degradação pelo fator tecidual inibidor da metaloproteinase se instala lentamente. A maturação pode levar meses ou anos, mas, ainda assim, a resistência final do tecido à tração da cicatriz é de apenas 70 a 80% em relação ao tecido normal. De fato, o processo de maturação da ferida se estende durante a vida do animal, no entanto apenas 2 tecidos têm a capacidade de readquirir 100% da resistência do tecido original: bexiga e ossos.

SUTURA DAS FERIDAS

Fatores locais relacionados com a ferida, a lesão adicional e o tempo decorrido devem ser considerados como determinantes antes de se suturar a ferida, para aumentar as chances de cura sem complicações. As informações sobre o tipo de trauma (incisão por lâmina afiada, arma de fogo, acidente de carro etc.) serão de extrema importância para determinar a extensão do trauma tecidual, as chances de contaminação e de necrose da ferida. As feridas podem ser manejadas para o fechamento por cicatrização por primeira intenção, primeira intenção tardia, sutura secundária ou por segunda intenção. No *fechamento* por primeira intenção de uma ferida, assume-se que há direcionamento da reparação por meio de sutura cirúrgica para que as bordas da ferida se unam sem a necessidade de migração do epitélio sobre o leito do tecido de granulação. Os 3 primeiros tipos de fechamento mencionados anteriormente são realizados para atingir a cura por primeira intenção, enquanto na cura por segunda intenção não há aposição das bordas da ferida cirúrgica.

O fechamento primário da ferida é aplicado em período imediato à instalação da lesão. Uma incisão cirúrgica planejada é o exemplo mais óbvio de uma ferida em que se adota o fechamento primário. As feridas limpas podem ser tratadas por fechamento primário em algumas horas (de preferência até 6 h) após a instalação da ferida. Em tais casos, há pouca ou nenhuma necessidade de desbridamento. Na avaliação da ferida, o cirurgião deve decidir quais as chances de perda de viabilidade do tecido e se há risco mínimo de infeção após a sutura. Além disso, a sutura primária deve produzir tensão mínima nas bordas da ferida, a fim de minimizar riscos de deiscência.

O fechamento primário tardio é aquele aplicado em uma ferida após o atraso na determinação da viabilidade, mas antes do aparecimento de tecido de granulação. Esse fechamento é empregado quando existe dano mínimo ou moderado do tecido, todavia a possibilidade de contaminação aumenta significativamente o risco de infecção. A limpeza, o desbridamento e os curativos devem ser realizados até que a ferida esteja em condições adequadas para a sutura. O atraso no fechamento primário pode alcançar até 3 dias após a instalação da ferida, antes que o tecido de granulação esteja presente. Pode ser necessário deslocar tecidos locais ou distantes (*flap* de tecido) para o fechamento completo da ferida.

O fechamento secundário ocorre quando a ferida já apresenta tecido de granulação. As feridas com perda tecidual, necrose extensa, contaminação grave e presença de corpos estranhos devem ser tratadas por fechamento secundário. Nessas feridas, executa-se a limpeza ou desbridamento minuciosos para a remoção de corpos estranhos (sujidades, asfalto, fezes etc.). O desbridamento do tecido necrótico deve ser realizado diariamente até que não se note necrose residual e o tecido de granulação se apresente saudável por mais de 5 dias. Deslizamento, retalho ou enxerto de pele podem ser necessários para o fechamento.

Na cicatrização por segunda intenção não se sutura a ferida. Ela se fechará naturalmente, como já descrito. Essa cicatrização depende da contração da ferida e da epitelização. As feridas pequenas sem complicações ou aquelas em que os tecidos ao redor ou distantes não estão envolvidos no fechamento são as mais adequadas para a cicatrização por segunda intenção. Essa cicatrização deve ser evitada em feridas adjacentes a orifícios naturais (feridas perianais) ou em feridas periarticulares devido, respectivamente, ao risco de estenose e de diminuição da amplitude de movimento do membro.

CUIDADO DE FERIDAS TRAUMÁTICAS RECENTES

Os médicos veterinários envolvidos com o atendimento de emergências frequentemente tratam feridas recentes. A conduta imediata dos clínicos veterinários para gerenciar essas feridas poderá ser determinante para o resultado do tratamento definitivo. A parte final deste capítulo busca mostrar ao leitor as medidas envolvidas no manejo das feridas recentes, com a adoção de antibioticoterapia ou não. As respostas a essas perguntas são incompletas ou inexistentes, de maneira a promover um processo de reflexão ativo direcionado ao manejo de uma ferida em particular.

Cuidados imediatos com as feridas

O tratamento precoce das feridas oriundas de traumas agudos trará implicações no resultado final e na cura. A inspeção imediata minuciosa, o desbridamento, a limpeza criteriosa da ferida e a aplicação de curativos assépticos são indicadores de bom prognóstico. É discutível se devem ser aplicados medicamentos tópicos e quais seriam os mais indicados. O uso de um "livro de receitas" para seguir as etapas que envolvem o tratamento das feridas poderá, inevitavelmente, dar em resultado inesperado. O médico veterinário deverá, obrigatoriamente, levar em consideração e de maneira criteriosa as etapas a serem seguidas no processo de gerenciamento de uma ferida toda vez que estiver diante de uma ferida recente (aguda).

Inspeção da ferida

O exame completo da ferida é essencial para se determinar qual será a medida imediata, avaliando-se a possibilidade de sutura e o prognóstico inicial para o sucesso do tratamento. Consideram-se os vários componentes durante a inspeção da ferida. Por que é importante e recomendável a retirada dos pelos ao redor do ferimento? Como a ferida deverá ser protegida durante o corte dos pelos e por que é importante promover essa proteção? Por que as luvas e instrumental estéreis devam ser usados para inspecionar as feridas traumáticas agudas? É realmente necessário usar luvas e instrumental estéreis, uma vez que a ferida já está contaminada?

Aqui estão algumas respostas: a tricotomia ampla é importante para visualização adequada, descontaminação ideal e limpeza criteriosa. A proteção da ferida do pelo, durante a tricotomia, pode ser conseguida por meio de curativos com compressas de gaze estéril, gel estéril ou ambos. Essa proteção é necessária para evitar que corpos estranhos (pelos) contaminem a ferida. O uso de luvas e de instrumental estéreis evita a contaminação iatrogênica. A ferida precisa ser protegida contra a contaminação por microrganismos no ambiente hospitalar que podem causar infecção nosocomial grave por microrganismos resistentes.

Lavagem

É necessário que o ferimento seja irrigado (lavado) durante a inspeção e o tratamento; e por que se deve lavar a ferida? Quais são as soluções mais adequadas para a lavagem da ferida? Aponte uma vantagem e uma desvantagem da lavagem da ferida com fluidos sobre pressão. Qual é a pressão ideal para a lavagem e como ela pode ser alcançada? As feridas perfurantes devem ser lavadas? Por que sim ou por que não?

Aqui estão algumas respostas: as feridas devem ser lavadas para serem hidratadas. Lembre-se da máxima de que "tecidos úmidos são tecidos felizes". Além disso, outro ditado antigo diz que "a diluição é a solução para a poluição". De maneira geral, a lavagem deve ser realizada para remover o menor resíduo e para "diluir" a carga bacteriana, muito provavelmente presente. A remoção de corpos estranhos, mesmo as partículas mínimas, vai tornar o ambiente da ferida menos propício ao crescimento bacteriano, uma vez que a lavagem copiosa vai ajudar a "lavar" também as bactérias. Dependendo da solução utilizada para a lavagem, pode-se supor que ela mate as bactérias. Inúmeras soluções têm sido utilizadas para a lavagem de feridas traumáticas agudas. Uma solução eletrolítica com um pH fisiologicamente tamponado (como a solução de Ringer com lactato) é a ideal. Outras soluções têm sido utilizadas com sucesso para a lavagem de feridas, incluindo solução salina a 0,9%, clorexidina a 0,05% e, também, água da torneira, sendo esta última reservada para as feridas que estejam excessivamente sujas por contaminantes do ambiente. Os antissépticos devem ser usados em soluções e não se recomenda lavar a ferida com sabões e detergentes. Alguns profissionais preferem lavar as feridas com fluido sob pressão para facilitar a remoção de corpos estranhos. Uma desvantagem da lavagem das feridas sob pressão é o risco potencial de introduzir bactérias externas nos tecidos. A pressão ideal do fluido de lavagem é de 450 mmHg obtidos utilizando-se uma agulha hipodérmica 18 ou 19 gauge acoplada a uma seringa de 20 a 50 ml. No entanto, um estudo (Gall T, Monnet E. Pressão dinâmica de técnicas comuns para a lavagem de feridas. Abstract. In: *Proceedings of the 2008 American College of Veterinary Surgeons Veterinary Symposium*, San Diego, CA, 23 a 25 outubro de 2008, p. 13.) mostra que uma seringa de 35 ml e uma agulha hipodérmica de 18 gauge produzem quase o dobro da pressão necessária. A lavagem de feridas perfurantes pode ser prejudicial por injetar fluidos no tecido subcutâneo. O fluido introduzido não é recuperado e, em última análise, poderá resultar em edema "iatrogênico". Portanto, não se recomenda a lavagem de feridas perfurantes, a não ser da parte externa, para limpá-la.

Desbridamento cirúrgico

Desbridamento é a "remoção dos detritos", ou seja, a remoção de tecido morto e de corpos estranhos. Por seu significado, desbridamento enfatiza que os debris, não sendo tecido vivo, sejam removidos. O desbridamento difere do "reavivamento das bordas da ferida"? Por que é sempre indicado "reavivar as bordas"? Descreva a contenção e anestesia apropriadas para o desbridamento cirúrgico. Por que os tecidos estéreis, instrumentos e luvas estéreis são importantes para o desbridamento?

Aqui estão algumas respostas: a técnica de reavivar a borda da ferida envolve uma incisão até que ocorra o sangramento e, portanto, reavivar significa remover parte de tecido viável. O desbridamento não remove tecido viável. A borda da ferida reavivada não funciona como o desbridamento cirúrgico das feridas. Ocasionalmente, o reavivamento é feito no momento em que a ferida é fechada (ver "Reavivamento das bordas da ferida" adiante), apenas se for necessário para fins cosméticos ou para evitar o pregueamento ou sepultamento da borda epitelizada. A contenção mais adequada para o desbridamento cirúrgico é a anestesia geral. O protocolo anestésico deverá ser adaptado a cada paciente, mas, na maioria dos casos, para o desbridamento completo ser bem-feito exige-se a intubação e anestesia inalatória do paciente. Tecidos estéreis, instrumental e luvas estéreis são importantes para que o desbridamento cirúrgico seja praticado sem contaminação iatrogênica.

Curativos assépticos

Os curativos, as bandagens ou pensos aplicados sobre a ferida após o desbridamento cirúrgico podem ser benéficos se bem aplicados, ou podem ser prejudiciais se forem aplicados de maneira equivocada. Que feridas exigem curativos ou bandagens? Que feridas requerem pensos e talas? Que feridas não requerem curativos? Por que é importante que a camada de contato do curativo com gaze ou com bandagem seja estéril? Quando se usa um curativo úmido ou seco? Quando é apropriado trocar um curativo aderente por um não aderente?

Aqui estão algumas respostas: o ideal é que todas as feridas sejam enfaixadas após o desbridamento cirúrgico. Infelizmente, nem sempre se usa esse recurso na prática. Basicamente, todas as feridas de pacientes hospitalizados devem ser enfaixadas, quando possível, a fim de reduzir as chances de infecção nosocomial. Os pensos com talas são necessários em feridas que envolvam articulações ou feridas em locais sujeitos a movimentação excessiva. As feridas que podem ser deixadas sem curativos com segurança são aquelas cobertas por tecido de granulação saudável, tratadas fora do ambiente hospitalar ou em casa. A camada de gaze que ficará em contato com a ferida deverá ser estéril, de modo a protegê-la da contaminação iatrogênica. Os curativos úmidos são utilizados quando é necessário um desbridamento progressivo da ferida. Os curativos secos são usados em feridas úmidas devido à exsudação e, tal como os curativos úmidos, os do tipo seco são usados para o desbridamento. Em ambos os casos, esses curativos aderem à ferida. A troca de um curativo aderente por um não aderente é realizada quando o tecido de granulação formado protege a ferida durante a troca do curativo.

Tratamentos tópicos/pomadas

Parece existir uma tendência inata dos médicos veterinários de aplicar tratamentos tópicos às feridas, pois existem muitas pomadas e unguentos disponíveis no mercado. Quais são as pomadas apropriadas para aplicação nas feridas? As pomadas podem atrasar a cicatrização das feridas? As pomadas podem melhorar a cicatrização das feridas? Liste o(s) motivo(s) que justifica(m) o uso de qualquer pomada. [A pomada usada tem efeito antimicrobiano, desbridamento enzimático e/ou acelera a cura?]

Aqui estão algumas respostas: qualquer medicamento de uso tópico disponível pode ser considerado adequado. Acredita-se que alguns medicamentos de uso tópico a serem recomendados incluem a pomada antibiótica tripla, pomada de gentamicina, creme de sulfadiazina de prata, *spray* ou pomada de tripsina com bálsamo-do-peru e óleo de rícino (Granulex V®, Pfizer Saúde Animal, Exton, PA), açúcar e mel não pasteurizado. No entanto, o autor normalmente evita o tratamento tópico de feridas, a menos que seja para uma finalidade específica, com o uso de uma pomada em particular. Além disso, deve-se considerar o risco potencial de efeito prejudicial da pomada. Por exemplo, algumas pomadas retêm o exsudato na ferida, contribuindo desse modo para o crescimento de bactérias em vez de combatê-las. Muitas pomadas podem ter efeito negativo na cura da ferida. O gel à base de óleo de rícino usado como veículo de algumas pomadas atrasa a fase de epitelização das feridas. Por outro lado, alguns medicamentos de uso tópico melhoram a cicatrização de feridas. Alguns produtos podem otimizar a cicatrização de feridas: tripsina (produz desbridamento enzimático), açúcar e mel não pasteurizado. Sempre que um tratamento tópico for aplicado a uma ferida, ele deverá ser justificado (efeito antimicrobiano, desbridamento enzimático e/ou melhora direta da cicatrização).

Fechamento da ferida

As opções para suturar a ferida (detalhadas anteriormente) envolvem o fechamento primário, primário tardio, secundário e a cicatrização por segunda intenção. O fechamento primário da ferida é realizado imediatamente após o trauma (nas primeiras horas), e o primário tardio é realizado após um tempo suficiente para verificar se há comprometimento vascular (geralmente 18 a 24 h), mas definitivamente antes do aparecimento de tecido de granulação. O fechamento secundário da ferida ocorre após o aparecimento do tecido de granulação. A presença de tecido de granulação sinaliza que a ferida se apresenta razoavelmente resistente à infecção e, portanto, há segurança para o fechamento. Na cicatrização por segunda intenção não se sutura a ferida. Nesse caso, em vez de se suturar a ferida, aguardam-se os processos de contração e epitelização avançarem, naturalmente, de maneira a proporcionar a cura total. A decisão sobre qual método de fechamento será melhor para um dado paciente exige a análise de diversos fatores, tais como: classificar a ferida; o tempo e causa da lesão e as limitações financeiras do proprietário. Contar com apenas um desses 4 fatores para decidir sobre o fechamento de feridas é arriscado. Em seguida, são resumidos e descritos os 4 elementos usados para se determinar o tipo mais adequado para o fechamento da ferida.

Classificação das feridas
1. Limpa
2. Contaminada-limpa
3. Contaminada
4. Suja/Infectada

Tempo da lesão
1. Até 6 h
2. Após 6 h

Tipo de lesão
1. Perfurante
2. Incisa
3. Incisa com perda de tecido (laceração)
4. Contusa (perda de suprimento sanguíneo da pele)

Limitações financeiras do proprietário
1. Fechamento por segunda intenção – mais econômico do que o cirúrgico?
2. O fechamento primário é sempre seguro, se existe risco de deiscência de sutura?

Classificação das feridas

As feridas agudas limpas são raras. O melhor exemplo de uma ferida limpa é uma incisão cirúrgica na pele preparada em condição asséptica, fora de um lúmen contaminado, como os tratos digestivo ou respiratório. Feridas limpas contaminadas são feridas com contaminação mínima. O melhor exemplo de uma ferida limpa contaminada é uma incisão cirúrgica no trato digestivo ou respiratório de um paciente preparado sob condição asséptica. Uma ferida traumática aguda com poucos detritos do ambiente e ausência de tecido necrótico também pode ser considerada uma ferida limpa contaminada. O fechamento primário de feridas limpas e contaminadas (após a inspeção apropriada e lavagem) pode ser realizado com risco mínimo de infecção subsequente. As feridas contaminadas são feridas não cirúrgicas (ou feridas cirúrgicas com risco de comprometimento importante na assepsia), devido à provável presença de bactérias, mas sem sinais graves de infecção. As feridas contaminadas podem ser suturadas como se fossem feridas primárias caso elas sejam convertidas em feridas contaminadas limpas por meio da lavagem. As feridas sujas/infectadas têm detritos ou corpos estranhos e/ou evidências de infecção grave (presença de exsudato). As feridas sujas/infectadas podem também conter tecidos necrosados. Para que uma ferida se apresente infectada, houve tempo suficiente para possibilitar a proliferação de bactérias até a concentração de 10^5 bactérias/grama de tecido (ou por mℓ de fluido tecidual). O fechamento primário de uma ferida suja/infectada é raramente recomendado, mas, teoricamente, pode ser feito se a ferida for convertida para uma condição de limpa/contaminada por meio de processo de lavagem e desbridamento.

Tempo da lesão

Supondo que todos os outros fatores deem suporte para a sutura da ferida primária, esse procedimento será mais seguro quando realizado até 6 h após a lesão, pois esse período de 6 h não será suficiente para que as bactérias se multipliquem em número capaz de causar infecção (10^5 bactérias/grama de tecido ou por mℓ de fluido tecidual para a maioria das bactérias). Idealmente, feridas com mais de 6 h devem ser tratadas como feridas abertas e depois como feridas primárias tardias ou secundárias, uma vez determinado que não haja infecção instalada ou mesmo após ter sido debelada a infecção.

Causa da lesão

As feridas perfurantes não podem ser consideradas como feridas fechadas porque é difícil precisar a extensão do trauma subcutâneo e as perfurações possibilitam a drenagem de fluidos. Em geral, as perfurações não devem ser exploradas cirurgicamente a menos que exista um corpo estranho que deva ser removido. As feridas incisas oferecem mais recursos para o fechamento da ferida primária, enquanto as incisas (cortocontusas) agudas com perda de tecido (lacerações) e as contusas (perda de suprimento sanguíneo) exigem algum tempo para que seja determinada a vitalidade do tecido. O fechamento primário tardio é o mais apropriado para o fechamento de feridas com lacerações e contusas. Em alguns casos, o fechamento tardio da ferida é o melhor para feridas com avulsão de tecidos.

Limitações financeiras

O proprietário pode desejar uma abordagem mais econômica, decidindo pelo tratamento por segunda intenção ou por meio do fechamento primário em relação ao fechamento primário tardio ou secundário. No entanto, a tomada de decisão errada poderá aumentar os custos em relação ao tratamento da ferida, em primeira instância, segundo a indicação técnica. A adoção da cura por segunda intenção pode exigir cuidados e curativos por um período prolongado, elevando os custos em relação à adoção do fechamento cirúrgico imediato. Do mesmo modo, se a ferida for suturada antes do tempo poderá ocorrer infecção e/ou deiscência, o que aumentará os custos para tratar essas complicações.

Reavivamento das bordas da ferida

Durante a sutura da ferida, muitas vezes, se exige o "reavivamento das bordas da ferida". O reavivamento das bordas da ferida é contraindicado porque interfere no processo secundário de cicatrização da ferida (em geral, o processo de cura já está instalado com fibroblastos ativos). Quando se justifica o "reavivamento das bordas" de uma ferida? Às vezes, as bordas precisam ser ressecadas para se obter o efeito cosmético (segundo as necessidades do caso). Durante a epitelização secundária das feridas o epitélio migra ao longo do leito de granulação e, por vezes, a exérese impede que as bordas da pele fiquem com pregas ou dobras. Pode ser necessária a excisão desse epitélio para que "se reavivem as bordas da ferida".

Drenagem da ferida

A drenagem de uma ferida pode ser indicada na maioria das feridas traumáticas. Como se drenam as feridas abertas? A drenagem pode ser adotada em feridas que foram suturadas cirurgicamente. Os métodos de drenagem incluem o preenchimento do espaço morto por meio de um dreno passivo ou ativo. Descreva uma ferida em que dreno cirúrgico não seja necessário. Descreva o método adequado de preenchimento do espaço morto. Quando se indica um dreno passivo ou ativo? Identifique um tipo de dreno passivo. Identifique um tipo de dreno ativo. Quais são as vantagens e desvantagens da drenagem passiva de uma ferida? E da drenagem ativa de uma ferida?

Aqui estão algumas respostas: a drenagem de feridas abertas ocorre através das próprias feridas. De maneira geral, as feridas abertas são enfaixadas de modo que os fluidos absorvidos nas bandagens sejam removidos nas trocas de curativos. Muitas vezes, a drenagem é desnecessária em feridas cirúrgicas cujo espaço morto tenha sido bem reduzido. O espaço morto pode ser reduzido aplicando-se suturas no espaço subcutâneo. O espaço morto pode ser também reduzido por aplicação de bandagens compressivas nos membros de maneira mais fácil em relação às outras regiões do corpo. Quando não for possível a redução efetiva do espaço morto por meio de sutura ou bandagens, recomenda-se que a ferida seja drenada de maneira passiva ou ativa (Capítulo 17). O dreno de Penrose é um dreno passivo usado com frequência (Figuras 17.8a e b). Um dreno ativo comumente usado é o de Jackson-Pratt (Figuras 17.8c e 17.8f-k). Os drenos passivos são mais econômicos e facilmente aplicados, mas exigem uma bandagem para coletar a drenagem e para proteger a ferida da infecção ascendente. Além disso, a drenagem passiva deve ser mantida por 5 dias para garantir que os tecidos tenham obliterado o espaço morto. O dreno passivo pode ser removido antes de 5 dias caso se julgue que ele não seja mais necessário. A drenagem ativa suga parte do tecido, causando a obliteração precoce do espaço morto, e permite a remoção precoce do dreno (geralmente 2 a 3 dias após a cirurgia). Além disso, a sucção ativa e a natureza fechada da drenagem ativa ajudam a proteger da infecção ascendente. A principal desvantagem dos drenos ativos é que eles são muito mais caros do que os drenos passivos, mas em alguns casos a sua eficácia pode compensar a despesa.

Antibioticoterapia no tratamento das feridas

Há tendência a se prescreverem antibióticos para animais com feridas de maneira a proporcionar uma cobertura contra as infecções, mesmo quando não há evidências de risco de infecção. Todavia, o uso indiscriminado de antibióticos é potencialmente prejudicial. E, como os profissionais não restringem o uso indiscriminado de antibióticos, há restrições governamentais que limitam ou impedem por completo o acesso aos antimicrobianos de uso veterinário. Quando se maneja uma ferida, devem ser feitas algumas reflexões relacionadas com a terapia antibiótica. Responder a essas perguntas é preferível à simples "maneira instintiva" de prescrever um antibiótico ou aplicar uma pomada antimicrobiana. O leitor é convidado a considerar cuidadosamente as seguintes perguntas antes de prescrever antibióticos sistêmicos ou tópicos para o tratamento de feridas.

Feridas agudas

A simples presença de uma laceração não é uma indicação para se adotar uma antibioticoterapia emergencial. No entanto, o paciente com traumas agudos extensos pode necessitar de antibioticoterapia por outras razões. Liste as indicações principais para a adoção da antibioticoterapia em pacientes com traumas agudos. Como a administração de antibióticos pode afeta a cura da ferida?

Feridas infectadas

A maioria dos médicos veterinários supõe que os antibióticos sejam indicados para feridas infectadas. Se for esse o caso, qual o antibiótico a ser usado? O antibiótico deve ser administrado por qual via? Por quanto tempo ele deve ser administrado? Quais os fatores que regem a escolha do antibiótico? A antibioticoterapia deve ser adotada com base na cultura e antibiograma? Se sim, quando e como se deve colher a amostra para bacteriologia? Quais seriam algumas desvantagens da administração de antibióticos no tratamento de feridas abertas?

Para o uso de antibióticos na cirurgia, consulte o Capítulo 4.

BIBLIOGRAFIA ADICIONAL

Para descrições detalhadas de tratamento de feridas e discussão dos temas e questionamentos apontados neste capítulo, o leitor poderá consultar as seguintes referências:

1. Brown DC, Conzemius MG, Shofer F, Swann H. Epidemiologic evaluation of postoperative wound infections in dogs and cats. *J Am Vet Med Assoc* 1997; 210:1302-1306.

2. Buffa EA, Lubbe AM, Verstraete FJM, Swaim SF. The effects of wound lavage solutions on canine fibroblasts: an *in vitro* study. *Vet Surg* 1997; 26:460-466.

3. Davidson EB. Managing bite wounds in dogs and cats: part I. *Compend Contin Educ Pract Vet* 1998; 20:811-821.

4. Davidson EB. Managing bite wounds in dogs and cats: part II. *Compend Cont Educ Pract Vet* 1998; 20:974-991, 1.006.

5. Devitt CM, Seim HB, Willer R et al. Passive drainage *versus* primary closure after total ear canal ablation-lateral bulla osteotomy in dogs: 59 dogs (1985-1995). *Vet Surg* 1997; 26:210-216.

6. Dunning D. Surgical wound infection and the use of antimicrobials. In: Slatter D, ed. *Textbook of Small Animal Surgery*, 3rd ed. Philadelphia, Pennsylvania: Saunders, 2003:113-122.

7. Eron LJ. Targeting lurking pathogens in acute traumatic and chronic wounds. *J Emerg Med* 1999; 17:189-195.

8. Fossum TW, Willard MD. Surgical infections and antibiotic selection. In: Fossum TW, ed. *Small Animal Surgery*, 3rd ed. St. Louis, Missouri: Mosby, 2007:79-89.

9. Gall T, Monnet E. Pressure dynamics of common techniques used for wound flushing. Abstract. In: *Proceedings of the 2008 American College of Veterinary Surgeons Veterinary Symposium, San Diego, CA,* October 23-25, 2008, p. 13.

10. Hedlund C. Surgery of the integumentary system. In: Fossum TW, ed. *Small Animal Surgery*, 3rd ed. St. Louis, Missouri: Mosby Elsevier, 2007:159-176.

11. Holt DE, Griffin G. Bite wounds in dogs and cats. *Vet Clin North Am Small Anim Pract* 2000; 30:669-679.

12. Jang SS, Breher JE, Dabaco LA, Hirsh DC. Organisms isolated from dogs and cats with anaerobic infections and sus-

ceptibility to selected antimicrobial agents. *J Am Vet Med Assoc* 1997; 210: 1.610-1.614.

13. Janis JE, Kwon RK, Lalonde DH. A practical guide to wound healing. *Plast Reconstr Surg* 2010; 125:230e-244e.

14. Marberry KM, Kazmier P, Simpson WA, et al. Surfactant wound irrigation for the treatment of staphylococcal clinical isolates. *Clin Orthop Relat Res* 2002; 403:73-39.

15. Mathews KA, Binnington AG. Wound management using sugar. *Compend Cont Educ Pract Vet* 2002; 24:41-50.

16. Mathews KA, Binnington AG. Wound management using honey. *Compend Cont Educ Pract Vet* 2002; 24:53-60.

17. Miller CW. Bandages and drains. In: Slatter D, ed. *Textbook of Small Animal Surgery*, 3rd ed. Philadelphia, Pennsylvania: Saunders, 2003:244-249.

18. Nicholson M, Beal M, Shofer F, Brown Dc. Epidemiologic evaluation of postoperative wound infection in clean-contaminated wounds: a retrospective study of 239 dogs and cats. *Vet Surg* 2002; 31:577-581.

19. Noble WC, Lloyd DH. Pathogenesis and management of wound infections in domestic animals. *Vet Dermatol* 1997; 8:243-248.

20. Vasseur PB, Levy J, Dowd E, Elliot J. Surgical wound infection rates in dogs and cats: data from a teaching hospital. *Vet Surg* 1998; 17:60-64.

21. Waldron DR, Zimmerman-Pope N. Superficial skin wounds. In: Slatter D, ed. *Textbook of Small Animal Surgery*, 3rd ed. Philadelphia, Pennsylvania: Saunders, 2003:259-273.

22. Weston C. The science behind topical negative pressure therapy. *Acta Chir Belg* 2010;110:19-27.

Capítulo 16

HEMOSTASIA CIRÚRGICA

Elizabeth A. Swanson e Fred Anthony Mann

Na cirurgia em geral, a hemostasia é essencial para evitar perdas sanguíneas graves e para prover a visualização adequada do campo operatório. A manutenção da hemostasia pode se dar por meio da prática de técnica cirúrgica adequada, que envolve a manipulação delicada dos tecidos, a utilização de instrumental adequado, o conhecimento profundo da anatomia e do procedimento a ser realizado. Apesar da adoção de medidas que visem à hemostasia, a hemorragia pode ser evento inevitável. Assim, durante a cirurgia devem-se conhecer os mecanismos hemostáticos e as medidas que podem ser adotadas pelo cirurgião veterinário. As várias opções capazes de ajudar no controle da hemorragia cirúrgica serão discutidas neste capítulo. A escolha da melhor medida exige a compreensão básica dos processos biológicos que envolvem a hemostasia. Aconselha-se que os interessados no tema consultem os tratados sobre medicina interna e hematologia para se aprofundarem nos conceitos e bases da hemostasia, pois este capítulo busca oferecer uma visão geral.

HEMOSTASIA

A hemostasia é um processo complexo que envolve interações múltiplas entre a parede vascular, as plaquetas e a cascata da coagulação a fim de iniciar a formação de um plugue (coágulo) temporário de plaquetas para que seja instalado um coágulo de fibrina mais estável. Após a lesão de um vaso, ocorre a vasoconstrição transitória em resposta à liberação de endotelina da parede vascular lesionada. Tromboxano A_2 (TXA_2), bradicinina e fibrinopeptídio B liberados também podem contribuir para a vasoconstrição. A extensão da vasoconstrição e seus efeitos sobre o sangramento dependerão da musculatura lisa da parede vascular (há mais músculo liso nas artérias do que nas veias, os capilares não têm músculo liso), do calibre e da extensão da lesão endotelial.

O endotélio vascular é um componente ativo da hemostasia. As funções do endotélio saudável envolvem a manutenção do tônus vascular, o estabelecimento de uma barreira semipermeável e a prevenção da formação de trombos por meio da liberação de prostaciclina (prostaglandina I_2), trombomodulina, heparinoides e do fator ativador do plasminogênio tissular. A *hemostasia primária* (Figura 16.1) se inicia pelo contato do sangue circulante com a matriz extracelular endotelial exposta pela lesão. Essa matriz é composta principalmente por colágeno subendotelial do tipo II, que pode se ligar e ativar as plaquetas. O endotélio danificado libera o fator de von Willebrand (vWF), uma proteína que induz a adesão das plaquetas na parede do vaso lesionado. Assim, logo após a adesão, as plaquetas são ativadas, modificam seu formato e liberam TXA_2, difosfato de adenosina (ADP) e fator agregador de plaquetas (PAF) para recrutar mais plaquetas da circulação a fim de estruturar o plugue plaquetário. A agregação plaquetária serve para desenvolver um plugue primário que acumula hemácias e leucócitos sobre a lesão, até que se formem coágulos de fibrina mais estáveis.

As plaquetas ativadas alteram o perfil de seu fosfolipídio para aumentar os níveis de fosfatidil-serina (fator plaquetário 3) e da atividade pró-coagulante. A atividade pró-coagulante é um elo essencial entre as hemostasias primária e secundária, pois propicia a superfície de fosfolipídio necessária para ligar o cálcio à protrombina e aos fatores da cascata da coagulação (VII,

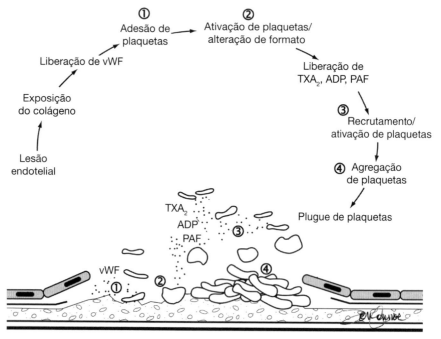

Figura 16.1 Via hemostática primária. Lesão do endotélio expõe o colágeno, que libera vWF e induz a aderência das plaquetas na área lesada (1). Após a adesão, as plaquetas ativadas mudam de formato (2). As plaquetas ativadas liberam grânulos contendo TXA_2, ADP e PAF que recrutam e ativam, adicionalmente, plaquetas circulantes (3). Agregado de plaquetas ativadas (4) para desenvolver um plugue de plaquetas ao longo da lesão vascular. ADP = adenosina difosfato; PAF = fator ativador de plaquetas; TXA_2 = tromboxano A_2; vWF = fator de von Willebrand.

IX e X), servindo de base para a instalação da coagulação secundária sobre a lesão vascular. A extensão do agregado plaquetário é controlada pela prostaciclina secretada pelas células endoteliais normais e intactas e, também, pelo fator relaxante do endotélio dependente de óxido nítrico liberado pelo endotélio venoso. Essas duas substâncias inibem a função plaquetária e induzem vasodilatação, levando ao aumento do fluxo sanguíneo e diluindo os outros fatores ativadores de plaquetas.

O coágulo primário (plugue de plaquetas) é estabilizado por uma série de reações enzimáticas que clivam o fibrinogênio em fibrina, formando malha sobre a superfície das plaquetas ativadas e ativando a retenção de mais plaquetas, glóbulos vermelhos, leucócitos e plasma até a instalação do coágulo de fibrina. Esse processo é conhecido como *hemostasia secundária* (Figura 16.2). Tradicionalmente, descreve-se a cascata de coagulação como formada por vias extrínseca e intrínseca, que envolvem uma cascata de reações que levam ao desenvolvimento do coágulo de fibrina. Na realidade essas vias interagem em muitos níveis, sendo a via extrínseca considerada como deflagadora da coagulação, enquanto a via intrínseca sustenta e amplifica a reação.

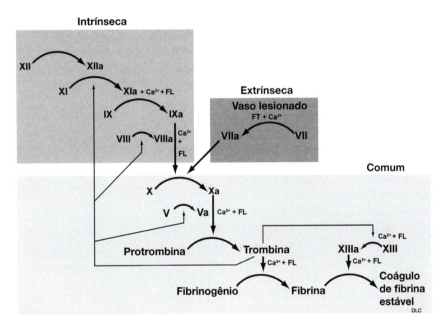

Figura 16.2 Via hemostática secundária. A via extrínseca é deflagrada quando o fator tecidual originado da lesão do endotélio se combina com o cálcio e ativa o fator VII. A via intrínseca é deflagrada após a trombina ativar o fator XI e, em menor intensidade, quando o sangue entra em contato com o endotélio lesionado, que induz a ativação do fator XII. Ambas as vias têm uma via comum de ativação do fator X, o qual induz à estruturação do coágulo de fibrina. A protrombina também é conhecida como fator II e o fibrinogênio, como fator I. Os fatores são classificados em números romanos e os fatores ativados são seguidos pela letra *a*. Cada ramo da via encontra-se destacada em negrito. Ca^{2+}, íons cálcio; FL = fosfolipídio; FT = fator tecidual.

A via extrínseca (também conhecida como gatilho) é ativada com o dano tecidual e endotelial. O tecido lesado libera o fator tissular que, na presença do cálcio ionizado, forma um complexo com o fator VII. Esse complexo fator VII ativado, subsequentemente, ativa o fator X para dar início à ativação da via comum.

Antes pensava-se que a via intrínseca (também conhecida como via de amplificação) seria iniciada no sangue, após o contato deste com o colágeno subendotelial exposto pela lesão, que ativaria o fator XII, o qual, por sua vez, ativaria o fator XI. Embora esse mecanismo deflagrador possa ocorrer, estudos *in vivo* mostraram que a ativação maior do fator XI se dá pela trombina produzida pela via extrínseca e explica por que as deficiências do fator XII são clinicamente silenciosas. O fator XI ativado desencadeia a ativação do fator IX na presença do cálcio ionizado. O fator IX combina-se com o fator VIII ativado na presença de plaquetas ou de fosfolipídios teciduais e cálcio ionizado e ativa o fator X.

Nesse ponto, é descrita uma via comum na qual o fator X ativado desenvolve um complexo com os tecidos ou fosfolipídios plaquetários, com cálcio ionizado e com o fator V ativado que induz a clivagem da protrombina (fator II) em trombina. A trombina, por sua vez, quebra o fibrinogênio (fator I) em monômeros de fibrina, que se polimerizam construindo a malha de fibrina que constitui o coágulo primário (frágil). A trombina catalisada pelo cálcio ionizado ativa, subsequentemente, o fator XIII, que induz a agregação da malha de fibrina para formar o coágulo estável. A trombina também participa da clivagem da protrombina para ativar os fatores V, VIII, XI e as plaquetas, ilustrando o modelo de amplificação biológica.

A cascata da coagulação é inibida primariamente por 2 vias: a via antitrombina-heparina e a via proteína C-trombomodulina-proteína S. A antitrombina tem 80% da capacidade inibidora plasmática da trombina. Combinando-se com moléculas do endotélio semelhantes à heparina, a antitrombina se liga à trombina, neutralizando a sua atividade. A antitrombina também inibe os fatores XII, XI, X e IX ativados. As moléculas endógenas semelhantes à heparina podem também aumentar a liberação da via do fator tecidual inibidor das células endoteliais e, em uma condição de tensão de cisalhamento elevada, irão interferir na ligação plaquetas-vWF. A proteína C, ativada pelo complexo trombina-trombomodulina, inibe o sistema de coagulação e ativa o sistema fibrinolítico. A fibrinólise atua limitando a estruturação do trombo. A proteína C ativada, em combinação com o cálcio e com o cofator de proteína S, inativa os fosfolipídios de membrana ligados aos fatores V e VIII ativados, evitando, assim, a ativação do fator X e a clivagem do fibrinogênio em fibrina. A trombomodulina forma complexos e neutraliza a trombina, inibindo a clivagem do fibrinogênio, a ativação do fator V e a ativação das plaquetas.

O sistema fibrinolítico serve para degradar enzimaticamente o desenvolvimento dos coágulos de fibrina e para manter a patência do sistema vascular. O plasminogênio pode ser ativado em plasmina pelos fatores XII ativado, ativador tecidual de plasminogênio, ativador urinário e pela uroquinase e estreptoquinase. A plasmina induz a degradação da fibrina em produtos de degradação de fibrinogênio, que são fagocitados e eliminados pelas células mononucleares. A fibrinólise é inibida pela α2-antiplasmina, α2-macroglobulina e pelo inibidor do fator ativador de plasminogênio dos tipos 1 e 2.

As vias hemostáticas primárias e secundárias, as vias inibitórias e do sistema fibrinolítico trabalham concomitantemente para restaurar a integridade da parede vascular, minimizar a perda de sangue e evitar a ativação da cascata da coagulação além da área lesada.

CONTROLE DA HEMORRAGIA OPERATÓRIA

Durante a cirurgia, ocorre sangramento quando é feita uma incisão nos tecidos, seccionando os vasos sanguíneos. É desejável que se minimize o extravasamento de sangue a fim de evitar danos ao paciente e para visualizar melhor o campo cirúrgico. Os campos operatórios com pouco sangue reduzem o tempo cirúrgico. O método hemostático a ser usado dependerá do tecido, da natureza e das proporções do sangramento ou hemorragia. A seção a seguir irá apresentar os métodos de hemostasia disponíveis atualmente usados na medicina veterinária.

PRESSÃO DIRETA E PINÇAMENTO DE VASOS

Aplicar pressão direta sobre o vaso ou no local do sangramento é um método rápido para estancar a perda de sangue. Isso pode ser feito por meio de pressão digital suave, por compressão ou obliteração com uma compressa de gaze (Figura 16.3). A pressão excessiva pode inibir a coagulação por impedir o afluxo de plaquetas e de fatores de coagulação ao local da incisão. Ao usar uma gaze, deve-se exercer pressão suave sobre o ponto hemorrágico por um período de tempo suficiente para que se

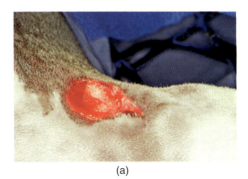
(a)

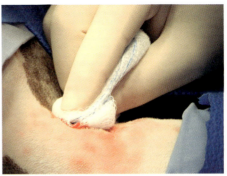
(b)

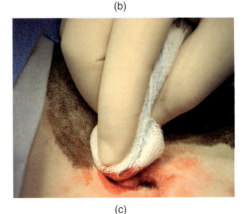
(c)

Figura 16.3 Aplicação de pressão com uma gaze seca para hemostasia durante uma biopsia da pele: (a) hemorragia produzida pela incisão com o bisturi encobre o tecido subcutâneo a ser incindido para a remoção do segmento de pele; (b) pressão direta com uma gaze seca sendo aplicada para incindir a pele; (c) a gaze é retirada suavemente para se verificar se a hemostasia foi alcançada.

instale a coagulação. Em seguida, é preciso relaxar a pressão com cuidado para não deslocar o coágulo formado. Deve-se evitar atritar o local com as compressas. O uso de compressa umedecida pode ajudar a minimizar o desprendimento do coágulo quando a compressa for removida. Uma compressa muito úmida produzirá efeito hemostático menos eficaz. A pressão direta é atraumática quando utilizada corretamente e assegura hemostasia permanente para vasos pequenos (capilares), que têm pressão arterial menor. A pressão direta também proporciona hemostasia temporária para vasos com pressão mais alta até que a hemostasia permanente seja realizada por ligadura ou por eletrocoagulação.

Nos vasos de maior calibre se emprega a pinça hemostática. O pinçamento esmaga o tecido vascular e estimula a coagulação. Os vasos pequenos, nos quais a pressão sanguínea é menor, podem ser pinçados e torcidos sem que seja necessário aplicar a ligadura. As pinças hemostáticas podem ser aplicadas e mantidas nos grandes vasos para estancar o sangramento até que o vaso possa ser ligado ou selado por eletrocoagulação. Deve-se pinçar a menor quantidade possível de tecido circunvizinho para evitar trauma adicional aos tecidos e atraso na cicatrização. O tamanho das pinças hemostáticas deve ser adequado ao calibre do vaso para que o pinçamento seja eficaz. As pontas das pinças devem ser usadas para pinçar os vasos de pequeno calibre. Os vasos maiores e os pedículos vasculares devem ser pinçados aplicando-se as ranhuras do corpo das pinças curvas, cujas pontas devem estar voltadas para cima (Figura 16.4).

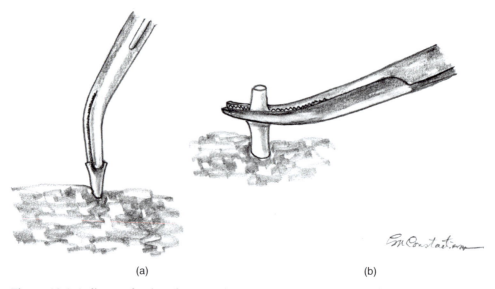

(a) (b)

Figura 16.4 Aplicação de pinça hemostática no vaso: (a) use as pontas da pinça hemostática mosquito ou Kelly para pinçar um vaso pequeno. O ideal é aplicar a ponta da pinça em paralelo ao vaso, pois essa compressão posiciona as ranhuras da pinça perpendicularmente ao vaso, reduzindo as chances de que o vaso escape do pinçamento. (b) Para o pinçamento de vasos grandes e pedículos vasculares, o corpo (ranhuras) da pinça hemostática pode ser aplicado perpendicularmente ao vaso ou pedículo, com a ponta curva apontada para cima.

ELETROCIRURGIA

A eletrocirurgia é a aplicação de corrente elétrica de alta frequência para incindir, coagular, dissecar ou fulgurar os tecidos. As características da corrente elétrica determinam a profundidade da incisão e da coagulação. As ondas de frequência contínua são usadas para o corte, enquanto as ondas de corrente alternada são usadas para produzir coagulação. O uso de corrente contínua retificada possibilita a prática de incisão ou coagulação. O módulo do equipamento de eletrocirurgia (Figura 16.5) tem ajustes tanto para a incisão (modo de corte) quanto para a coagulação. A seleção do modo (corte ou coagulação) será feita na chave de seleção existente no módulo ou no terminal de mão monopolar (Figura 16.6). A eletrodissecação é realizada escolhendo-se o modo de coagulação, aplicando-se a ponta do eletrodo, de modo radial, ao longo do tecido. Deslizando o eletrodo de maneira radial sobre o tecido, o calor produzido na passagem da corrente elétrica produz a dissecação dos tecidos. A eletrodissecação não é de uso comum, mas tem sido utilizada na ablação de tecidos com processos inflamatórios crônicos quando a eletrofulguração não está disponível. A eletrodissecação pode ser utilizada para desidratar a superfície de massa tumoral ulcerada antes da sua extirpação, minimizando o risco potencial de contaminação da ferida cirúrgica durante a excisão dessa massa. Alguns aparelhos de eletrocirurgia têm uma configuração que permite o uso da eletrofulguração dos tecidos por meio de

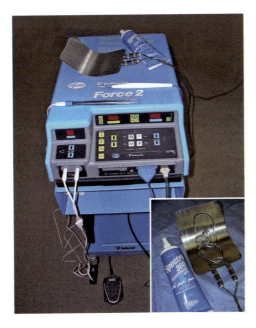

Figura 16.5 Módulo de eletrocirurgia monopolar (peça de mão branca) e bipolar (pinça com cabo branco). A pinça do eletrodo bipolar é ativada pressionando-se o pedal colocado no chão. A corrente passa de uma ponta à outra. O eletrodo monopolar exige um bom contato com o paciente, usando gel condutor, com placa de aterramento (detalhe) para que ocorra a passagem de corrente segura e eficaz através do corpo do paciente. Placas de aterramento de metal como as aqui demonstradas têm sido substituídas por placas de aterramento adesivas, mais seguras.

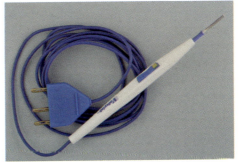

Figura 16.6 Eletrodo monopolar de eletrocirurgia. Este eletrodo de mão pode ser usado com uma lâmina plana (em destaque) ou com uma ponta fina. O interruptor é acionado para a passagem da corrente elétrica. O interruptor pode ser usado para alternar a eletrocoagulação e a eletroincisão.

centelhas elétricas que atingem o tecido sem que a ponta do eletrodo o toque. O objetivo principal da eletrofulguração é a ablação de tecidos com processos inflamatórios crônicos. A eletrofulguração apresenta maior capacidade de destruição de tecidos do que a eletrodissecação. A taxa de destruição é controlada pelo ajuste na intensidade de corrente aplicada. A eletrofulguração não utiliza a placa de aterramento e a eletrodissecação pode ser, também, aplicada sem aterramento com cuidado para que a dissipação da corrente não cause danos excessivos aos tecidos circunvizinhos. As placas de aterramento (Figura 16.5) devem ter, obrigatoriamente, contato adequado com o corpo do paciente, para que a eletroincisão e eletrocoagulação sejam obtidas por meio de circuito elétrico ideal, de maneira a evitar danos ao paciente.

A eletrocirurgia é raramente empregada para se incindir a pele, pois a necrose térmica secundária pode causar deiscência de sutura e retardo na cicatrização. No entanto, a combinação do corte e da coagulação na eletroincisão mostra-se vantajosa e eficaz nos tecidos vasculares, assim como nos músculos. À medida que a ponta do eletrobisturi corta o tecido muscular do abdome ela o faz coagular, minimizando o sangramento. A gordura da tela subcutânea e as fáscias podem também submetidas à eletroincisão para que se tenha o controle do sangramento e se visualize melhor os planos de incisão tecidual. Essa possibilidade torna a eletrocirurgia uma ferramenta excelente para o corte e extirpação de massas situadas em tecidos profundos. No momento da aplicação do corte, empregam-se movimentos semelhantes a pinceladas para reduzir a produção de calor lateral e dano tecidual circunvizinho durante a incisão eletrocirúrgica.

A eletrocoagulação é muitas vezes chamada, erroneamente, de eletrocautério. O eletrocautério (Figura 16.7) aquece a ponta de metal ou a lâmina de corte com baixa tensão e amperagem alta, por passagem de corrente contínua ou alternada que coagula o vaso sem passar corrente através do paciente.[1] O eletrocautério produz calor que é aplicado diretamente sobre o tecido. Na eletrocoagulação verdadeira a corrente elétrica passa através da ponteira de metal diretamente ao vaso sanguíneo, conforme já descrito. O calor é produzido pelo próprio tecido por meio da conversão da energia elétrica absorvida em energia térmica, que produz a obliteração do vaso. A ponteira metálica do eletrodo manual de eletrocirurgia não se aquece. A eletrocoagulação é mais eficaz em artérias com diâmetro de 1 mm ou menor e em veias com diâmetro de 2 mm ou menor.

A eletrocoagulação monopolar (Figura 16.6) é comumente empregada na eletrocirurgia. Alternando-se a corrente elétrica a partir do interruptor do eletrodo manual, ela passa através do corpo

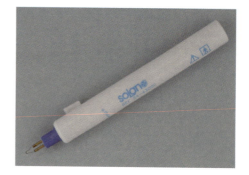

Figura 16.7 Unidade de eletrocautério. A corrente elétrica é produzida por uma bateria que aquece os filamentos de metal contidos no cabo. O metal aquecido é aplicado diretamente no ponto de sangramento para cauterizar o tecido e controlar o sangramento.

do paciente em direção à placa de aterramento. A ponteira metálica do eletrodo manual deve fazer contato com uma área restrita (focal) do tecido e, de preferência, apenas sobre o vaso sanguíneo a ser coagulado. No entanto, a placa de aterramento deve maximizar a superfície de contato com o corpo do paciente para evitar queimaduras nesse local. O campo operatório deve estar seco para se aplicar a eletrocoagulação monopolar, uma vez que o sangue acumulado restringe a passagem de energia no ponto de interesse. A ponteira metálica monopolar pode ser aplicada diretamente sobre o tecido a ser coagulado (eletrocoagulação direta; Figuras 16.8a e 16.9a), ou a corrente pode ser transmitida ao longo de um instrumental cirúrgico metálico fixado ao vaso (eletrocoagulação coaptiva; Figuras 16.8b e 16.9b). Para evitar queimaduras secundárias, o instrumental deve ser mantido perpendicularmente à superfície do tecido a ser coagulado de maneira que a ponteira metálica não toque os tecidos vizinhos.

A eletrocoagulação bipolar (Figura 16.10) usa uma pinça de eletrodos para passar a corrente elétrica de uma ponta à outra sobre o vaso a ser coagulado. Como não há passagem de corrente em outra parte do corpo do paciente, não há placa de aterramento. As pontas das pinças

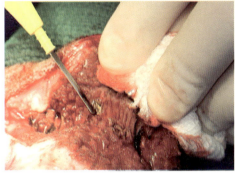

(a)

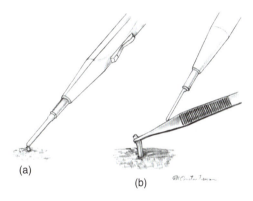

(a)   (b)

Figura 16.8 Eletrocoagulação monopolar em comparação com métodos diretos e coaptivos: (a) a eletrocoagulação direta é realizada tocando-se a ponta do eletrodo de mão diretamente sobre o vaso; (b) a eletrocoagulação coaptiva é realizada após o pinçamento do vaso com uma pinça mosquito ou de dissecação e, em seguida, toca-se a ponta do eletrodo de mão em qualquer ponto da pinça de metal para transmitir a corrente elétrica através do instrumental metálico para o vaso. Durante a eletrocoagulação coaptiva deve-se evitar o toque em quaisquer outros tecidos com o instrumental de metal, pois esses tecidos serão também coagulados.

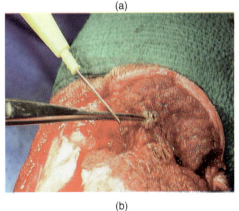

(b)

Figura 16.9 Uso da eletrocoagulação monopolar em um caso clínico: (a) eletrocoagulação direta aplicada para controlar hemorragia muscular durante uma amputação; (b) eletrocoagulação coaptiva aplicada através de pinça DeBakey para controlar sangramento durante uma amputação.

devem ser mantidas a cerca de 1 mm de distância do tecido para que a corrente passe. A electrocoagulação bipolar tem como vantagens, em relação à monopolar, o uso de corrente elétrica mais baixa, efeito mínimo sobre os tecidos circunvizinhos e a possibilidade de que a coagulação ocorra em um campo cirúrgico umedecido. O risco menor de lesão térmica para tecidos vizinhos na eletrocoagulação bipolar a torna particularmente vantajosa para os procedimentos neurológicos, como a hemilaminectomia. Ao contrário da eletrocoagulação monopolar, que pode ser ativada por um interruptor no eletrodo manual (Figura 16.6), na ativação da passagem de corrente na eletrocoagulação bipolar usa-se um pedal (Figura 16.5).

Ambos os tipos de eletrocoagulação exigem que os eletrodos de mão sejam mantidos limpos e isentos de debris para maximizar a passagem de corrente diretamente através do vaso. O uso inadequado pode levar à formação de arcos da corrente elétrica e de centelhas que podem causar queimaduras graves, canalização tecidual (passagem de corrente através de um canal estreito de tecido, causando lesão térmica distante da ponteira do eletrodo), hemorragia secundária devido a falha na hemostasia, atraso na cicatrização e incêndio no centro cirúrgico.

RADIOCIRURGIA

Os equipamentos de radiocirurgia (Surgitron Dual Frequency RF/120 Devices® e Surgitron EMC – Vet Surg®, Ellman International, Oceanside, NY) funcionam de maneira similar aos da electrocirurgia padrão, tanto nas configurações para o corte quanto para a coagulação. A fonte de energia para esse equipamento são ondas de rádio de ultra-alta frequência (p. ex., 4 MHz) que passam de uma ponteira de fio fino (eletrodo ativo) pelo tecido a ser incindido ou coagulado, dependendo da configuração de onda escolhida, para uma antena plana (eletrodo passivo) situada em uma placa colocada debaixo do paciente (Figura 16.11). Não há necessidade de aplicar gel condutor no eletrodo passivo, pois não é um terminal de ligação com a terra e não precisa estar em contato direto com a pele. O paciente não faz parte do circuito elétrico e o fio permanece frio durante todo o tempo. A incisão e a coagulação ocorrem pela resistência do tecido à passagem de onda de rádio de alta frequência que induz um calor localizado que vaporiza as células. As incisões de tecidos moles são possíveis com o uso dessa tecnologia.

ELETROCIRURGIA BIPOLAR COM RETROALIMENTAÇÃO

Os novos dispositivos de eletrocirurgia foram desenvolvidos com eletrodos bipolares com retroalimentação. Esses dispositivos são úteis nos procedimentos de laparotomia que envolvem esplenecto-

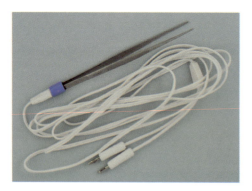

Figura 16.10 Eletrodo manual de eletrocoagulação bipolar. Um espaço de 1 mm deve ser mantido entre as extremidades da peça metálica para possibilitar a passagem da corrente elétrica.

mia e lobectomia hepática e em procedimentos laparoscópicos. Tanto no dispositivo LigaSure® Vessel Sealing System (Covidien Animal Health and Dental Division, Mansfield, MA; www.ligasure.com; Figura 16.12) quanto no EnSeal® Tissue Sealing e no Hemostasis System® (Ethicon Endo-Surgery, Cincinnati, OH;

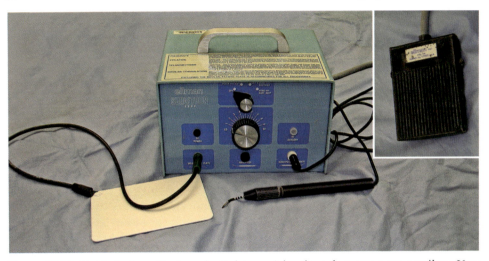

Figura 16.11 Unidade de radiocirurgia. Existem vários tipos de ponta para o estilete. Uma ponta curva é mostrada aqui. O estilete está conectado no acesso de fulguração branco nesta fotografia, mas poderia ser conectado ao acesso preto no centro para os usos mais comuns de corte e coagulação. O eletrodo passivo branco é uma antena que recebe as ondas de rádio para completar o circuito que corre através do paciente. A placa branca não é um terminal terra e não precisa estar em contato direto com a pele. Assim, não é necessário utilizar gel condutor. A placa branca não é necessária para a fulguração, mas tem de ser usada para corte e coagulação. A corrente é ativada por um dispositivo de pé (detalhe).

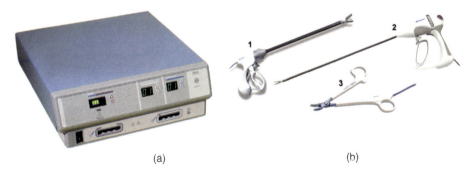

Figura 16.12 LigaSure® Vessel Sealing Systems (selador vascular eletrotérmico bipolar (EBVS): (a) o gerador desse aparelho fornece a energia que é aplicada pelos componentes manuais; (b) alguns componentes manuais comumente usados incluem: (1) componente laparoscópico de comutação (LigaSure Atlas® Hand Switching Laparoscopic Instrument), (2) componente laparoscópico selador/divisor (LigaSure® V Sealer/Divider Laparoscopic Instrument) e (3) componente selador/divisor de precisão (LigaSure Precise® Sealer/Divider Instrument). (Cortesia da Covidien Animal Health and Dental Division, Mansfield, MA.)

www.surgrx.com) a capacidade de oclusão abrange vasos e plexos de até 7 mm de diâmetro. Esses dispositivos com retroalimentação são capazes de produzir obliteração confiável de grandes vasos com menos energia térmica secundária do que a utilizada na eletrocirurgia monopolar tradicional ou em unidades de eletrocirurgia bipolares. A aplicação da ponta da pinça esmaga os tecidos e fecha o circuito bipolar. A passagem de energia de alta tensão e de corrente de baixa intensidade através do tecido produz calor, que desnatura o colágeno e a elastina no tecido. Os feixes de colágeno situados ao longo da parede vascular esmagada selam o vaso.[2] Ambos os dispositivos apresentam um sistema de retroalimentação que detecta a condutividade e a quantidade de tecido pinçado pelo instrumento e ajusta a intensidade da corrente aplicada. Assim que o objetivo é atingido, a passagem de corrente é interrompida e o aparelho emite um sinal indicando que o processo está finalizado.

BISTURI ULTRASSÔNICO

Outro tipo de equipamento para a incisão e hemostasia vascular que usa energia é o bisturi acionado por ultrassom (Harmonic Scalpel®, Ethicon Endo-Surgery, Cincinnati, OH; www.harmonic.com; Figura 16.13). Um gerador produz corrente eletromagnética que passa através de um transdutor piezoelétrico loca-

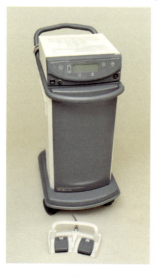

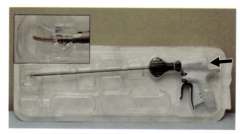

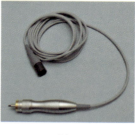

(a)   (b)

Figura 16.13 Harmonic Scalpel (Ethicon Endo-Surgery, Cincinnati, OH): (a) o Harmonic® Generator 300 produz corrente eletromagnética que passa através de um transdutor piezoelétrico localizado no eletrodo de mão; (b) o Harmonic ACE® 36 cm Ergonomically-Enhanced Curved Shear com lâmina descartável (*à esquerda*) é ligado ao gerador por meio de um cabo (*à direita*). A porção metálica do cabo (eletrodo manual) é encaixada à lâmina descartável no local indicado pela seta. O detalhe mostra a ponta da lâmina. A energia eletromagnética do gerador produz a vibração do transdutor piezoelétrico localizado entre duas hastes de metal da peça manual. As ondas sinusoidais produzidas são transferidas para a lâmina e fazem a lâmina vibrar a 55,5 kHz.

lizado no eletrodo manual. O transdutor converte a corrente em energia mecânica, fazendo com que a lâmina vibre em uma frequência de 55,5 kHz. O atrito causado pela vibração das pinças do instrumento produz energia térmica que aquece os tecidos e vaporiza a água.[3,4] As proteínas dos tecidos são desnaturadas e desenvolvem um coágulo que sela os vasos e os tecidos aprisionados pelas garras do instrumento. As temperaturas nos tecidos são mais baixas do que as produzidas por outros dispositivos eletrocirúrgicos, portanto produzem menor carbonização tecidual.[4] O Harmonic Scalpel® foi aprovado para a hemostasia de vasos de até 5 mm de diâmetro.

LASERS CIRÚRGICOS

O uso de *lasers* nas cirurgias de tecidos moles complexas tornou-se popular na prática cirúrgica de pequenos animais. O *laser* mais popular para uso geral é o de dióxido de carbono (Figura 16.14),[5] que produz um foco de 10.600 nm de

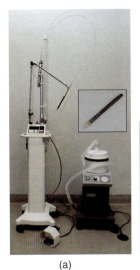
(a)

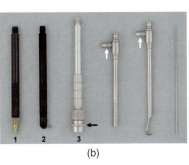
(b)

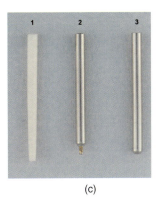
(c)

Figura 16.14 *Laser* de dióxido de carbono. (a) *Laser* de uso veterinário (The Luxar AccuVet Novapulse LX-20SP Surgical CO_2 *laser*, Lumenis, Inc, Santa Clara, CA; *à esquerda*) emprega um guia de onda oco para transferir o feixe de *laser* para a peça de mão e ponteira (*detalhe*). Um sistema de drenagem (*à direita*) é usado para remover a fumaça produzida quando o *laser* interage com o tecido. (b) As peças de mão disponíveis para várias aplicações de *laser* incluem: (1) peça de mão padrão no formato de lápis, (2) peça de mão angulada útil para aplicação na cavidade oral, e (3) acessórios LAUP. LAUP usado para uvuloplastia assistida por *laser*, uma cirurgia de palato mole realizada no homem. Os acessórios LAUP são úteis para a ressecção do prolongamento do palato mole dos cães. A peça LAUP (*à direita da peça de mão angulada*) tem um mecanismo de liberação rápida (*seta preta*), ao qual pode ser anexada uma extensão sem recuo (*à direita da peça LAUP*) ou com uma trava (*à direita da extensão sem trava*). Ambas as extensões estão equipadas com portas de drenagem (*setas brancas*) que podem ser ligadas a um tubo de sucção. Essas extensões requerem uma ponteira de 0,8 mm longa (*à direita*). (c) Algumas ponteiras opcionais para uso com a peça de mão padrão são: (1) ponta de cerâmica de 0,25 mm, (2) ponta de metal de 0,3 mm e (3) ponta de metal fina 0,4 mm.

comprimento de onda, com absorção alta pela água. A água celular e tecidual é aquecida em contato com o feixe de raios *laser*. Os tecidos são coagulados em uma temperatura que atinge 50 a 100°C e a vaporização ocorrerá quando a temperatura ultrapassar 100°C.[5] A cirurgia a *laser* produz hemostasia de pequenos vasos durante a incisão, mantendo um campo cirúrgico seco. Os vasos de maior calibre podem ser cauterizados, aumentando-se a distância entre a ponteira manual e o tecido desfocando o feixe de *laser*. O feixe é, então, movimentado para fazer uma varredura ao longo do vaso.

LIGADURA VASCULAR

Os vasos de grande calibre devem ser pinçados e ligados por meio de sutura para assegurar hemostasia permanente (Figura 16.15). As ligaduras podem ser feitas antes ou depois da transecção do vaso. Se a ligadura for feita após a transecção, geralmente aplica-se uma pinça hemostática no vaso, como foi descrito anteriormente para proporcionar hemostasia temporária. O vaso deverá ser individualizado do tecido circunvizinho tanto quanto possível para evitar que a ligadura escape. A ligadura dupla é recomendada, especialmente para grandes artérias. Artérias e

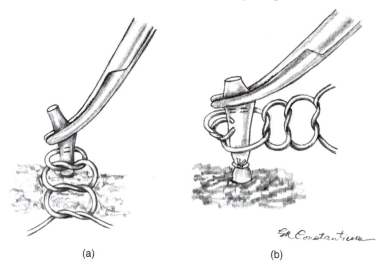

(a) (b)

Figura 16.15 Ligadura do vaso sanguíneo. (a) Uma ligadura circunferencial pode ser colocada em torno do vaso sob as pontas da pinça hemostática. A primeira laçada (simples) é apertada para ocluir com segurança o vaso. Em seguida, outros 3 nós são aplicados para formar dois nós quadrados. Quando existem tecidos cincunvizinhos ao vaso no ponto de aplicação da pinça, ela é movimentada e aberta parcialmente para facilitar a primeira passagem do fio. Especificamente, esse movimento refere-se ao afrouxamento e aperto rápido da pinça hemostática para que se garanta a passagem e aperto da ligadura. A manobra de abertura e fechamento rápido é feito de modo que não haja afastamento da pinça do tecido ou do pedículo vascular a ser ligado. (b) A ligadura por transfixação é usada para vasos calibrosos e pedículos volumosos. A transfixação é realizada após a aplicação de uma ligadura mais proximal do pedículo. A agulha de sutura é passada através de uma pequena secção da parede do vaso, cerrado inicialmente com um nó simples. Em seguida, o fio de sutura é passado em torno do pedículo vascular aplicando-se dois nós quadrados. (Ver, no Capítulo 18, o método de transfixação pedículo vascular.)

veias devem ser ligadas separadamente para evitar o desenvolvimento de fístulas arteriovenosas.

Os materiais recomendados para ligadura de rotina de vasos são os fios monofilamentosos ou fios absorvíveis trançados (poliglecaprone 25, poliglactina 910, categute cromado). Geralmente não é necessário usar fio de sutura de absorção prolongada para ligar os vasos, pois eles cicatrizam rapidamente. Alguns cirurgiões, entretanto, preferem usar o fio de seda devido às suas características de facilidade de manuseio e segurança no nó. A espessura do fio de sutura será definida de acordo com o calibre do vaso a ser ligado, tendo-se em mente que o uso do fio de calibre menor irá melhorar a segurança do nó. Para as ligaduras devem ser aplicados nós quadrados, pois eles fornecem maior segurança e confiabilidade. O nó de cirurgião pode ser usado para a primeira ligadura de pedículos vasculares e em locais onde a tensão do tecido a ser ligado não permita que o nó simples seja adequadamente apertado. Deve-se observar que, quando os nós de cirurgião são aplicados em tecidos volumosos, eles podem se tornar menos seguros.

Os grampos vasculares metálicos (Hemoclips®, Weck Closure Systems, Research Triangle Park, NC) podem ser usados para ligadura de vasos de até 5 mm de diâmetro (Figura 16.16). Para aplicar os grampos vasculares metálicos usa-se um aplicador especial após debridar o vaso do tecido circunvizinho. O tamanho do grampo será determinado pelo calibre do vaso. O diâmetro do vaso deve de um terço a dois terços do tamanho do grampo. Os grampos metálicos vasculares são aplicados de modo mais rápido do que as ligaduras tradicionais, mas podem ser mais suscetíveis a se desprenderem dos tecidos, especialmente se forem aplicados de modo inadequado. Os grampos vasculares descartáveis (Auto Suture Premium Surgiclip II®, Covidien Animal Health and Dental Division, Mansfield, MA) estão também disponíveis no mercado.

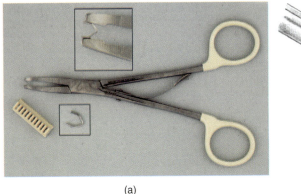

(a)

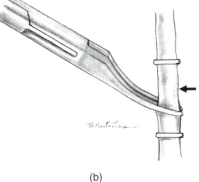

(b)

Figura 16.16 Grampos hemostáticos de aço inoxidável: (a) a foto ilustra o Hemoclips® (Weck Closure Systems, Research Triangle Park, NC), aplicador e grampos no cartucho. No detalhe, vê-se o Hemoclip® vazio e carregado na ponta do aplicador; (b) Hemoclips® aplicados em um vaso sanguíneo isolado (normalmente seria usada uma pinça hemostática), seguido da transecção do vaso no local apropriado (*seta*). Hemoclips® podem ser aplicados também após o vaso ser incindido e pinçado com uma hemostática. O diâmetro do vaso sanguíneo deve ser de, no máximo, 1/3 a 2/3 do tamanho do grampo.

AGENTES HEMOSTÁTICOS

A hemorragia difusa e a de pressão baixa, como é visto muitas vezes no fígado ou no baço, não são controladas com os métodos anteriormente descritos. Para esses casos, agentes hemostáticos tópicos podem ajudar a se conseguir a hemostasia e melhorar a visibilidade. Os agentes hemostáticos tópicos são também úteis em áreas em que a pressão ou a lesão causada pelo calor prejudiquem o funcionamento do órgão, como nas cirurgias do sistema nervoso central. Os agentes hemostáticos tópicos não são adequados para o controle da hemorragia arterial. O método a ser adotado varia de um material para o outro, mas em geral eles funcionam fornecendo substrato para acelerar a coagulação. Por essa razão, os mecanismos hemostáticos do organismo devem estar funcionais.

Cera de osso

A cera de osso (Medline Industries, Mundelein, IL; Figura 16.17) é usada para tamponar o sangramento nas superfícies ósseas. Ao contrário de outros agentes hemostáticos tópicos, a cera de osso não tem qualquer efeito sobre a cascata da coagulação. A cera de osso é composta por cera de abelha semissintética associada a um agente emoliente, como o palmitato de isopropil, de modo que ela possa ser comprimida sobre o osso esponjoso. A cera de osso é não absorvível e inibe a cicatrização óssea e, portanto, deve ser usada em quantidade pequena. Ela não deve ser utilizada em fraturas ou osteotomias em que a osteogênese seja essencial para a cicatrização óssea. A cera de osso é usada em geral para o controle da hemorragia de cavidades medulares ósseas nas amputações e mandibulectomias. A cera de osso é comercializada em embalagens com folhas estéreis de 2,5 gramas.

ESPONJA HEMOSTÁTICA DE GELATINA

As esponjas Gelfoam® (Pharmacia & Upjohn, New York, NY; Figura 16.18a) e Vetspon® (Novartis Animal Health, Greensboro, NC; Figura 16.18b) são insolúveis em água e absorvíveis. As esponjas de gelatina suína estéreis são usadas para controlar a hemorragia capilar de baixa pressão. A natureza porosa e expansível das esponjas de gelatina lhes permite reter sangue total em um volume muitas vezes maior do que seu peso. À medida que a esponja se satura com sangue ocorre o tamponamento do sangramento de superfície que, por meio de matriz mecânica, promove e suporta a agregação plaquetária e a formação de fibrina.

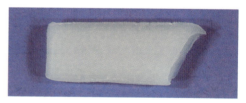

Figura 16.17 Cera óssea (Medline Industries, Mundelein, IL).

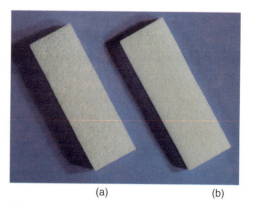

Figura 16.18 Esponjas de gelatina. (a) Gelfoam® (Pharmacia & Upjohn, New York, EUA) e (b) Vetspon® (Novartis Animal Health, Greensboro, NC).

As esponjas de gelatina estão disponíveis em tiras, quadrados e cubos, dependendo do fabricante. Elas podem ser cortadas segundo o contorno das superfícies dos tecidos a serem tratados. Podem ser aplicadas secas ou saturadas com solução salina estéril. Assim como o material da sutura, deve-se usar apenas a quantidade necessária para produzir hemostasia, para minimizar a reação de corpo estranho. A esponja seca deve ser comprimida e, em seguida, mantida no lugar por meio de pressão moderada até que a hemostasia ocorra. Para utilizar uma esponja umedecida, a esponja deve ser mergulhada em solução salina, espremida para remover o excesso de umidade e, em seguida, reimersa para remover quaisquer bolhas de ar na matriz. A esponja de gelatina molhada é aplicada ao tecido hemorrágico do mesmo modo que uma esponja seca.

As esponjas de gelatina são absorvidas entre 4 e 6 semanas e parecem não interferir na cicatrização de feridas. Elas devem ser removidas após a hemostasia ser conseguida em cavidades ósseas fechadas, tais como o canal vertebral, para se evitar a formação de tecido cicatricial que possa incitar a compressão de tecidos neurais. As esponjas de gelatina podem servir de substrato para a instalação de infecção e desenvolvimento de abscessos. Por essa razão, elas nunca devem ser deixadas em um local contaminado.

Celulose oxidada regenerada

A celulose oxidada regenerada (Surgicel®, Johnson & Johnson, Somerville, NJ) pode ser cortada e facilmente manipulada para se acomodar em quase toda a superfície hemorrágica. A hemostasia é obtida por meio da formação de massa gelatinosa após contato com o sangue que atua como um coágulo artificial. Uma vez que o mecanismo de ação depende da hemoglobina, a celulose oxidada regenerada não será ativada por outros fluidos corporais. Ela é absorvida entre 7 e 14 dias e induz a inflamação mínima. Assim como as esponjas de gelatina, a celulose oxidada regenerada incha após contato com sangue e, portanto, deve ser removida dos espaços ósseos fechados após se obter a hemostasia. A celulose oxidada regenerada está disponível em 3 tipos diferentes: (1) malha com boa flexibilidade e versatilidade (Surgicel Original®, Johnson & Johnson, Somerville, NJ; Figura 16.19); (2) misturada com um tecido denso para uso em sangramentos extensos que pode ser fixada por sutura (Surgicel Nu-Knit®, Johnson & Johnson, Somerville, NJ) e (3) material macio em camadas com a consistência do algodão, que pode ser descamado para se obter a quantidade necessária (Surgical Fibrillar®, Johnson & Johnson, Somerville, NJ).

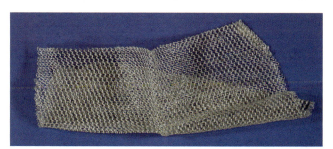

Figura 16.19 Celulose oxidada regenerada (Surgical Original®, Johnson & Johnson, Somerville, NJ).

AGRADECIMENTOS

Os autores agradecem a Linda M. Berent, DVM, PhD, Diplomada ACVP (Clinical and Anatomic Pathology), Departament of Pathobiology, da University of Missouri, pela assistência na parte do capítulo sobre a hemostasia.

REFERÊNCIAS

1. Fucci V, Elkins AD. Electrosurgery: principles and guidelines in veterinary medicine. *Compend Contin Educ Pract Vet* 1991; 13:407–415.
2. Harold KL, Pollinger H, Matthews BD, et al. Comparison of ultrasonic energy, bipolar thermal energy, and vascular clips for the hemostasis of small-, medium-, and large-sized arteries. *Surg Endosc* 2003;17:1228–1230.
3. Royals SR, Ellison GW, Adin CA, et al. Use of an ultrasonically activated scalpel for splenectomy in 10 dogs with naturally occurring splenic disease. *Vet Surg* 2005;34:174–178.
4. Clements RH, Palepu R. In vivo comparison of the coagulation capability of SonoSurg and Harmonic Ace on 4 mm and 5 mm arteries. *Surg Endosc* 2007;21:2203–2206.
5. Holt TL, Mann FA. Soft tissue applications of lasers. *Vet Clin North Am Small Anim Pract* 2002;32(3):569–599.

BIBLIOGRAFIA ADICIONAL

Informações adicionais sobre hemostasia e controle do sangramento cirúrgico podem ser encontradas nos seguintes livros-textos e artigos científicos:

1. Feldman BV, Zinkl JG, Jain NC, eds. *Schalm's Veterinary Hematology*, 5th ed. Philadelphia, Pennsylvania: Lippincott Williams & Wilkins, 2000.
2. Fossum TW, ed. *Small Animal Surgery*, 3rd ed. St. Louis, Missouri: Mosby Elsevier, 2007.
3. Slatter DH, ed. *Textbook of Small Animal Surgery*, 3rd ed. Philadelphia, Pennsylvania: Saunders, 2003.
4. Miller WW. Using high-frequency radio wave technology in veterinary surgery, *Vet Med* 2004;99:796-802.

Capítulo 17

TUBOS, SONDAS E DRENOS CIRÚRGICOS

Fred Anthony Mann

As indicações de uso de drenos e sondas na cirurgia veterinária são inúmeras e incluem as sondas nasais, traqueais, vesicais, gástricas e os drenos torácicos, abdominais e incisionais. O objetivo deste capítulo é ilustrar e orientar quanto ao uso de sondas e de drenos tubulares, bem como apresentar planos que discorram sobre as indicações de cada um, destacando as potenciais complicações.

SONDAS INTRANASAIS

As sondas intranasais são usadas para administração de oxigênio e para alimentação enteral esofágica ou gástrica (Figuras 17.1a e 17.1b). A técnica para a implantação de uma sonda intranasal é a mesma, independentemente da via pela qual irá ocorrer a administração (Figuras 17.1c a 17.1o). Em animais acordados, um anestésico formulado para uso oftálmico (Figuras 17.1c e 17.1d) é instilado, com antecedência, na mucosa nasal enquanto a sonda e os materiais de introdução e fixação são organizados. O comprimento da sonda (*i. e.*, o quanto deverá ser introduzido) será determinado pela indicação de uso. Para administração de oxigênio, a sonda é introduzida tendo como referência a distância da comissura lateral da narina ao canto medial do olho (Figuras 17.1e e 17.1f). Para a alimentação nasoesofágica, emprega-se como referência, aproximadamente, o quinto espaço intercostal à comissura lateral da narina. Para a alimentação nasogástrica, a sonda é introduzida desde a comissura lateral da narina até a altura da 13ª costela. O nó de cirurgião[1] é utilizado para fixar externamente a sonda. Na maioria dos casos, para a ancoragem e fixação da sonda é usado fio de sutura monofilamentoso 2-0 empregando-se uma agulha hipodérmica calibre 20 (Figura 17.1g) transpassada na região externa da narina. O primeiro nó da sutura de cirurgião é aplicado na comissura lateral da narina, imediatamente antes de introduzir a sonda (Figuras 17.1h e 17.1i). Depois de finalizar um nó quadrado, deixam-se os fios longos preparados para fazer o nó do cirurgião. O tubo lubrificado (Figura 17.1j)

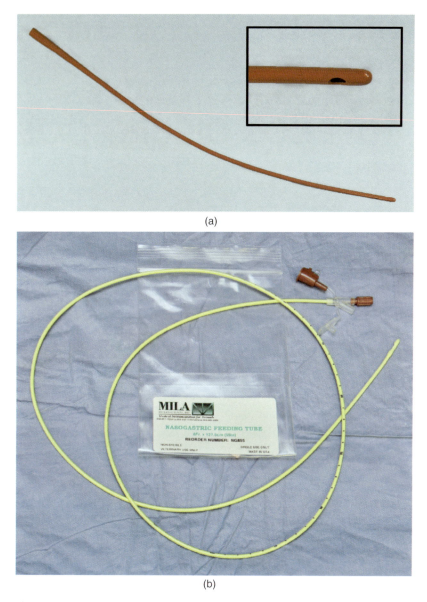

Figura 17.1 (a) Sonda de borracha vermelha usada para alimentação enteral. Esta sonda é frequentemente usada para administração intranasal de oxigênio. Se ela tiver comprimento adequado ao porte do paciente, também poderá ser usada para alimentação nasogástrica ou nasoesofágica. As sondas de borracha vermelha são fabricadas com 41 e 56 cm. A sonda de maior comprimento pode ser utilizada como sonda de jejunostomia, embora outros tipos de sondas possam ser utilizados preferencialmente para esse propósito. (b) Sonda de alimentação nasogástrica. A sonda mostrada é feita de poliuretano, que causa menos reação inflamatória do que as de borracha vermelha. Um mandril deve ser usado para enrijecer a sonda no momento da passagem. (*continua*)

é introduzido após se elevar a narina com o dedo polegar (Figura 17.1k). A elevação da narina facilita a introdução da sonda na porção ventral do conduto nasal, para se alcançar direção ideal. Ao se passar a sonda no aspecto dorsal e/ou no meio do conduto nasal, pode ocorrer desconforto e sangramento. Uma vez que a sonda tenha sido introduzida no aspecto ventral do conduto nasal, a narina é solta enquanto a sonda avança até o comprimento ideal (Figura 17.1l). Em seguida, a sonda é posicionada sobre o nó quadrado previamente aplicado na comissura lateral da narina (Figura 17.1m) e um nó de cirurgião é aplicado sobre a sonda, que ficará contida entre ele e o nó quadrado de tal modo que o tubo seja ligeiramente comprimido pela sutura (Figura 17.1n). Outras suturas para reduzir a fricção são colocadas para ancorar o tubo ao longo da ponte do nariz e no alto da cabeça (Figura 17.1o). A sutura deste tipo na protuberância occipital evita que o tubo caia sobre o olho quando o animal se encontra em posição esternal ou de pé.

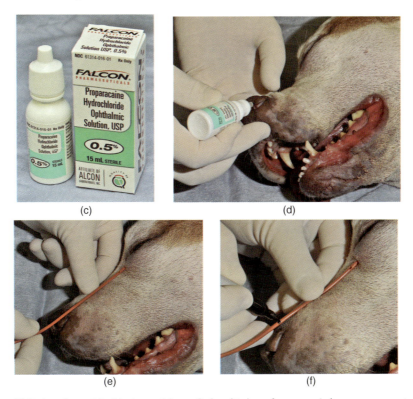

Figura 17.1 (*continuação*) (c) Anestésico oftalmológico de uso tópico para anestesiar a mucosa nasal antes de se introduzir a sonda intranasal. (d) Instilação do anestésico tópico na narina antes de se introduzir a sonda intranasal. O focinho é erguido para garantir que o anestésico escorra para o conduto ventral. (e) Estimativa do comprimento da sonda de borracha vermelha a ser introduzida para administração nasal de oxigênio. O comprimento da sonda é medido a partir do canto medial do olho à comissura lateral da narina. (f) Marcação da sonda intranasal antes da introdução. Uma marca permanente é aplicada na sonda, delimitando o ponto de introdução ideal tendo como referência a comissura lateral da narina. (*continua*)

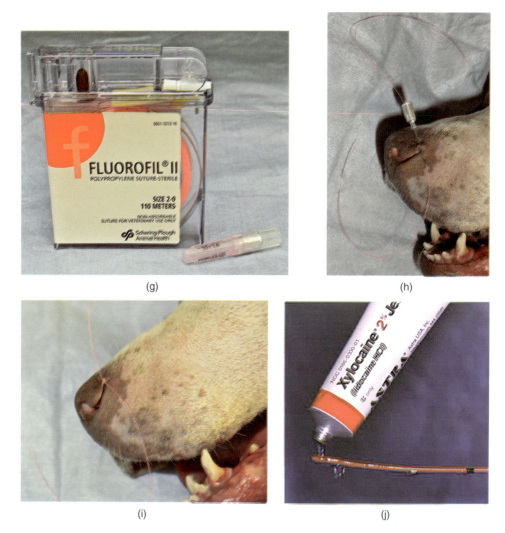

Figura 17.1 (*continuação*) (g) Fio de sutura e agulha usada para passar o fio de sutura para fixação da sonda. O uso de um fio de sutura que seja facilmente visualizado contra a pele e o pelo do animal é desejável para facilitar a remoção do tubo. A maioria das sondas nasais podem ser fixadas com fio de sutura 2-0, que passa facilmente através de uma agulha hipodérmica calibre 20 G. (h) Início da primeira sutura para a fixação da sonda intranasal. Uma agulha hipodérmica de calibre 20 G transpassa a comissura lateral da narina e o fio de sutura monofilamentoso não absorvível 2-0 é passado através da agulha em direção ao bisel. Em seguida, retira-se a agulha. (i) Primeiro nó do ponto de cirurgião sendo aplicado para a fixação da sonda intranasal. O nó quadrado é finalizado e os cabos do fio de sutura são deixados compridos o suficiente para que se possa aplicar o outro nó que fixará a sonda, externamente, após a introdução na narina e posicionado no local desejado. (j) Lubrificação da sonda intranasal antes da introdução. A sonda pode ser lubrificada com gel hidrossolúvel ou com gel de lidocaína, como mostrado na figura. O gel de lidocaína proporciona anestesia tópica da mucosa nasal, caso a administração prévia do anestésico em gotas seja ineficaz. (*continua*)

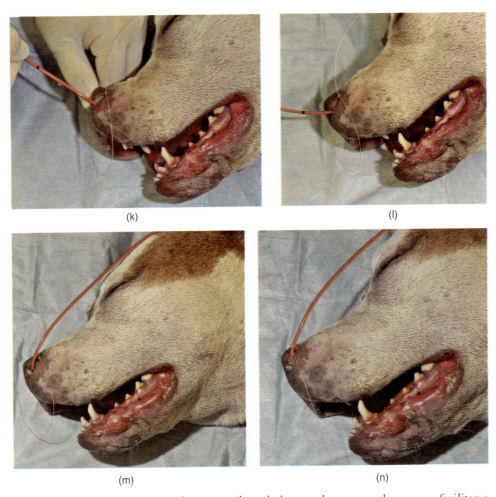

Figura 17.1 (*continuação*) (k) Comissura nasal sendo levantada com o polegar para facilitar a introdução da sonda no aspecto ventral do conduto nasal. (l) Introdução da sonda intranasal até o ponto ideal. Uma vez que a sonda esteja posicionada no aspecto ventral, a comissura nasal é liberada para a sua posição natural e a sonda é avançada até que a marcação permanente esteja posicionada na entrada da narina. (m) Preparação para o término do nó de cirurgião na comissura lateral da narina. A sonda intranasal é colocada sobre o nó quadrado, previamente elaborado, tendo se o cuidado de garantir que a marca feita com a caneta permanente continue na entrada da narina. (n) Nó de cirurgião finalizado sobre a comissura lateral da narina. A sonda foi posicionada sobre o nó quadrado e o nó de cirurgião foi finalizado com a sonda presa entre os dois nós. O nó de cirurgião está cerrado de tal modo que existe um pequeno estreitamento da sonda pela sutura. Outros pontos poderão ser adicionados, mas esta é a sutura crucial para manter a sonda intranasal na posição. (*continua*)

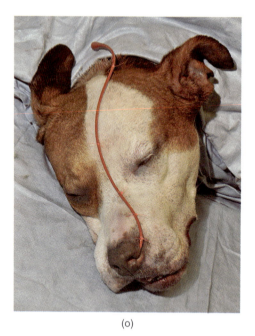

(o)

Figura 17.1 (*continuação*) (o) Outros pontos adicionais são aplicados para fixar a sonda ao longo do focinho e no alto da cabeça. Uma sutura de cirurgião aplicada na protuberância occipital externa impedirá que a sonda mova-se sobre o olho do animal quando ele estiver em decúbito esternal ou em pé.

DRENOS DE TORACOSTOMIA

Os drenos (tubos) de toracostomia são indicados para gerenciar um pneumotórax ou derrame pleural, quando nesse caso a toracocentese não for eficaz. Os drenos de toracostomia são também colocados para o manejo pós-operatório de toracotomia e em pacientes submetidos à reparação de hérnia diafragmática. Os drenos de toracostomia disponíveis comercialmente têm um furo grande, são radiopacos e feitos de cloreto de polivinila translucente. Alguns apresentam um trocarte que, quando colocado no interior do dreno, sua ponta de alumínio fica exteriorizada no final da sonda e ajuda na perfuração e transposição da parede torácica (Argyle Trocar Cateter, Covidien-Animal Health and Dental Division, Mansfield, MA; Figuras 17.2a e 17.2b). Um tubo de borracha vermelha com um furo grande, de silicone (Bio-sil, Silmed Corporation, Taunton, MA; Figura 17.2c) ou outro biomaterial, pode ser também usado como dreno de toracostomia. No entanto, a colocação é mais difícil quando não há um trocarte e a possibilidade de vazamento de ar ao redor do tubo é maior devido à maior abertura criada por um instrumental cirúrgico utilizado para introduzir o tubo. Os tubos com trocarte são adequados para colocação percutânea, enquanto outros tipos de drenos são aplicados no período intraoperatório de uma toracotomia e para a correção de hérnia diafragmática. O diâmetro ideal do dreno de toracostomia deve ser aproximadamente o mesmo do brônquio principal do paciente. Contudo, são necessárias radiografias para essa avaliação, o que muitas vezes não é possível. Portanto, a regra prática é usar o tubo de maior diâmetro, que é pequeno o suficiente para caber confortavelmente entre duas costelas.

O cirurgião, ao se preparar para realizar a colocação do tubo para uma drenagem percutânea, deve assegurar-se de que o paciente esteja sob anestesia geral e esteja recebendo oxigênio suplementar de uma sonda endotraqueal. Mesmo em animais em estado crítico, a colocação do tubo de drenagem pleural sob anestesia local não é recomendada porque o paciente será beneficiado pela intubação traqueal, que assegurará a patência das vias respiratórias para se aplicar ventilação com pressão positiva e oxigênio suplementar. Pacientes com dificuldade respiratória devem ser pré-oxigenados por cerca de 5 a 10 min antes de se iniciar qualquer procedimento. Após realizar-se tricotomia criteriosa, prepara-se antissepsia da pele lateral do tórax de modo que o processo seja realizado sem contaminar o dreno ou as luvas do cirurgião. Os panos de campos devem ser usados após a preparação asséptica para proteger bem o campo operatório, equipamentos e suprimentos estéreis. Infiltra-se anestésico local (9 partes de lidocaína misturadas a 1 parte de bicarbonato de sódio) no espaço intercostal e nos tecidos que serão tunelados no local previsto para a introdução transcutânea. O anestésico local, aplicado nessa etapa, irá acrescentar analgesia pós-operatória.

Os pontos principais para a execução da toracostomia percutânea e a colocação de um dreno incluem uma pequena incisão na pele e subjacentemente ao músculo grande dorsal[2] no aspecto caudodorsal do tórax, tunelamento cranioventral sob o músculo grande dorsal, por uma distância de pelo menos dois espaços intercostais, penetração do espaço intercostal (em geral, o sétimo ou oitavo espaço) avançando continuadamente com dreno de modo a alcançar a porção dorsal

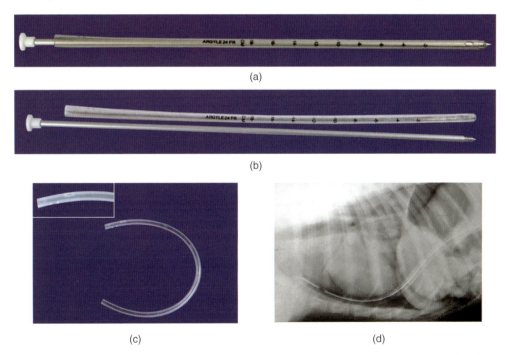

Figura 17.2 (a) Tubo de toracostomia disponível comercialmente com trocarte de alumínio. (b) Tubo de toracostomia disponível comercialmente com o trocarte de alumínio exteriorizado. (c) Tubo Silastic com fenestrações na ponta para o uso como dreno pleural. Destaque para as fenestrações. Ao se fazer as fenestrações com um tubo com trocarte, deve-se ter o cuidado de evitar fenestrações muito amplas, que podem favorecer a quebra do tubo. Uma fenestração ideal deve abranger um quarto do diâmetro do tubo e deve ser obrigatoriamente inferior à metade do diâmetro. [Nota: Um tubo modificado como esse pode também ser utilizado como tubo de esofagostomia.] (d) Radiografia torácica lateral mostrando a posição ideal do tubo de toracostomia em um cão. (*continua*)

do esterno (Figura 17.2d). A descrição que se segue detalha a colocação de um dreno pleural no oitavo espaço intercostal esquerdo.

Quando se utiliza um tubo de toracostomia com trocarte, pratica-se uma incisão no terço dorsal da parede torácica lateral esquerda abrangendo a pele e o músculo grande dorsal sobre a décima primeira costela utilizando uma lâmina de bisturi número 11 (Figuras 17.2e e 17.2f). Incindindo-se diretamente sobre uma costela se obtém a perfuração total do músculo grande dorsal (Figura 17.2g), sem a punção inadvertida da cavidade torácica. A incisão deve ser grande o suficiente para possibilitar a passagem do tubo. O tubo com trocarte é, então, introduzido no terço médio da parede torácica, sob o músculo grande dorsal, da décima primeira costela em direção ao oitavo espaço intercostal (Figura 17.2h). Quando a ponta atinge o oitavo espaço intercostal, o trocarte do tubo é levantado e posicionado perpendicularmente à parede da caixa torácica.

O tubo com trocarte é seguro firmemente com a mão não dominante mantida a 1 a 2 cm da parede torácica (ou deixando um espaço, entre a mão e a parede torácica, equivalente à espessura dos músculos intercostais), enquanto a outra mão é usada para introduzir o tubo com trocarte através do espaço intercostal com um movimento rápido (Figuras 17.2i e 17.2j). O tubo é empurrado, rápida e cuidadosamente, para a cavidade torácica e forçado com a mão dominante. Uma vez que o tubo com o trocarte é introduzido no espaço pleural, o trocarte é retirado 1 cm (Figura 17.2k) para evitar que a ponta lesione os órgãos da cavidade torácica. Na sequência, o tubo é avançado na direção cranioventral sem resistência até que se alcance o comprimento predeterminado do dreno tubular medido a partir da incisão na pele à entrada no tórax. O trocarte é removido quando o tubo atinge o esterno de maneira a tornar possível o avanço para a cavidade torácica.

O objetivo é que a porção fenestrada do tubo fique dorsal ao esterno e que a ponta do tubo esteja (mas não completamente) posicionada na entrada do tórax. Pelo menos um ponto com nó de cirurgião deve ser colocado para fixar o tubo a fim de evitar o deslocamento enquanto se finalizam as etapas do processo (clampeamento do tubo, colocação de um adaptador e aspiração manual do ar e fluidos, com seringa, da cavidade torácica). Em seguida, faz-se uma radiografia para se assegurar da colocação adequada (Figura 17.2d). Uma vez que a colocação ideal tenha sido confirmada, aplicam-se outros pontos com nós de cirurgião de modo que as suturas mantenham o dreno no lugar (Figura 17.2l).

Para se posicionar um tubo sem trocarte, usa-se uma pinça Rochester-Carmalt para facilitar a colocação. Procede-se a uma incisão com lâmina de bisturi número 11, no terço dorsal da parede torácica lateral esquerda, abrangendo a pele e o músculo grande dorsal, como descrito para a técnica do tubo com trocarte (Figura 17.2g). A incisão é geralmente um pouco maior do que a feita com o tubo com trocarte, a fim de passar a pinça. A pinça Rochester-Carmalt curva é utilizada para criar um túnel, sob o músculo grande dorsal, compatível com a largura da pinça, partindo da décima primeira costela até o oitavo espaço intercostal no terço médio da parede torácica, e a pinça é removida. [Nota: Alguns clínicos preferem penetrar no espaço intercostal nesse ponto, pois facilita o emprego da pinça para passar o tubo através do espaço.] A ponta do tubo

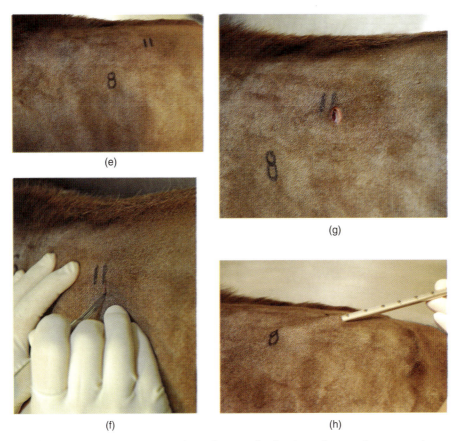

Figura 17.2 (*continuação*) (e) Aspecto lateral esquerdo do tórax de um cão preparado para a colocação de dreno pleural demonstrando a localização da décima primeira costela no ponto da incisão de pele (*11*) e a localização do oitavo espaço intercostal no ponto em que o tubo vai penetrar na cavidade torácica (*8*).(f) Incisão de pele com lâmina número 11 sobre a décima primeira costela no terço dorsal do tórax preparado para a colocação do dreno de toracostomia em um cão. O corte é realizado sobre a costela e abrange toda a espessura do músculo grande dorsal, sem risco de perfurar o músculo intercostal e adentrar inadvertidamente a cavidade torácica com a lâmina. (g) Incisão no terço dorsal do tórax canino, sobre a décima primeira costela, para a colocação do dreno de toracostomia mostrando a incisão do músculo grande dorsal. A incisão do músculo grande dorsal possibilita a inserção do dreno de toracostomia sob o músculo criando um tunelamento abaixo dele em vez de no espaço subcutâneo, que é mais propenso à passagem de ar ao redor do dreno tubular intratorácico. Note que a incisão, que abrange tanto a pele quanto o músculo grande dorsal, é estreita o suficiente para a passagem do tubo de drenagem pleural. (h) Avançando o dreno tubular com trocarte sob o músculo grande dorsal através de uma incisão na décima primeira costela na direção cranioventral até o oitavo espaço intercostal até o ponto de penetração na cavidade torácica (*8*). (*continua*)

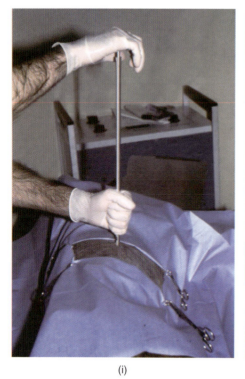 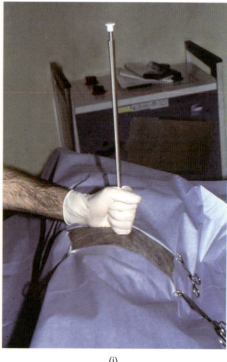

(i) (j)

Figura 17.2 (*continuação*) (i) Dreno tubular com trocarte posicionado perpendicularmente à parede torácica esquerda antes de ser introduzido na cavidade torácica. O músculo grande dorsal oferece resistência considerável a essa posição. Essa resistência e um volume de tecido que aparece no aspecto cranial quando o tubo é erguido e posicionado indicam que o tunelamento profundo abaixo do músculo grande dorsal foi efetivamente conseguido. O tubo é contido firmemente com a mão não dominante posicionada junto à parede do tórax, deixando um espaço entre ela e a pele da parede torácica, estimando a mesma espessura do espaço intercostal onde o tubo deverá se introduzido. A palma da mão dominante é usada para impulsionar o trocarte de maneira que o tubo entre rapidamente na cavidade torácica sem lesionar estruturas subjacentes. A mão não dominante serve como um limitador da penetração do trocarte do tubo de drenagem pleural. (j) Trocarte do tubo de toracostomia penetrou o espaço intercostal. A mão não dominante funcionou como limitador. O próximo passo é abaixar o tubo, retrair a ponta do trocarte ligeiramente e avançar o tubo cranioventralmente. (*continua*)

de drenagem pleural é apreendida pela ponta da pinça Rochester-Carmalt com o tubo posicionado em paralelo ao corpo da pinça (Figura 17.2m). O tubo de drenagem pleural com a pinça é, então, passado pelo tunelamento criado sob o músculo grande dorsal desde a décima primeira costela até o oitavo espaço intercostal (Figura 17.2n). Uma vez que a ponta da pinça alcance o oitavo espaço intercostal, ela é levantada perpendicularmente à parede torácica. A pinça, com o tubo de toracostomia preso em sua ponta, é segura, firmemente, com uma das mãos à distância de 1 a 2 cm da caixa torácica, enquanto a outra mão é usada para forçar a passagem da ponta da

CAPÍTULO 17 | TUBOS, SONDAS E DRENOS CIRÚRGICOS

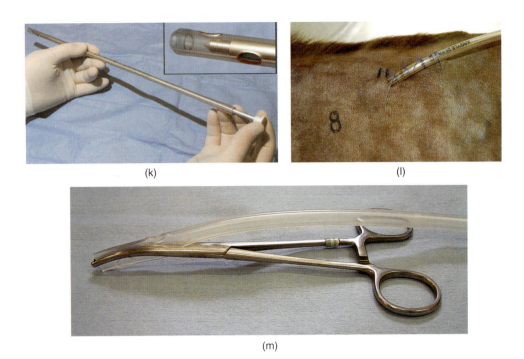

Figura 17.2 (*continuação*) (k) Retração, de aproximadamente 1 cm, do trocarte de modo que ele fique inteiramente dentro do tubo. Essa manobra deve ser realizada antes do avanço cranioventral do tubo para a cavidade torácica de modo que a ponta afiada não lesione os pulmões ou outras estruturas intratorácicas durante a introdução do dreno. A manutenção do trocarte nessa posição ajuda a progressão do tubo por manter a rigidez. O trocarte é removido completamente quando o tubo estiver introduzido até o esterno, pois o tubo sem o trocarte será avançado para a sua posição final. (l) Posicionamento final do tubo de toracostomia colocado no oitavo espaço intercostal esquerdo (*8*) de um cão. Quatro pontos de cirurgião com fio monofilamentoso não absorvível (p. ex., polibutéster nº 1) farão a ancoragem do tubo à fáscia muscular e à pele. A primeira sutura (mais próxima à incisão de pele) é aplicada direcionando-se a agulha profundamente, através da pele, até que ela alcance a costela subjacente (*11*), garantindo o ancoramento na fáscia de modo que não ocorra o deslocamento do tubo de drenagem através da incisão de pele. (m) Pinçamento da ponta do tubo de drenagem pleural com uma pinça Rochester-Carmalt curva para auxiliar na colocação do tubo de toracostomia. Note que as pontas da pinça encontram-se projetadas ligeiramente além do tubo para facilitar a perfuração do espaço intercostal. (*continua*)

pinça e do tubo de toracostomia através da musculatura intercostal para adentrar o espaço pleural (Figuras 17.2o e 17.2p). [Nota: Se o espaço intercostal tiver sido perfurado previamente com a ponta da pinça, o tubo preso na ponta do instrumento poderá ser empurrado mais suavemente através do espaço intercostal.] Uma vez que o tubo de drenagem pleural tenha adentrado o espaço pleural, a pinça é removida e o tubo é avançado na direção cranioventral sem resistência na distância predeterminada mensurada a partir da incisão na pele até a entrada torácica.

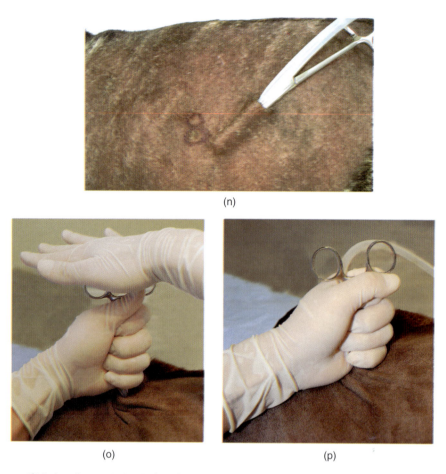

Figura 17.2 (*continuação*) (n) Tubo de toracostomia preso à pinça sendo empurrado, no sentido cranioventral, a partir da incisão sobre a décima primeira costela para alcançar o oitavo espaço intercostal. (o) Tubo do dreno de toracostomia preso à pinça posicionado perpendicularmente à parede torácica antes de adentrar a cavidade torácica esquerda. O músculo grande dorsal oferece resistência considerável para se posicionar a pinça, como pode ser observado pelo volume de tecido que é visto no aspecto cranial do tubo preso à pinça quando colocada nessa posição. O tubo é seguro, firmemente, com a mão não dominante próximo à parede do tórax, deixando-se um espaço entre a mão e a pele da parede torácica em uma distância que corresponde aproximadamente à espessura estimada para o espaço intercostal no qual o tubo preso à pinça será introduzido. A palma da mão dominante é usada para impulsionar a pinça com o tubo de maneira abrupta para adentrar a cavidade torácica sem lesionar as estruturas cavitárias. A mão não dominante funciona como um limitador para evitar a penetração excessiva da ponta da pinça com o tubo forçado pela mão dominante. [Nota: Alguns preferem perfurar o espaço intercostal avançando a pinça sem o tubo para, em seguida, remover a pinça e prender o tubo para introduzir o tubo guiado pela pinça. Com essa metodologia, o tubo pode ser empurrado através do espaço intercostal previamente perfurado.] (p) Tubo do dreno de toracostomia preso à pinça introduzido no espaço intercostal. A mão não dominante funciona como um limitador. O próximo passo é abaixar o tubo, remover a pinça e avançar o tubo cranioventralmente. (*continua*)

Após o tubo de toracostomia ser introduzido na cavidade torácica, seja com o uso do trocarte ou com auxílio da pinça, aplica-se uma sutura festonada na pele ao redor do tubo junto à incisão de pele de maneira a vedar e dispensar a sutura no momento da remoção do tubo. Suturas em pontos simples separados adicionais podem ser necessárias para fechar a incisão de pele ao redor do tubo se a incisão for maior do que o diâmetro do tubo. O grampo plástico do tubo (Figuras 17.2q e 17.2r) é posicionado (mas é deixado aberto) e o tubo será ancorado com, pelo menos, uma sutura com ponto de cirurgião[1] para fixar o tubo à pele e à fáscia subjacente enquanto o processo é finalizado. O tubo é ligado, por meio de um adaptador, a uma torneira de três vias configurada na posição "aberta para o paciente", e uma seringa é utilizada para remover ar e fluidos até que a pressão negativa intrapleural seja alcançada (Figura 17.2s). Deve-se evitar a sucção excessiva com a seringa para que o tecido pulmonar não seja sugado para dentro do tubo. Quando a pressão negativa for alcançada, o grampo plástico do tubo será fechado, a torneira de três vias deverá ser colocada na posição "fechada" (Figura 17.2t) e será realizada uma radiografia torácica do paciente para verificar se o tubo está bem posicionado. Quando o posicionamento do tubo adequado for confirmado, aplicam-se três pontos[1] com nós de cirurgião adicionais e a anestesia poderá ser interrompida, assumindo que não haja outros procedimentos que justifiquem a sua manutenção.

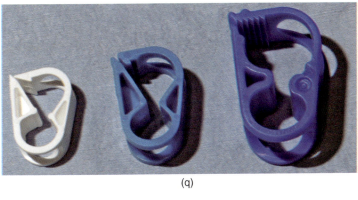

(q)

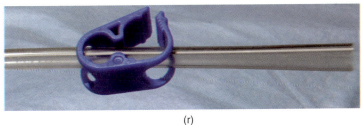

(r)

Figura 17.2 (*continuação*) (q) Grampos plásticos de três tamanhos diferentes. Esse grampo deve ser aplicado sobre o tubo de drenagem pleural antes de se conectar o tubo ao adaptador e à torneira de três vias ou à tubulação de sucção contínua. (r) Grampo plástico aplicado sobre um tubo de drenagem pleural. O grampo é deixado aberto até que o fluido e o ar sejam evacuados manualmente da cavidade torácica. (*continua*)

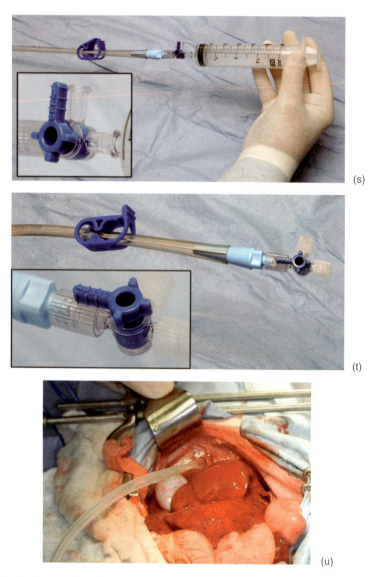

Figura 17.2 (*continuação*) (s) Conexão de um tubo de drenagem pleural para a evacuação manual do ar e fluido intratorácico usando um grampo de tubo de plástico, adaptador de tubulação, torneira de três vias e uma seringa grande. Note que o grampo e a torneira de vias estão abertos para o paciente. (t) Grampo do tubo de toracostomia e posição da torneira de três vias depois de o ar e os fluidos terem sido evacuados, para alcançar a pressão negativa intratorácica. Note que o grampo está apertado e a torneira de três vias está fechada para o paciente, e as tampas do cateter e da torneira de três vias estão no lugar. Certifique-se de que todas as conexões estejam bem fechadas para evitar a entrada de ar para o interior da cavidade torácica. (u) Tubo de toracostomia colocado durante herniorrafia diafragmática. Note que o tubo é colocado através de uma incisão em uma parte saudável do diafragma antes que a ruptura no diafragma seja fechada. (*continua*)

Quando se enfaixar o tórax, para proteger o tubo de drenagem pleural, as faixas deverão comprimir o tórax de maneira suave para evitar a limitação da expansão da parede torácica e elas deverão ser removidas pelo menos 1 vez/dia para se examinar o local da toracostomia. Entretanto, um curativo sobre a incisão de pele da toracostomia pode ser mais prático quando houver necessidade de curativo.

Se um tubo de drenagem pleural for utilizado durante a toracotomia, ele deverá ser colocado imediatamente antes da sutura de aposição intercostal (ou de aposição esternal, se for uma esternotomia mediana). O mesmo tipo de incisão com bisturi e tunelamento deverá ser realizado como descrito anteriormente para a colocação percutânea, mas nesse caso não é necessário um tubo com trocarte. O tubo pode ser puxado através do espaço intercostal com uma pinça de Rochester-Carmalt após a incisão dos músculos intercostais ou empurrando-se suavemente a pinça através dos músculos intercostais. Devido à exposição proporcionada pela abordagem cirúrgica, não é necessário realizar divulsão romba. Quando o tubo estiver na posição adequada, um grampo plástico deve ser aplicado sobre ele, deixando-o aberto pelo menos até uma sutura de cirurgião ser aplicada. Quando a cavidade torácica estiver hermeticamente fechada, pode-se proceder à aspiração de ar e fluidos, e a ancoragem pode ser processada como descrito na colocação do tubo de toracostomia percutânea. A radiografia pós-operatória é desnecessária desde que a posição correta do tubo seja confirmada por visualização direta.

Ao se colocar um tubo de drenagem pleural em conjunto com a correção de hérnia diafragmática (ou sempre que houver necessidade de manter a pressão negativa na cavidade torácica após um procedimento abdominal), o tubo entra na cavidade torácica através do diafragma e sai na parede abdominal ventrolateral (Figuras 17.2u e 17.2v). Durante a herniorrafia diafragmática, o tubo de drenagem é passado por uma parte saudável do diafragma para o interior da cavidade torácica antes do fechamento da ruptura. Aplique uma sutura festonada ou do tipo bolsa de tabaco na porção muscular do diafragma. Perfure-o no centro da sutura com bolsa de tabaco com uma lâmina de bisturi número 11. A abertura deverá ser suficiente apenas para acomodar o tubo torácico. Insira o tubo no tórax através da incisão feita com bisturi. Se ainda não tiver feito a redução da hérnia, insira uma das mãos através da lesão e rasgue o mediastino o suficiente para ter certeza de que ambos os lados da cavidade pleural estejam se comunicando e que o procedimento vá facilitar a drenagem pelo tubo torácico. Avance o tubo para o aspecto cranial do esterno, passando o dedo através da ruptura, e certifique-se de que o tubo esteja no local apropriado. Aplique uma sutura festonada (ou bolsa de tabaco) de maneira que o diafragma fique evertido sobre o tubo. Em seguida, crie um ponto de saída para o tubo, ventrolateralmente, na parede abdominal. Faça uma incisão na pele com a lâmina de bisturi número 11, no terço médio do abdome cranial, de aproximadamente 3 a 4 cm, lateralmente à incisão na linha média, dependendo do tamanho do paciente. Passe uma pinça hemostática Kelly pela incisão e a force suavemente na direção cranioventral para criar uma elevação interna de tecido na parede abdominal lateral, caudalmente ao diafragma. Faça um corte com lâmina de bisturi número 11 sobre esse ponto de tamanho suficiente para acomodar o tubo do dreno torácico. Prenda o tubo com a pinça e puxe-o de dentro para fora da parede abdominal. Verifique se o posicionamento do tubo está adequado e o ancore na fáscia abdominal subjacente e na pele com uma única sutura de cirurgião. [Ao final, serão acrescentados três pontos de cirurgião adicionais na sutura definitiva da pele.]

Uma vez que um tubo de drenagem pleural esteja no lugar, o pneumotórax ou derrame pleural podem ser bem manejados conectando-se o tubo de toracostomia com a unidade de aspiração torácica contínua (Figura 17.2w). A aspiração manual intermitente do tubo de drenagem pleural é uma alternativa se a aspiração contínua não for prática, mas não torna possível a expansão pulmonar de maneira consistente e, com isso, ar e fluidos podem se acumular nos intervalos das aspirações.

Complicações por tubos de drenagem não são comuns. As complicações possíveis incluem: lesão pulmonar, problemas com o tubo drenagem, contaminação e infecção local e pneumotórax a partir das conexões frouxas ou defeituosas ou por danos no tubo causado pelo animal.

O manejo do tubo de toracostomia inclui esforços para evitar a entrada iatrogênica de ar. As unidades de aspiração contínua (Figura 17.2w) têm um mecanismo de segurança, o sifão de água, que

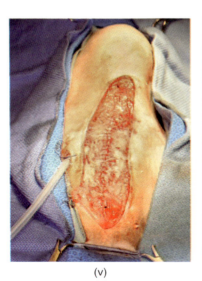
(v)

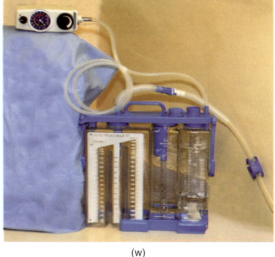
(w)

Figura 17.2 (*continuação*) (v) Tubo de drenagem pleural saindo da parede abdominal logo após herniorrafia diafragmática. Uma sutura com nó de cirurgião está ancorando o tubo durante o fechamento; três suturas adicionais serão aplicadas após ou durante o fechamento da pele. (w) Unidade de sucção torácica contínua. Essa unidade tem uma câmara de coleta (à esquerda na foto) que se liga ao tubo do dreno de toracostomia do paciente e uma câmara de sucção (à direita na foto) que se liga por meio de um tubo a um regulador e a uma fonte de sucção contínua. A câmara de sucção é preenchida com 10 a 12 cm de água para atingir o nível de pressão negativa intratorácica. A câmara do meio tem um sifão com água (também chamado de armadilha de ar). O enchimento da câmara do meio com água até o nível indicado por uma linha irá impedir que o movimento de ar recolhido pela câmara passe para o paciente.

evita a entrada de ar atmosférico na cavidade torácica se houver desconexão da bomba de sucção. No entanto, se houver qualquer perfuração no tubo de toracostomia ou na tubulação entre o paciente e a unidade de aspiração contínua ou uma conexão frouxa entre o tubo de drenagem pleural e a tubulação que o interliga à unidade de sucção, irá ocorrer entrada de ar atmosférico para a cavidade pleural do paciente. Felizmente, o sifão de água fornece um meio de monitoramento para essa situação. O sifão de água não deve apresentar borbulhamento, pois indica que a unidade de sucção está puxando o ar. Esse ar que está sendo puxado para dentro da tubulação pode ser o ar produzido pelo pneumotórax ou é atmosférico. Assim, o borbulhamento pode indicar sucesso no manejo do pneumotórax e irá ocorrer até que seja corrigido. O borbulhamento devido a um vazamento no sistema entre o paciente e a unidade de aspiração contínua pode ser eliminado por inspeção dos tubos e conexões, pois, caso ocorra entrada de ar iatrogênica no espaço pleural, a vida do paciente pode ser comprometida em questão de segundos. Os tubos de drenagem que não estão ligados às unidades de aspiração contínua são monitorados por aspiração manual periódica, com o auxílio de uma seringa. Nesse caso, é necessário evitar a sucção excessiva, pois poderá induzir trauma aos pulmões. A introdução iatrogênica de ar pode ser evitada pelo uso correto e conhecimento dos conectores, grampos plásticos e das torneiras de três vias.

Os tubos dos drenos de toracostomia devem também ser monitorados para impedir que eles sejam deslocados pela manipulação. A pequena experiência do cirurgião pode fazer com que as suturas que ancoram o tubo facilitem que ele escape. Do mesmo modo, as bandagens podem fornecer falsa sensação de segurança, pois um curativo frouxo desliza e pode puxar o tubo de drenagem pleural junto com ele. A restrição de movimentos (uso do colar elisabetano) e, por vezes, contenção farmacológica (tranquilização) se fazem necessárias para evitar o deslocamento prematuro do tubo em pacientes ativos. Se existirem dúvidas quanto ao deslocamento prematuro do tubo (devido ao comportamento do animal), deve-se avaliar a verdadeira necessidade dele. Se ele não estiver sendo eficaz e atendendo ao propósito primário, deverá ser removido. É menos provável que a remoção proposital induza complicações do que a remoção traumática produzida pelo animal ao deslocar o tubo.

A remoção do tubo pode ser desconfortável, por isso, exige analgesia. O uso de opioides injetáveis ou de anti-inflamatórios não esteroides administrados enquanto se prepara para a retirada do tubo é importante, mas a anestesia local é o método que assegura ausência de dor. Recomenda-se infiltrar anestésico local (p. ex., solução 9:1 de lidocaína a 2%/bicarbonato de sódio) no tecido subcutâneo e musculatura, incluindo o espaço intercostal, em torno do tubo. O bloqueio local não eliminará totalmente o desconforto porque o tubo irá percorrer superfícies pleurais sensíveis ao atrito da saída do tubo. O uso de bupivacaína interpleural pode evitar esse desconforto intratorácico, mas a sensação de queimação inicial da injeção pode ser também desconfortável. Como o bicarbonato de sódio não pode ser adicionado à bupivacaína, pois forma uma solução turva, pode ser usada a solução 9:1 de lidocaína a 2%/bicarbonato de sódio por via intrapleural. Neste último caso, deve-se monitorar a dose total de lidocaína (subcutânea + intrapleural) para evitar efeito tóxico. A região ao redor do tubo deve ser limpa com clorexidina, os nós das suturas que prendem o tubo devem ser cortados para, posteriormente, se exercer tração suave para a retirada do tubo com o lúmen fechado com o grampo. É importante ter cuidado para que o tubo não arraste tecido pulmonar no momento da retirada. A lesão pulmonar poderá ocorrer se for aplicada sucção excessiva no tubo imediatamente antes da retirada. Além disso, injete 4 a 5 mℓ de ar dentro do tubo imediatamente antes da remoção para garantir que não haja tecido pulmonar aspirado pelo tubo. A injeção de ar não será necessária caso não se faça a sucção no tubo após a instilação de bupivacaína intrapleural.

A decisão de quando remover o tubo de drenagem de toracostomia nem sempre é simples. Nos casos de pneumotórax e toracostomia os tubos podem ser removidos em um período de 24 h, uma vez que a pressão negativa tenha sido restaurada, dependendo da causa do pneumotórax. Para pacientes com derrame pleural sempre se preconizou que o tubo de toracostomia deveria ser removido quando a produção de fluido pleural caísse abaixo de 2 mℓ/kg/dia; contudo, esse volume-alvo foi desafiado por um estudo em que tanto gatos quanto cães tiveram os tubos de toracostomia removidos quando se retirava um volume de 3 a 10 mℓ/kg/dia, sem qualquer intercorrência clínica.[3] Em vez de se basear estritamente no volume de líquido pleural diário, o melhor momento para a remoção do tubo de toracostomia deve ter como base as tendências de volume produzido, sinais clínicos e estado do paciente, e, ainda, a análise das características e citologia do fluido pleural.

TUBOS DE TRAQUEOSTOMIA

Os tubos de traqueostomia temporária são usados para contornar as obstruções das vias respiratórias superiores causadas por paralisia, colapso, trauma e massas laringianas; obstrução da traqueia proximal e na síndrome das vias respiratórias superiores de cães braquicefálicos. Pode-se adquirir tubos de traqueostomia comercialmente disponíveis ou produzi-los a partir de um tubo endotraqueal. O tubo de traqueostomia disponível comercialmente (Shiley® Low Pressure Cuffed Tracheostomy Tube, Covidien Animal Health and Dental Division, Mansfield, MA) é uma cânula plástica, com ou sem balonete e válvula externa, que pode ser removido para facilitar a limpeza do lúmen interno (Figuras 17.3a e 17.3b). Alguns tubos têm diâmetro muito reduzido para conter o balonete, de modo que cães pequenos e gatos não são beneficiados com esses acessórios. Os tubos disponíveis comercialmente têm um mandril obturador (Figura 17.3a). O mandril obturador é usado apenas durante a colocação do tubo para evitar o arrasto de sangue e secreções para o lúmen. O mandril obturador deverá ser retirado rapidamente assim que o tubo de traqueostomia estiver no lúmen traqueal. Se o animal requerer ventilação manual ou mecânica, o uso de um tubo com balonete será obrigatório. Caso contrário, um tubo sem balonete poderá ser escolhido. O balonete pode interferir no manejo da obstrução das vias respiratórias em pacientes acordados, pois as secreções podem se acumular ao redor do balonete vazio. O tubo não deve ser maior do que metade do diâmetro da traqueia, portanto vários tamanhos devem estar disponíveis para a escolha do mais compatível para a colocação. Os tubos comerciais foram

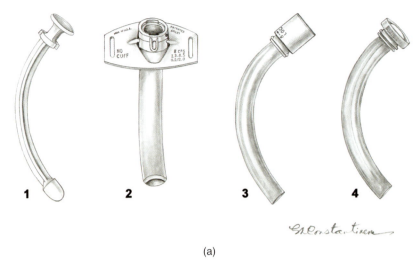

(a)

Figura 17.3 (a) Tubo de traqueostomia sem balonete (Shiley® Cuffless Tracheostomy Tube, Covidien Animal Health and Dental Division, Mansfield, MA). Os componentes são os seguintes: (1) mandril obturador, o qual será inserido no tubo de traqueostomia imediatamente antes da colocação na traqueia para evitar que as secreções externas se alojem no interior do tubo durante a introdução no lúmen e será removido tão logo o tubo seja posicionado na traqueia, (2) tubo de traqueostomia com perfurações nas abas de fixação, com aberturas onde se prendem fitas umbilicais para serem amarradas por trás do pescoço, (3) cânula interna, parte do tubo de traqueostomia que é substituída a intervalos regulares, e (4) cânula com tampa, que pode ser ocluída temporariamente para testar a capacidade do paciente de respirar em torno do tubo de traqueostomia. (*continua*)

projetados para uso em humanos e têm uma curvatura acentuada de aproximadamente 90°, a qual pode predispor à obstrução das vias respiratórias do paciente (cães e gatos) devido à anatomia reta de suas traqueias.

Um tubo de traqueostomia artesanal pode ser construído utilizando-se um tubo endotraqueal (Figura 17.3c). O diâmetro do tubo endotraqueal deverá ser aproximadamente menor do que seria usado normalmente para a intubação orotraqueal. Remova o adaptador do tubo e corte-o ao meio separando-o em duas partes, a partir da extremidade onde se encaixa o adaptador do tubo endotraqueal, até cerca da metade do comprimento do tubo. Se for necessário manter o balonete inflável, os cortes podem ser feitos com cuidado para preservar o canal de insuflação. Recoloque o adaptador no tubo, separando as duas partes divididas pelo corte. Uma fita umbilical ou equipo de soro intravenoso podem ser amarrados nas abas recém-criadas para atar o tubo em torno do pescoço do paciente. Esse tipo de tubo de traqueostomia muitas vezes é preferido por alguns clínicos por ser mais adequado à anatomia reta da traqueia dos cães e gatos. Uma desvantagem do tubo de traqueostomia artesanal é que, uma vez mantido o canal de insuflação, a curvatura natural do tubo é de aproximadamente 90°; no entanto, não há relatos de problemas por conta dessa angulação.

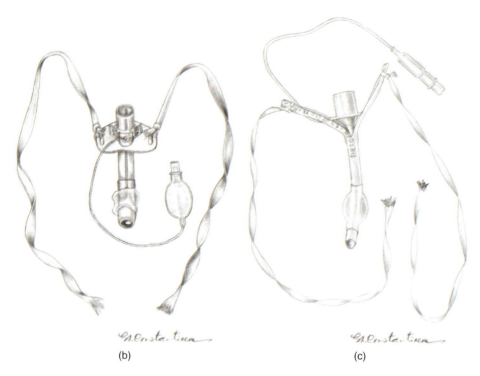

(b) (c)

Figura 17.3 (*continuação*) (b) Tubo de traqueostomia com balonete e válvula externa disponível comercialmente (Shiley® Low Pressure Cuffed Tracheostomy Tube, Covidien Animal Health and Dental Division, Mansfield, MA) com fitas umbilicais amarradas nas abas. [Nota: o balonete deverá ser insuflado somente quando se instituir ventilação com pressão positiva. Além disso, o balonete vazio aumenta a superfície sobre a qual as secreções podem se acumular, complicando a higienização do local da traqueostomia quando tubos com balonetes forem usados se não houver necessidade de ventilação.] (c) Tubo de traqueostomia construído a partir de um tubo endotraqueal padrão. [Nota: o canal de insuflação pode ser mantido caso seja necessário usar o balonete. Preservando a válvula de insuflação pode-se fazer uma curva no tubo de cerca de 90°.] (*continua*)

O material e o instrumental exigidos para a traqueostomia e a colocação de um tubo incluem: tubo endotraqueal, anestésicos, aparelho de tricotomia, degermantes e solução antisséptica, panos de campo, luvas cirúrgicas e gazes estéreis, instrumental cirúrgico, fio de sutura e fita umbilical. Os instrumentos cirúrgicos ao procedimento podem ser embalados em pacote específico para traqueostomia (duas pinças de Backaus, um cabo de bisturi número 10 ou 15, lâmina de bisturi, pinças de dissecção [DeBakey ou Adson-Brown], tesoura de Metzenbaum, porta-agulhas, duas pinças hemostáticas mosquito e uma tesoura de corte para fio de sutura. Afastadores autoestáticos, como o afastador perineal de Gelpi (de preferência dois) ou um afastador de Weitlaner, são bastante úteis. Uma fonte de oxigênio e um aparelho de sucção devem ser disponibilizados.

Ao colocar um tubo de traqueostomia, assegure-se de que o paciente esteja sob anestesia geral e receba oxigênio suplementar pelo tubo endotraqueal. A traqueostomia de emergência é menos frequente e, em geral, não há tempo para acessar as vias respiratórias com um tubo endotraqueal e preparar o paciente para uma abordagem cirúrgica padrão. Pacientes com dificuldade respiratória devem ser pré-oxigenados durante cerca de 5 a 10 min antes de se iniciar o procedimento. A tricotomia e a antissepsia da região ventral do pescoço deve abranger desde o mento até o manúbrio, com boas margens nas laterais. Faça uma incisão de pele na linha média ventral cervical imediatamente caudal à laringe, com comprimento de aproximadamente 4 cm, dependendo do tamanho do paciente (Figura 17.3d). Aplique um afastador autoestático para abrir e conter as bordas da pele, dissecando o tecido subcutâneo o suficiente para identificar a linha média divisória dos músculos esterno-hióideos (Figura 17.3e). Separe os músculos esterno-hióideos na linha média e reposicione o afastador sobre os músculos esterno-hióideos para a expor a traqueia (Figura 17.3f). Incinda o ligamento anular entre o segundo e o terceiro anéis traqueais (Figura 17.3g). Essa localização traqueal é escolhida por ser o acesso ideal caso seja necessária uma traqueostomia permanente. Aplique suturas de ancoragem e hemostática sobre o segundo e terceiro anéis traqueais (Figura 17.3h). Os cabos dos fios

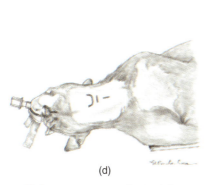
(d)

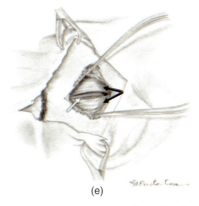
(e)

Figura 17.3 (*continuação*) (d) Posicionamento e preparação para a colocação do tubo de traqueostomia. O cão está em decúbito dorsal com os membros torácicos puxados caudalmente. Um tubo endotraqueal foi colocado conectado ao circuito anestésico. A marca curva sobre a pele representa o aspecto caudal da cartilagem tireoide, a marcação em linha reta imediatamente caudal à marcação curva representa a cartilagem cricoide e a marcação reta mediana indica a linha de incisão na pele. Note que o campo operatório é raspado e preparado de maneira ampla. O tubo endotraqueal será ligado a uma fonte de oxigênio oriunda, muito provavelmente, de um circuito de anestesia inalatória. O tubo endotraqueal com balonete esvaziado será removido para que o tubo de traqueostomia seja introduzido. (e) Abordagem cirúrgica da traqueia para a colocação do tubo de traqueostomia com a porção cranial voltada para a esquerda. A incisão na pele é feita imediatamente caudal à cartilagem cricoide abrangendo a região do primeiro ao quarto anéis traqueais. As bordas da incisão da pele são rebatidas com um afastador perineal de Gelpi para facilitar a identificação dos músculos esterno-hióideos (*setas pretas*) e o ponto que os separa na linha média. A veia tireóidea caudal (*seta branca*) localizada na linha média, no aspecto dorsal dos músculos esterno-hióideos, deve ser evitada para minimizar o sangramento. (*continua*)

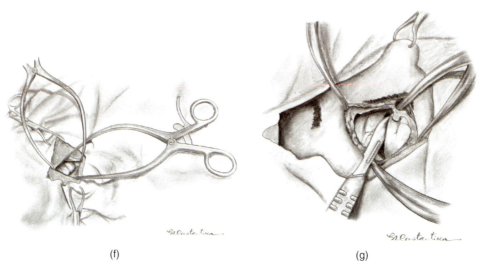

(f)   (g)

Figura 17.3 (*continuação*) (f) Individualização da traqueia antes de realizar a incisão para a colocação do tubo de traqueostomia (aspecto cranial voltado para a esquerda). A veia caudal tireóidea é rebatida lateralmente com um dos músculos esterno-hióideos. O afastador perineal de Gelpi é reposicionado para retrair os músculos esterno-hióideos e a fáscia que cobre a superfície ventral da traqueia é incindida com a tesoura Metzenbaum. Outro afastador perineal de Gelpi é colocado para afastar craniocaudalmente a pele e a fáscia para expor os anéis traqueais. (g) Incisão do ligamento anular para a colocação do tubo de traqueostomia entre o segundo e o terceiro anéis da traqueia. Após a incisão inicial do ligamento anular, a lâmina de bisturi é posicionada para cima para ampliar a incisão com cuidado para não danificar o tubo endotraqueal ou seu balonete. A traqueostomia deve se limitar a, no máximo, 50% da circunferência traqueal. (*continua*)

desses pontos podem ser tracionados para afastar os anéis da traqueia e abrir a incisão para facilitar tanto a colocação quanto a retirada do tubo de traqueostomia. [Durante o pós-operatório, as suturas são mantidas e podem ser utilizadas para a manipulação durante a reintrodução do tubo que tenha sido desalojado ou substituído.] O tubo de traqueostomia é inserido com o mandril obturador (Figura 17.3i), mas ele deve ser removido rapidamente (Figura 17.3j) e substituído pela cânula interna, se disponível, assim que o tubo de traqueostomia estiver posicionado na traqueia. Fixe o tubo de traqueostomia, preso pela fita umbilical nas perfurações das abas amarrando-as por trás do pescoço (Figuras 17.3k e 17.3l).

Um penso/curativo é opcional e deve ser utilizado apenas para manter a limpeza e absorver o fluido serossanguinolento drenado da incisão. Os autores preferem deixar o pescoço e a incisão descobertos para melhor observar edema, sangramento, secreções e posição do tubo para intervir imediatamente, se necessário. Se a aplicação de uma bandagem for necessária, deve-se aguardar que o animal acorde e se mantenha de pé ou em decúbito ventral. Um curativo aplicado no pescoço com o animal em decúbito com o pescoço estendido possivelmente causará desconforto ao paciente após a recuperação com maior nível de atividade ou poderá mudar o posicionamento do tubo.

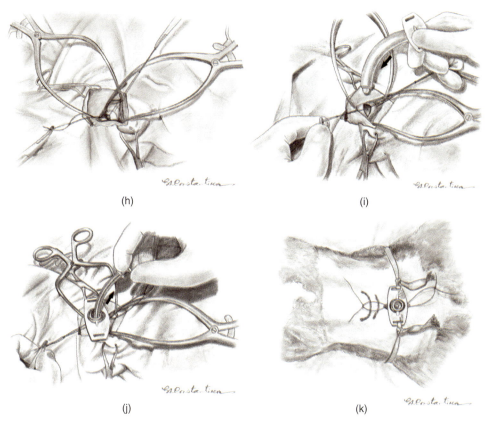

Figura 17.3 (*continuação*) (h) Colocação de suturas de fixação traqueal imediatamente antes da colocação do tubo de traqueostomia (aspecto cranial voltado para a esquerda). A agulha de sutura é passada no segundo anel traqueal, ou seja, o anel cranial à traqueostomia, com o nó aplicado deixando um cabo do fio longo. Assim, as extremidades livres do fio de sutura são presas, temporariamente, com uma pinça hemostática mosquito. A segunda sutura é colocada e pinçada de maneira idêntica, no terceiro anel traqueal, o anel mais caudal à traqueostomia. (i) Preparação para introduzir o tubo de traqueostomia. As suturas de ancoragem cranial e caudal são tracionadas pelos cabos para abrir a incisão da traqueostomia. O balonete do tubo endotraqueal, que será removido, deverá ser esvaziado para a introdução do tubo de traqueostomia. O mandril obturador inserido dentro do tubo de traqueostomia deverá ser removido imediatamente assim que se coloque o tubo na traqueia. O objetivo do mandril obturador é manter o lúmen do tubo de traqueostomia sem sangue e outras secreções durante a colocação. (j) Introdução de um tubo de traqueostomia. O mandril obturador é removido assim que o tubo de traqueostomia está no lugar. Após a remoção do mandril obturador, a cânula interna (se aplicável) é inserida no tubo de traqueostomia. As pinças hemostáticas são liberadas, os cabos dos fios e as suturas de ancoragem são deixados no local. (k) Conclusão da colocação do tubo de traqueostomia, vista ventral (aspecto cranial voltado para a esquerda). As fitas umbilicais são presas aos orifícios da aba do tubo de traqueostomia. As suturas de ancoragem presas com nós são deixadas no local. As suturas de ancoragem são usadas para facilitar a substituição do tubo de traqueostomia no caso de remoção inadvertida ou planejada. Observe a posição do tubo de traqueostomia em relação à cartilagem tireoide (marcação curva) e à cartilagem cricoide (marcação reta). (*continua*)

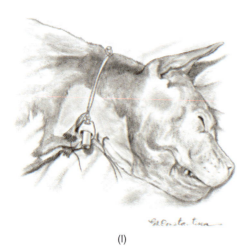

(l)

Figura 17.3 (*continuação*) (l) O posicionamento final do tubo de traqueostomia (vista lateral). As fitas umbilicais são amarradas na parte de trás do pescoço.

O curativo deverá ser trocado pelo menos 1 vez/dia para se avaliar se há complicações no local do tubo. A observação sem a troca do curativo é arriscada.

Imediatamente após a cirurgia, o oxigênio suplementar deverá ser mantido até que o animal se recupere. Pode-se administrar oxigênio durante a recuperação por meio de um tubo de pequeno diâmetro (3 mm) colocado no lúmen da cânula de traqueostomia. A taxa de fluxo de oxigênio deve ser a metade do que é necessário na administração intranasal de oxigênio, pois o oxigênio será colocado diretamente na traqueia e disponibilizado integralmente. Após a recuperação da anestesia, a necessidade de oxigênio suplementar dependerá das necessidades individuais do paciente.

A higienização do tubo de traqueostomia é extremamente importante devido ao risco de infecção respiratória iatrogênica e à possibilidade de obstrução fatal aguda devido ao acúmulo de secreções do trato respiratório. Imediatamente após a colocação cirúrgica e nas primeiras horas, os tubos de traqueostomia exigem vigilância constante e a remoção a cada hora de secreções acumuladas no lúmen. Observação periódica e cuidado sistemático são obrigatórios. Dê preferência à colocação de um tubo com uma cânula interna que possa ser removida temporariamente para limpeza e desinfecção e, em seguida, seja substituído. Os tubos de traqueostomia de menor diâmetro não têm cânulas internas e, portanto, sua limpeza é feita introduzindo-se cateteres de sucção suave (de preferência estéreis) no lúmen tubular para sugar as secreções.

É impossível adotar o cumprimento rigoroso de normas de assepsia para a manutenção do tubo de traqueostomia, pois não é racional e prático o uso de equipamentos esterilizados a cada sessão de limpeza do tubo, mas a higienização sempre será possível. Use uma solução de clorexidina a 0,05% para absorver (e limpar) os componentes de tubos de traqueostomia e acessórios usados na aspiração, porém não se esqueça de enxaguar com soro fisiológico estéril todo e qualquer componente que possa entrar em contato com, ou que escorra para, o trato respiratório. Use luvas de procedimentos quando manipular e limpar o tubo de traqueostomia. Lembre-se de limpar, periodicamente, a região da pele periférica com solução de clorexidina a 0,05% morna. As soluções antissépticas e sabões usados no preparo do campo devem ser evitados devido ao risco de contato com o epitélio respiratório.

A umidificação das vias respiratórias é importante para diminuir a viscosidade das secreções respiratórias e facilitar a sua remoção. A umidificação pode ser obtida pela instilação de 2 a 3 mℓ de solução salina isotônica estéril na traqueia, ao final de cada sessão de limpeza dos tubos. Se a umidificação não for suficiente para evitar o ressecamento do trato respiratório e a produção de secreções viscosas, deverá ser usada a umidificação por meio de aerossol.

As complicações potenciais dos tubos de traqueostomia incluem irritação continuada do lúmen traqueal pelo tubo e acúmulo de muco, podendo chegar ao ponto de causar engasgos e tosse. A obstrução traqueal pode ocorrer devido ao acúmulo de muco ou por oclusão da abertura do tubo, já que ele se encontra sobre a mucosa traqueal. O deslocamento do tubo também pode ocorrer se os nós da fita umbilical se soltarem. Algumas vezes pode ocorrer enfisema subcutâneo, por fuga de ar em torno do tubo para os tecidos. As complicações a longo prazo incluem estenose ou constrição traqueal.

Quando se verificar que o tubo de traqueostomia não é mais necessário, as fitas umbilicais são cortadas, o tubo é extraído e a ferida é deixada aberta para cicatrizar por segunda intenção. O paciente pode continuar a respirar através da abertura, por vários dias, até que ocorra a contração da ferida.

TUBOS DE CISTOSTOMIA

As indicações para colocação de um dreno de cistostomia incluem desvio urinário em função de trauma ou obstrução do trato urinário (corpo estranho, urolitíases, neoplasia) ou para desviar o fluxo de urina da uretra após reparação cirúrgica. A colocação de dreno (tubo) de cistostomia também é recomendada nos casos de atonia vesical, para evitar a distensão excessiva. Um cateter de Foley (Figura 17.4a) ou de Stamey Malecot (Cook Medical lnc, Bloomington, IN; Figuras 17.4b e 17.4c) podem ser utilizados como dreno nas cistostomias. O cateter de Foley é o preferido porque foi observado extravasamento de urina na cavidade peritoneal com o uso dos cateteres Stamey Malecot percutâneos. Esses dois cateteres são os mais adequados para uso temporário, mais do que para uso a longo prazo, pois o comprimento longo aumenta a probabilidade de remoção prematura inadvertida. A versão longa do cateter de Foley está comercialmente disponível para o cateterismo uretral de cães machos (Smiths Medical, Waukesha, WI; Figura 17.4d). Esse cateter de Foley não é adequado como dreno de cistostomia porque é excessivamente longo. Um tubo de gastrostomia de perfil baixo (Cook Medical Inc., Bloomington, IN; Figura 17.4e) pode ser utilizado como dreno tubular nas cistostomias a longo prazo, pois diminui a probabilidade de remoção e danos induzidos pelo paciente. A remoção programada é mais difícil com o uso desse tubo em comparação com os cateteres de Foley e Stamey Malecot. A descrição a seguir envolve a técnica de colocação de um dreno tubular de cistostomia empregando um cateter de Foley de silicone padrão.

Antes da colocação de dreno tubular de cistostomia, raspe os pelos e prepare assepticamente a região do abdome ventral desde a cartilagem xifoide até o púbis com margens laterais amplas. A abordagem padrão é feita por meio de uma laparotomia mediana ventral. Se não houver necessidade de uma exploração abdominal completa, faz-se uma incisão ventral mediana, de aproximadamente 5 cm de comprimento, cranial à borda do púbis nas cadelas e nos gatos ou de 5 cm de incisão longitudinal paraprepucial cranial

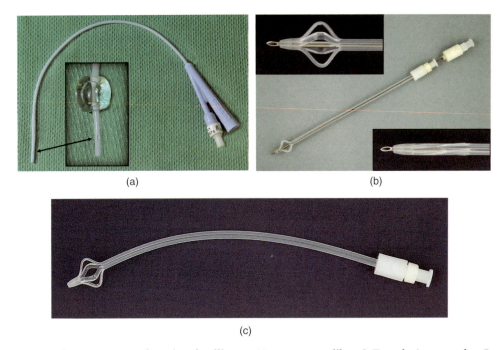

Figura 17.4 (a) Cateter de Foley de silicone. Um cateter calibre 8 French é mostrado. O destaque mostra o enchimento do balonete. A *seta* aponta as fenestrações na ponta do tubo. (b) Cateter de Stamey Malecot de polietileno. Os destaques ilustram como a agulha obturadora está posicionada no flange do cateter para penetrar o abdome e a bexiga urinária. (c) Cateter de Stamey Malecot sem agulha obturadora. O flange do cateter foi concebido para manter o cateter na bexiga urinária. [Nota: o vazamento de urina em torno desse cateter foi relatado após a colocação percutânea.] (*continua*)

ao púbis em cães machos. Acesse a cavidade abdominal através de uma incisão padrão na linha alba. Localize a bexiga e aplique uma sutura de reparo no polo cranial (Figura 17.4f). Execute um teste de insuflação do balonete do cateter de Foley para ter certeza de que ele não esteja com defeito (Figura 17.4g). Em seguida, introduza o cateter na cavidade peritoneal, através da parede abdominal, lateralmente à linha alba. Faça uma pequena incisão na parede abdominal interna com uma lâmina de bisturi número 11 de tamanho suficiente para tornar possível a passagem do tubo (cateter de Foley, 8 F) distando aproximadamente 4 cm da linha alba, dependendo do porte do paciente (Figuras 17.4h e 17.4i). Introduza uma pinça hemostática mosquito na incisão e pressione de dentro para fora, para criar uma elevação de tecido visualizado sob a pele (Figuras 17.4j e 17.4k). Usando uma lâmina de bisturi número 11, corte a pele e o tecido subjacente situado sobre a ponta da pinça mosquito até que a ponta dela fique exposta (Figuras 17.4l e 17.4m). Essa incisão deve ser justa o suficiente para deixar passar o cateter. Prenda, com delicadeza, a ponta do cateter de Foley com a pinça hemostática mosquito e tracione o cateter para o interior do abdome (Figuras 17.4n a 17.4p). Aplique uma

CAPÍTULO 17 | TUBOS, SONDAS E DRENOS CIRÚRGICOS

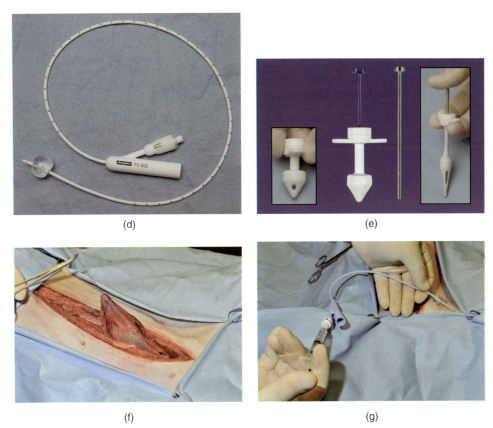

Figura 17.4 (*continuação*) (d) Cateter de Foley de silicone para uso uretral em cães machos. Esse cateter não é adequado para ser usado como tubo de cistostomia por causa do seu comprimento excessivo. (e) Tubo de gastrostomia de silicone. Esse tubo tem dois orifícios (ver no destaque) na ponta triangular. A ponta afinada do tubo com mandril obturador de plástico ou de metal facilita a introdução através da parede abdominal e do estômago (ou da bexiga no caso de uso como tubo de cistostomia). Na fotografia, um mandril obturador de plástico aparece dentro do tubo. Um mandril obturador de metal é mostrado ao lado de um tubo de gastrostomia de perfil baixo. A introdução à direita demonstra o uso do mandril obturador de metal para afinar a ponta do tubo. Empurrando o mandril obturador com um polegar, mantendo os flanges de tubo com o indicador e o segundo dedo, em posição de seringa, se alonga a ponta. (f) Exposição da bexiga para a colocação do tubo de cistostomia. Uma sutura de reparo, presa a uma pinça hemostática mosquito, com fio de poliglicaprone 25 nº 3-0, é aplicada no polo cranial da bexiga. Os pontos são aplicados com espaçamento maior penetrando toda a parede da bexiga, passando na submucosa. (g) Realize o teste de insuflação do balonete do cateter de Foley antes de utilizá-lo como um tubo de cistostomia. Para a insuflação do balonete, que deve ser esvaziado antes da introdução, emprega-se água estéril. (*continua*)

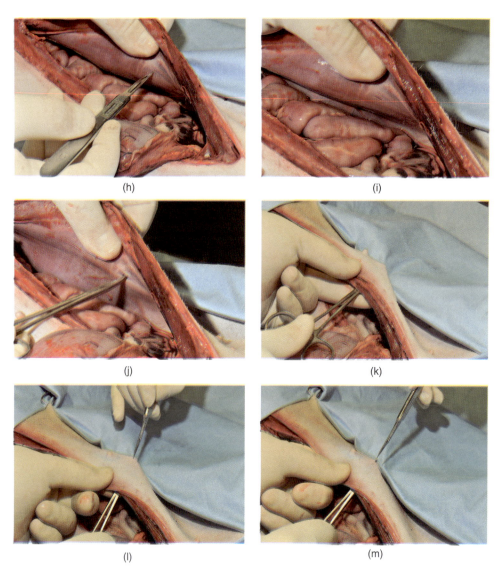

Figura 17.4 (*continuação*) (h) Preparação para fazer a incisão na parede abdominal esquerda com uma lâmina de bisturi número 11. (i) Incisão interna pequena na parede abdominal esquerda, mas grande o suficiente para se passarem as pontas de uma pinça hemostática mosquito. (j) Projeção externa das pontas da pinça hemostática mosquito na parede abdominal esquerda. (k) Projeção das pontas da pinça hemostática mosquito através da parede abdominal esquerda após a incisão sobre o local onde a pele foi forçada pelas pontas da pinça. (l) Início da incisão na pele da parede abdominal esquerda sobre a ponta da pinça hemostática mosquito com uma lâmina de bisturi número 11. (m) Incisão na parede abdominal esquerda, com uma lâmina de bisturi número 11 de tamanho suficiente para possibilitar a protrusão da ponta da pinça hemostática mosquito. (*continua*)

sutura em bolsa de tabaco no ponto da bexiga onde se intenciona inserir e fixar o cateter de Foley usando fio de sutura absorvível (Figura 17.4q). Perfure a bexiga no ponto central da sutura em bolsa de tabaco com uma lâmina de bisturi número 11 (Figura 17.4r). Faça a aspiração de toda a urina que se encontra no interior da bexiga. Assegure-se de que a abertura seja de diâmetro suficiente para acomodar o tubo; pode existir uma folga pequena em torno do tubo. Se o orifício for muito largo, será difícil manter a vedação em torno do tubo mesmo com a sutura em bolsa de tabaco. Coloque o tubo no interior da bexiga (Figura 17.4s) e avance-o até que o balonete vazio esteja todo dentro do lúmen vesical (Figura 17.4t). Finalize a sutura com bolsa de tabaco com tensão compatível (Figura 17.4u) e corte os fios (Figura 17.4v). Se a sutura for cerrada com muita tensão, poderá ocorrer isquemia e necrose da parede vesical. Transpasse 2 a 4 pontos com fios absorvíveis na parede da bexiga, bem próximos ao ponto de entrada do cateter (Figura 17.4w). Nesse momento, o balão deverá ser insuflado com água estéril (Figura 17.4w). Em seguida, cerre os nós dos pontos transpassados anteriormente para fixar a bexiga à parede abdominal (Figura 17.4x). Puxe o cateter cuidadosamente, pelo lado externo, até o limite da sutura em bolsa de tabaco e use quatro pontos de cirurgião[1] para fixar o tubo à pele e à fáscia (Figura 17.4y).

Se um tubo de gastrostomia for usado como tubo de cistostomia, a incisão na parede abdominal deverá ser grande o suficiente para acomodar o diâmetro das pontas do tubo. Esse tubo vem com um mandril obturador (Figura 17.4e) que pode ser utilizado para tornar o tubo mais alongado e delgado, tornando possível que as incisões na parede abdominal e na bexiga sejam tão pequenas quanto necessário. Uma vez que o tubo de gastrotomia passado através da parede abdominal tenha alcançado a bexiga, remova o mandril para finalizar a implantação do cateter como pretendido. Aperte a sutura em bolsa de tabaco e as suturas preparadas para cistopexia como descrito anteriormente. Um ou dois pontos separados, na parede abdominal e incisão de pele, podem ser necessários para garantir um ajuste final. Se for o caso, os pontos das suturas de fechamento abdominal podem ser passados antes de cerrar os pontos das suturas da cistopexia.

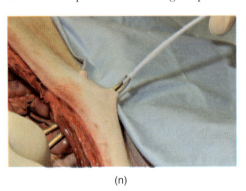
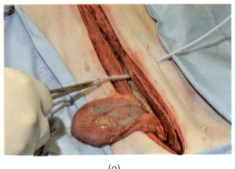

(n)   (o)

Figura 17.4 (*continuação*) (n) Ponta do cateter de Foley suavemente presa às pontas da pinça hemostática mosquito que está sendo preparada para tracionar o cateter para o interior do abdome. (o) Tração do cateter de Foley para o abdome. (*continua*)

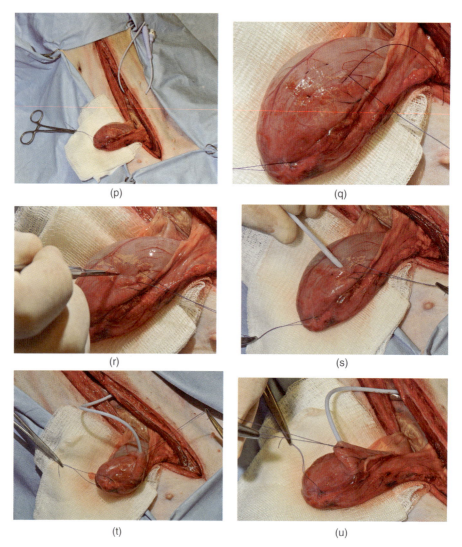

Figura 17.4 (*continuação*) (p) Cateter de Foley introduzido no abdome com a bexiga exteriorizada preparada para a cistostomia. (q) Sutura em bolsa de tabaco com fio de sutura poliglecaprone 25 (3-0) na porção dorsolateral esquerda da bexiga delimitando o local da cistostomia. As passadas dos pontos de sutura em bolsa de tabaco devem englobar a submucosa. É aceitável aplicar a sutura na espessura total da parede da bexiga para assegurar o envolvimento da submucosa. (r) Incisão na bexiga para a colocação do tubo de cistostomia. O corte com uma lâmina de bisturi número 11 é feito no centro da sutura em bolsa de tabaco. A borda afiada da lâmina é orientada para se evitar o corte inadvertido dos fios da sutura da bolsa de tabaco sepultada na parede da bexiga. (s) Introdução de um cateter de Foley na incisão realizada no centro da sutura em bolsa de fumo aplicada na bexiga. (t) Avanço do cateter de Foley para o lúmen da bexiga antes de finalizar a sutura em bolsa de tabaco. (u) Fechamento da sutura em bolsa de tabaco após o cateter de Foley ser avançado para o interior da bexiga. (*continua*)

CAPÍTULO 17 | TUBOS, SONDAS E DRENOS CIRÚRGICOS

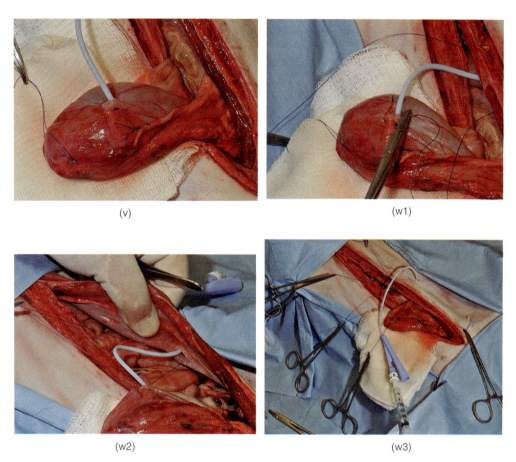

Figura 17.4 (*continuação*) (v) Sutura em bolsa de tabaco finalizada e os fios cortados. Em seguida, a bexiga urinária será ancorada à parede abdominal. (w) Preparação da sutura na parede abdominal para se realizar a cistopexia. Os pontos das suturas são aplicados envolvendo a espessura total da parede da bexiga com o cuidado de não perfurar e incorporar o tubo nessa sutura. (1) O primeiro ponto de sutura é aplicado dorsalmente ao tubo na parede abdominal e dorsal ao tubo na bexiga. (2) O cabo do primeiro ponto de sutura é preso com uma pinça hemostática mosquito e outros pontos de suturas semelhantes são aplicados em torno do tubo. (3) Apertando os quatro pontos de sutura previamente aplicados que envolvem a parede abdominal interna e a bexiga finaliza-se a cistopexia e o balonete do cateter de Foley é insuflado com água estéril. (*continua*)

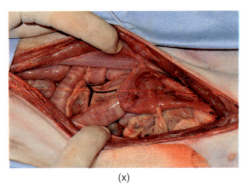 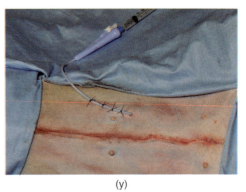

(x)   (y)

Figura 17.4 (*continuação*) (x) Cistopexia concluída. Quatro pontos aplicados na parede abdominal até a bexiga para fixar o cateter de Foley foram cerrados e a sutura de reparo no polo cranial da bexiga foi removida. (y) Quatro suturas de ancoragem no tubo de cistostomia. A primeira sutura de fixação (mais próxima à saída do tubo) será colocada com o abdome aberto exercendo tração suave no cateter de modo a que o balonete do cateter de Foley seja posicionado contra a parede da bexiga. As outras suturas de fixação serão aplicadas após o fechamento da parede abdominal. Note a seringa com solução salina conectada ao cateter. Depois que cada sutura de fixação for cerrada, a solução salina será injetada e aspirada para certificar que a sutura de fixação não tenha ocluído o lúmen do cateter.

O método de remoção do tubo de cistostomia dependerá do tipo de cateter utilizado. Para retirar o cateter de Foley, primeiro corte os pontos das suturas de fixação externa. Em seguida, esvazie o balonete aspirando com uma seringa acoplada à válvula de insuflação. O esvaziamento do balonete não será possível se as suturas externas estiverem ocluindo o canal de insuflação, portanto é melhor remover as suturas de fixação completamente. Após o esvaziamento do balonete, o cateter deverá ser facilmente extraído. Os tubos de gastrostomia são raramente removidos, a menos que o motivo pelo qual eles foram usados como tubo de cistostomia tenha sido resolvido. Para remover um tubo de gastrostomia, insira o mandril obturador para alongar a ponta do tubo afinando-o para facilitar a extração. Tração moderada será necessária para remover o tubo de gastrostomia. A infiltração de uma solução 9:1 de lidocaína a 2%: bicarbonato de sódio vai ajudar a controlar o desconforto do paciente durante a remoção. Anestésico local pode também ser usado para a remoção do cateter de Foley, embora nesse caso ocorra dor mínima.

A complicação mais importante quando se aplica um tubo de cistostomia é o deslocamento acidental do tubo. Se o deslocamento ocorrer antes de a parede da bexiga estar aderida à parede abdominal poderá se instalar um quadro de uroabdome, resultando em peritonite. Se o deslocamento tiver ocorrido após a parede da bexiga estar aderida à parede abdominal poderá ocorrer descamação da pele peristomal por ação química da urina ou cistite por contiguidade, a partir de bactérias do local. Outra complicação menor é a hematúria transitória, que, no entanto, é geralmente autolimitante e se resolve alguns dias após a cirurgia.

TUBOS DE ESOFAGOSTOMIA

As sondas (tubos) de esofagostomia podem ser usadas para dar suporte nutricional desde que o animal não esteja vomitando e não tenha disfunção esofágica. Alguns clínicos preferem as sondas de esofagostomia aos tubos de gastrostomia por causa do risco de complicações potencialmente mais graves com os tubos de gastrostomia, entre elas a peritonite. Os cães e gatos geralmente toleram bem as sondas de esofagostomia, pois eles podem comer voluntariamente com a sonda no lugar quando o apetite retornar. Considerando que a sonda de esofagostomia pode ter um lúmen grande (14 French ou maior), podem ser utilizadas dietas semipastosas em contraste com as dietas líquidas administradas na alimentação nasoesofágica/nasogástrica. Existem tubos de esofagostomia de silicone comercialmente disponíveis (Feline Esophagostomy Tube–Silicone, Smiths Medical, Waukesha, WI, Figura 17.5a), mas os tubos de esofagostomia podem ser feitos a partir da maioria dos tubos fazendo-se aberturas nas pontas (Figura 17.2c). Os aspectos gerais para o diâmetro do tubo de esofagostomia são 14 French para animais com menos de 10 kg e 19 French ou maior para os animais com mais de 10 kg. A técnica de colocação do tubo de esofagostomia descrita aqui emprega um tubo de borracha vermelha, muito embora os tubos de silicone sejam os melhores.

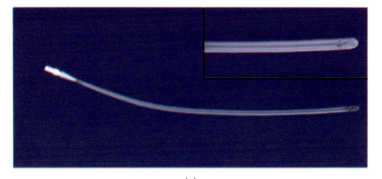

(a)

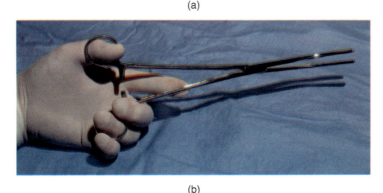

(b)

Figura 17.5 (a) Tubo de esofagostomia de silicone disponível comercialmente (Feline Esophagostomy Tube–Silicone, Smiths Medical, Waukesha, WI). (b) Pinça Rochester-Péan de 12 polegadas curva usada na colocação de sonda de esofagostomia. (*continua*)

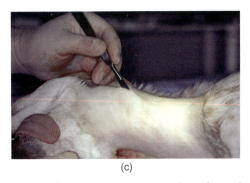
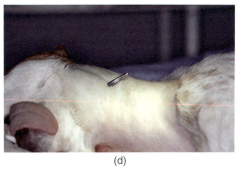

(c)   (d)

Figura 17.5 (*continuação*) (c) Incisão de esofagostomia. A incisão com a lâmina é realizada sobre as pontas da pinça colocada no esôfago. Faz-se uma incisão grande o suficiente para acomodar o tubo do diâmetro escolhido. (d) Pontas da pinça de esofagostomia passada no esôfago emergindo através da pele. (*continua*)

Para colocar um tubo de esofagostomia, posicione o paciente em decúbito lateral direito. Raspe os pelos e prepare assepticamente a região lateral esquerda caudal do pescoço desde o ramo da mandíbula até a região cervical a partir da asa do atlas até a traqueia. Meça o comprimento do tubo de esofagostomia a partir do sétimo espaço intercostal até o ponto onde será introduzido o tubo na parte média do pescoço. Usando uma pinça Rochester-Péan longa (Figura 17.5b) ou outra pinça semelhante, introduza a pinça com pontas fechadas na cavidade oral até o esôfago caudal para o aparelho na altura do osso hioide de modo a que a incisão sobre a ponta do fórceps fique na porção média do pescoço. Faz-se uma pequena incisão na pele sobre as pontas da pinça com uma lâmina de bisturi número 10 (ou lâmina número 15 para gatos e cães de pequeno porte), grande o suficiente para dar passagem ao tubo (Figura 17.5c), aprofundando-a até o esôfago e fazendo com que as pontas da pinça sejam exteriorizadas (Figura 17.5d). Segure a ponta do tubo com a pinça (Figura 17.5e) e puxe-o através da cavidade oral (Figura 17.5f). Usando a mesma pinça, redirecione a extremidade distal do tubo de esofagostomia de volta para a garganta (Figuras 17.5g e 17.5h). Avance o tubo pelo esôfago até que um "pop" seja percebido, indicando que o tubo está direcionado no esôfago distal. Quando o tubo for dirigido para o esôfago distal, a porção externa mudará para a posição craniocaudal (Figura 17.5g e 17.5i). O tubo deverá ser deslizado cranial e caudalmente para garantir que ele esteja reto e sem dobras na faringe. Nesse ponto, realiza-se uma radiografia torácica lateral para confirmar a posição do tubo. Uma vez que a colocação correta tenha sido confirmada, o tubo será ancorado com pontos de cirurgião[1] (fio 1-0 ou mais grosso, dependendo do tamanho do tubo) na fáscia e no periósteo da asa do atlas. A agulha de sutura é passada profundamente até alcançar a asa do atlas antes de retornar e sair da pele (Figura 17.5j). Puxe os cabos dos fios de sutura para assegurar o ancoramento adequado no periósteo (Figura 17.5k) antes de cerrar o nó. Dê um nó quadrado suavemente contra a pele (Figura 17.5l), fixe o tubo no nó quadrado e, em seguida, aplique um nó de cirurgião para que a sutura

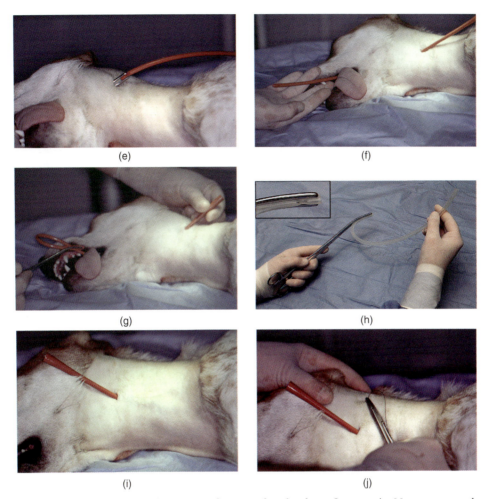

Figura 17.5 *(continuação)* (e) Pinçamento da ponta do tubo de esofagostomia. Note que um tubo de borracha vermelho está sendo usado, embora o tubo de silicone seja preferível. (f) Tubo de esofagostomia puxado para o esôfago e para fora da cavidade oral. (g) Giro do tubo de esofagostomia para direcioná-lo no esôfago. Note que o tubo é preso pela pinça colocada para esofagostomia na porção curva da pinça. Nesta fotografia, o tubo está posicionado ao longo da porção da curva da pinça exteriorizada. (h) Posicionamento do tubo de esofagostomia ao longo da porção inferior de uma pinça de colocação de esofagostomia curva mostrando como seria feito para avançar o tubo pelo esôfago. Prender o tubo ao longo da porção inferior da pinça curva irá facilitar a liberação mais fácil e reduzir o risco de puxar inadvertidamente o tubo de volta para a cavidade oral. (i) Posição externa do tubo de esofagostomia quando ele é efetivamente dirigido caudalmente no esôfago. O tubo nessa posição irá deslizar facilmente cranial e caudalmente no esôfago, sem mudar de direção, se colocado de maneira correta. (j) Passagem profunda da agulha de sutura para incorporar o periósteo da asa do atlas e fáscia adjacentes, preparando a primeira sutura de cirurgião para ancorar o tubo de esofagostomia. [Certifique-se de que a agulha escolhida tenha tamanho suficiente para alcançar o objetivo e não seja perdida sob a pele.] *(continua)*

recue ligeiramente o tubo para completar a sutura de ancoragem (Figura 17.5m). Suturas adicionais na fáscia cervical subjacente podem ser colocados para fixar o tubo na pele. Lave o tubo e tampe-o (Figura 17.5n). A lavagem do tubo deve ser feita com cerca de 5 mℓ de salina (preferível) ou água, antes e após cada alimentação. Imediatamente antes de remover um tubo de esofagostomia, lave o tubo com solução salina ou água para garantir que os resíduos de alimentos do lúmen do esôfago sejam arrastados por ele e depositados nos tecidos subcutâneos em torno do local do estoma. O estoma irá fechar por segunda intenção. As complicações relativas à colocação de tubos de esofagostomia podem incluir infecções do estoma, aspiração de água ou alimentos com risco de pneumonia por aspiração, esofagite causada pelo refluxo do suco gástrico, regurgitação e, ainda, colocação acidental na traqueia. Outras complicações dos tubos de esofagostomia podem incluir obstrução ou remoção inadvertida pelo paciente.

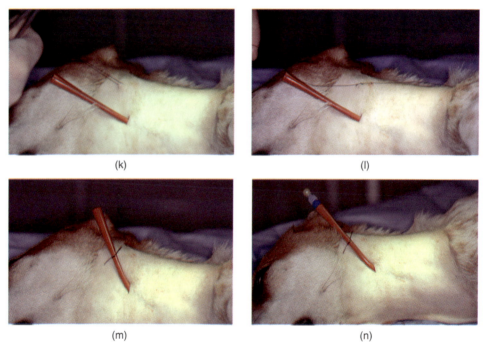

Figura 17.5 (*continuação*) (k) Tração dos cabos dos fios de sutura para verificar se a sutura de ancoramento do tubo está fixada no periósteo da asa do atlas e fáscia adjacente. (l) Nó quadrado da sutura de ancoramento no periósteo da asa do atlas e fáscia adjacente. Esse nó é amarrado como se fosse uma sutura de incisão na pele. Em seguida, o tubo é colocado contra o nó e aplica-se um nó de cirurgião para formar um sanduíche do tubo entre os nós quadrado e de cirurgião, completando, assim, a sutura de ancoramento. (m) Sutura de ancoragem do tubo de esofagostomia fixado ao periósteo da asa do atlas e fáscia adjacente concluída. Suturas de ancoragem adicionais podem ser aplicadas para ajudar a fixar o tubo na pele e na fáscia. (n) Colocação do tubo de esofagostamia concluída, com o adaptador do tubo e a tampa no lugar. Quando o cão está em decúbito dorsal ou de pé e a orelha pendurada para baixo, o tubo de esofagastomia deve se alojar naturalmente atrás da orelha.

TUBOS DE GASTROSTOMIA

Os tubos de gastrostomia podem ser usados para assegurar suporte nutricional a animais que não estejam vomitando e são particularmente úteis quando houver disfunção esofágica. Os tubos de gastrostomia podem ser colocados com o auxílio de um endoscópio (gastrostomia endoscópica percutânea) ou com o auxílio de instrumental especial (gastrostomia percutânea não endoscópica). Esses métodos minimamente invasivos de colocação do tubo de gastrostomia têm preferência sobre a colocação cirúrgica, no entanto, se uma laparotomia estiver sendo realizada por outras razões e o paciente necessitar da instalação de uma sonda gástrica, será mais eficaz colocar o tubo cirurgicamente do que usar uma celiotomia fechada aplicando-se uma das técnicas não cirúrgicas. A colocação cirúrgica será descrita a seguir.

Os tubos de gastrostomia devem ter diâmetro suficientemente grande para acomodar a alimentação pastosa, o que significa dizer que eles devem ser de 14 French ou mais grossos. Comumente, usam-se tubos 20 French para gatos e cães de pequeno porte (até 10 kg) e 24 French para cães com mais de 10 kg. Embora um cateter de Foley de grande calibre possa ser usado na gastrostomia, o balonete pode arrebentar eventualmente em contato com o suco gástrico, o que representa risco de deslocamento prematuro ou vazamento de conteúdo gástrico ao redor do tubo. Portanto, um cateter de ponta em cogumelo de Pezzer (Peg Feeding Tube, Smiths Medical, Waukesha, WI; Figura 17.6a) deve ser o preferido, sendo o de silicone preferível em relação ao de látex. Os de diâmetros grande (20 mm para tubos 16 French e 25 mm para tubos 20 French) e pequeno (15 mm para tubos 16 French e 20 mm para tubos 20 French) de ponta em cogumelo estão disponíveis (Smiths Medical, Waukesha, WI). Os de ponta em cogumelo pequena são preferíveis pela facilidade de remoção, quando o tubo não for mais necessário.

Durante a celiotomia, o tubo de gastrostomia pode ser colocado no fundo gástrico para sair através da parede abdominal esquerda, como é feito nas técnicas minimamente invasivas. No entanto, com a colocação intraoperatória pode-se optar

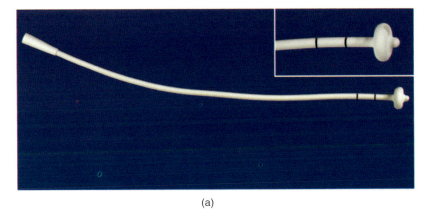

(a)

Figura 17.6 (a) Cateter de gastrostomia de silicone com ponta em cogumelo de Pezzer (Peg Feeding Tube, Smiths Medical, Waukesha, WI). No detalhe é mostrada a ponta em cogumelo. (*continua*)

por colocar o tubo no antro do piloro para sair através da parede abdominal direita. A última opção é boa para cães predispostos à dilatação gástrica-vólvulo, porque ao se colocar o tubo de gastrostomia do lado direito já se realiza a gastropexia profilática. A colocação do tubo de gastrostomia do lado direito em um cão de grande porte será descrita a seguir.

Após a conclusão dos procedimentos cirúrgicos para os quais foi realizada a laparotomia, cria-se uma abertura (estoma) para a saída do tubo na parede abdominal lateral direita imediatamente caudal à última costela. Usando uma lâmina de bisturi número 10, faz-se uma incisão na musculatura abdominal de aproximadamente 6 cm lateralmente à incisão da linha alba (Figuras 17.6b e 17.6c). Essa incisão deve ser grande o suficiente para dar passagem ao tubo com ponta em cogumelo de Pezzar. [Nota: a ponta do tipo cogumelo pode ser alongada ligeiramente, mas não totalmente (Figura 17.6d); portanto, a incisão na musculatura abdominal deve ser maior do que o diâmetro do tubo.] Coloca-se uma pinça Rochester-Carmalt através da incisão interna na parede abdominal forçando-a através do tecido subcutâneo até alcançar a pele. Avance as pontas da pinça até criar uma elevação cônica sob a pele (Figura 17.6e). Faça uma incisão sobre as pontas da pinça para que as pontas dela se projetem através da incisão (Figuras 17.6f e 17.6g). Amplie o tamanho da incisão na pele para melhor acomodar a ponta do tubo de cogumelo de Pezzar. Prenda a ponta do tubo de gastrostomia com a pinça (Figura 17.6h) e puxe-o através da abertura da incisão na parede abdominal (Figura 17.6i). Faça uma sutura em bolsa de tabaco na parede do estômago, ao redor do local onde o tubo de gastrostomia será introduzido (antro pilórico imediatamente à direita da incisura angular), usando fio de sutura absorvível 2-0 ou 3-0. Um fio de sutura de absorção rápida, como poliglicaprone 25, deve ser escolhido para aplicar a sutura em forma de bolsa de tabaco, pois a menor resistência tênsil pode ser favorável no momento da retirada do tubo de gastrostomia. Faça uma incisão na parede do estômago, com uma lâmina de bisturi número 11, no ponto central delimitado pela sutura em bolsa de tabaco. Deve-se realizar uma incisão grande o suficiente para tornar possível a passagem do tubo cogumelo com o cuidado de não cortar o fio da sutura em bolsa. Introduza o tubo de gastrostomia na incisão e cerre a sutura em bolsa de tabaco de modo que a parede do estômago fique firmemente comprimida sobre o tubo cogumelo, que deve ser colocado profundamente no lúmen do estômago (Figura 17.6j). Aplique 2 a 4 pontos de sutura seromuscular na parede do estômago com fio monofilamentoso 1-0 (Figura 17.6k). Pode ser usado fio de sutura absorvível, mas o autor recomenda que se use polipropileno. Aplique os pontos abrangendo a espessura total no estômago assegurando-se de envolver a submucosa, com cuidado para não transpassar o tubo ou a ponta em cogumelo na sutura. Além disso, certifique-se de que exista uma distância satisfatória, entre os pontos de sutura, de modo que não haja dificuldade no momento da retirada do tubo e da passagem da ponta em cogumelo. Quando for aplicar as quatro suturas, passe primeiro o fio da sutura dorsal, seguido pelas suturas cranial e caudal, e, por último, a sutura ventral. Puxe o tubo de gastrostomia para tracionar o cogumelo do tubo contra a sutura em bolsa de tabaco e o estômago

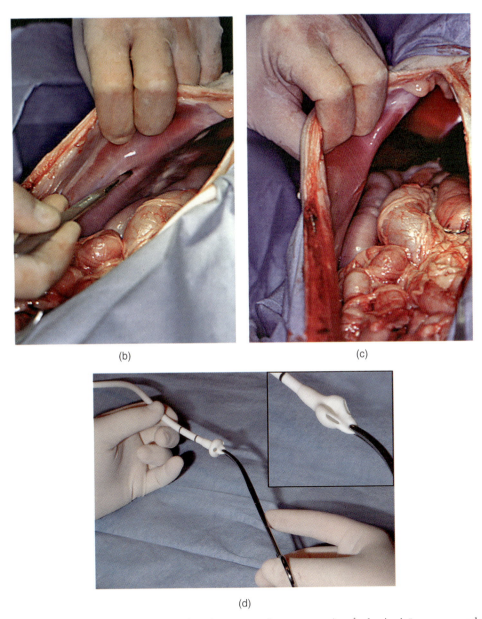

Figura 17.6 (*continuação*) (b) Bisturi apontando para o local da incisão na parede abdominal caudal direita, próximo à última costela, para colocação cirúrgica do tubo de gastrostomia. (c) Incisão na parede abdominal direita para colocação cirúrgica do tubo de gastrostomia. Essa incisão deverá ser aprofundada e ampliada para acomodar o tubo com ponta em cogumelo de Pezzar. (d) Alongamento do tubo com ponta em cogumelo de Pezzar usando uma pinça Rochester-Carmalt para facilitar a passagem do tubo através da parede abdominal. Deve-se tomar cuidado para não rasgar a ponta do tubo com a pinça. (*continua*)

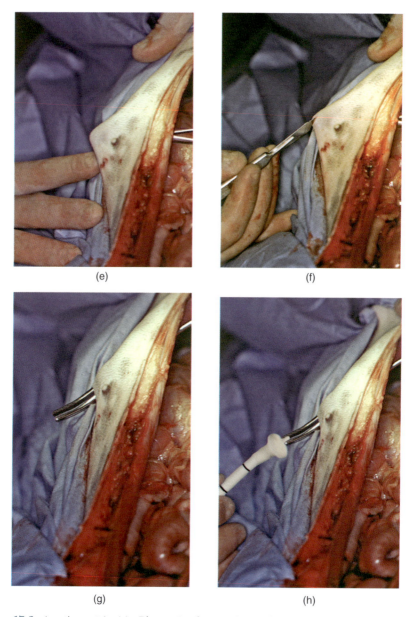

Figura 17.6 (*continuação*) (e) Pinça Rochester-Carmalt avançando através da incisão interna na parede abdominal direita até que a ponta se projete sob a pele. (f) Pele sendo incindida sobre a ponta da pinça Rochester-Carmalt passada de dentro para fora, através da musculatura da parede abdominal direita. Essa incisão na pele deve ser grande o suficiente para possibilitar a passagem do tubo com ponta em cogumelo de Pezzar. (g) Pontas da pinça Rochester-Carmalt emergindo através da pele para prender a ponta do tubo de gastrostomia. (h) Ponta do tubo de gastrostomia presa com a pinça Rochester-Carmalt em posição para puxar o tubo para a cavidade peritoneal. (*continua*)

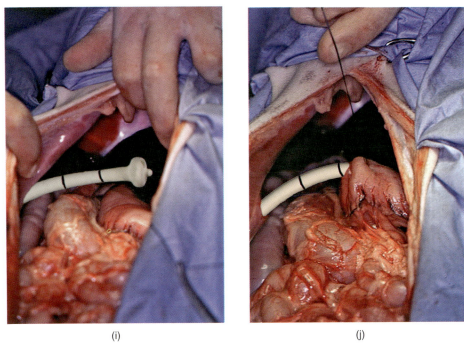

Figura 17.6 (*continuação*) (i) Tubo de gastrostomia na cavidade peritoneal passando através da parede abdominal direita. (j) Tubo de gastrostomia passando através da parede abdominal direita, cuja ponta em cogumelo foi introduzida no estômago. Tubo introduzido no estômago com a sutura em bolsa de tabaco aplicada e cerrada ao redor da entrada dele. (*continua*)

contra a parede abdominal (Figura 17.6l). Cerre os pontos das suturas (dorsal, em seguida, caudal e cranial, e, por fim, ventral) para completar a pexia do estômago à parede abdominal (Figuras 17.6m e 17.6n). Coloque uma sutura de fixação[1] externamente para fixar o tubo na pele e fáscia adjacente e depois acrescente três suturas adicionais após fechar o abdome.

Ao remover o tubo de gastrostomia, injete através do tubo 10 a 15 mℓ de água ou soro fisiológico para garantir que os resíduos de alimentos sejam empurrados para o lúmen gástrico para evitar que eles sejam arrastados para o espaço subcutâneo da parede abdominal. Injete anestésico local (9 partes de lidocaína misturada com 1 parte de bicarbonato de sódio) para dessensibilizar o tecido subcutâneo e muscular ao tubo. Depois que o efeito do anestésico local se instalar, puxe firmemente o tubo com uma das mãos enquanto a outra pressiona a parede abdominal no ponto de saída do tubo. Continue a puxar o tubo até que a ponta em cogumelo colapse e o tubo saia.

As complicações mais comuns após a instalação de tubos de gastrostomia incluem infecções do estoma, retirada acidental total ou parcial, oclusão do tubo e peritonite. O uso de um colar elisabetano é essencial para evitar que o tubo de gastrostomia seja mascado ou puxado para fora pelo animal.

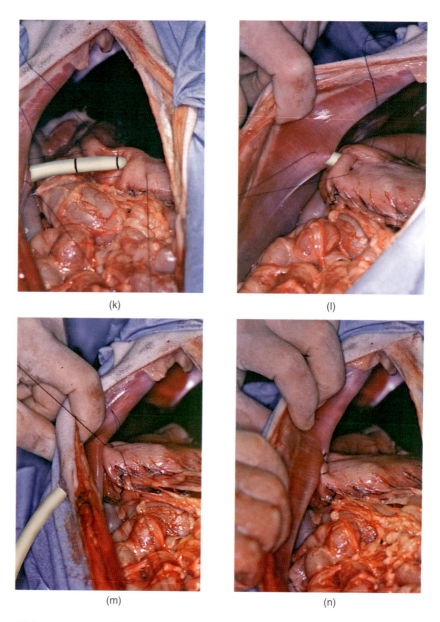

Figura 17.6 (*continuação*) (k) Dois pontos de sutura (um cranial e outro caudal ao tubo) aplicados para ancorar o estômago à parede abdominal direita ao redor da gastrostomia, com o cuidado de não incorporar o tubo ou a ponta em cogumelo no momento da passagem da agulha. Se forem usadas quatro suturas para a fixação (recomendado), a sutura dorsal deve ser feita primeiro, seguida das suturas cranial e caudal, e a sutura ventral deve ser aplicada por último. (l) Tracionamento do tubo de gastrostomia para fazer a justaposição do estômago contra a parede abdominal direita. (m) Finalização dos nós das suturas da fixação do estômago à parede abdominal. (n) Ancoragem do estômago à parede abdominal direita finalizada.

TUBOS DE JEJUNOSTOMIA

Os tubos de jejunostomia são indicados para dar suporte nutricional a pacientes que estejam vomitando e podem ser implantados preventivamente durante a laparotomia sempre que houver risco de ocorrer vômito pós-operatório. A alimentação por meio de tubos de jejunostomia envolverá sempre dietas líquidas, devido ao diâmetro pequeno do tubo (10 French ou mais fino). Podem ser usados tubos de borracha vermelha (Sovereign Feeding Tube e Urethral Catheter, Covidien Animal Health & Dental Division, Mansfield, MA; Figura 17.1a), de poliuretano (Argyle Indwell Polyurethane Feeding Tube, Covidien Animal Health & Dental Division, Mansfield, MA), de cloreto de polivinila (Argyle Polyvinyl Chloride Feeding Tube with Sentinel Line, Covidien Animal Health & Dental Division, Mansfield, MA; Figura 17.7a) e os tubos de silicone (Nasal Oxygen/Feeding Tube–Silicone, Smiths Medical, Waukesha, WI). Normalmente, os calibres 5, 8 ou 10 French podem ser utilizados. Os tubos de silicone (Figura 17.7b) devem ser escolhidos por induzirem menos reações teciduais se comparados com tubos de outros biomateriais. Se não estiverem danificados, os tubos de silicone podem ser lavados, esterilizados a vapor e reutilizados. A colocação de tubos de

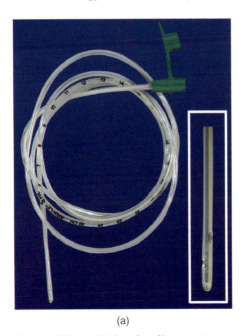

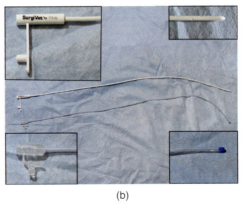

(a)   (b)

Figura 17.7 (a) Tubo de alimentação enteral de cloreto de polivinila (Argyle Polyvinyl Chloride Feeding Tube with Sentinel Line, Covidien Animal Health & Dental Division, Mansfield, MA). A tampa verde indica que o tubo é feito de cloreto de polivinila. A tampa azul indicará que o tubo é feito de poliuretano. (b) Tubo nasogástrico de silicone (Nasal Oxygen/Feeding Tube–Silicone, Smiths Medical, Waukesha, WI) para uso como tubo de jejunostomia. A fabricação de tubo de cor branca foi interrompida em 2009. O tubo transparente usado como substituto é menos rígido, mais elástico e um pouco mais moldável do que o tubo branco. (*continua*)

jejunostomia de maneira minimamente invasiva é possível, mas a jejunostomia cirúrgica, realizada com mais frequência, será descrita aqui.

Após a conclusão dos procedimentos cirúrgicos para os quais foi indicada a laparotomia, identifica-se o ponto da parede abdominal por onde o tubo será exteriorizado. O estoma (abertura) para a saída do tubo deve se situar na parede abdominal lateral direita, no terço médio caudal do abdome, que seria o ponto de escolha para uma gastropexia (Figura 17.7c). A abertura na parede abdominal esquerda pode ser também realizada, mas os autores recomendam a parede abdominal direita por ser mais prático e cômodo para um cirurgião destro, além de anatomicamente mais apropriado para o segmento de intestino delgado onde o tubo será instalado. Deve-se isolar o segmento intestinal em que o tubo de jejunostomia irá ser colocado (Figura 17.7d) e aplicar uma sutura de reparo para servir de orientação (Figura 17.7e). Introduz-se o tubo no jejuno cranial. É recomendável que o tubo seja introduzido além da enterotomia ou do ponto de anastomose, mas evitar que a ponta do tubo venha a se posicionar nesse local. O tubo deve ser, inicialmente, passado através da parede abdominal antes de ser instalado no jejuno (Figura 17.7f). Uma incisão pequena é feita com uma lâmina de bisturi número 11 no músculo transverso do abdome, no aspecto caudal da incisão, distando aproximadamente 4 cm da incisão na linha média. Uma pinça hemostática mosquito é introduzida na incisão e empurrada na direção craniolateral até que a ponta possa ser palpada lateralmente aos mamilos. Uma pequena incisão de pele é feita sobre a ponta da pinça com cuidado para que ele tenha tamanho suficiente para possibilitar

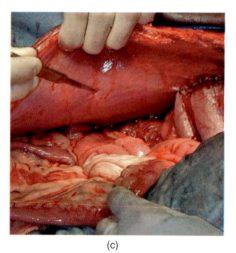

(c)

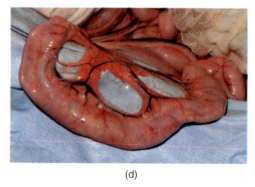

(d)

Figura 17.7 (*continuação*) (c) Local de entrada do tubo de jejunostomia no terço médio da parede abdominal direita. [Aspecto cranial voltado para a direita; vista a partir da perspectiva do assistente de um cirurgião destro.] Observe o local da incisão cranial para a gastropexia em relação ao local de entrada do tubo de jejunostomia. A lâmina de bisturi número 11 aponta o local onde será feita incisão para a exteriorização do tubo. (d) Porção do jejuno isolada para a colocação do tubo de jejunostomia. [Aspecto cranial voltado para a direita; vista a partir da perspectiva do assistente de um cirurgião destro]. (*continua*)

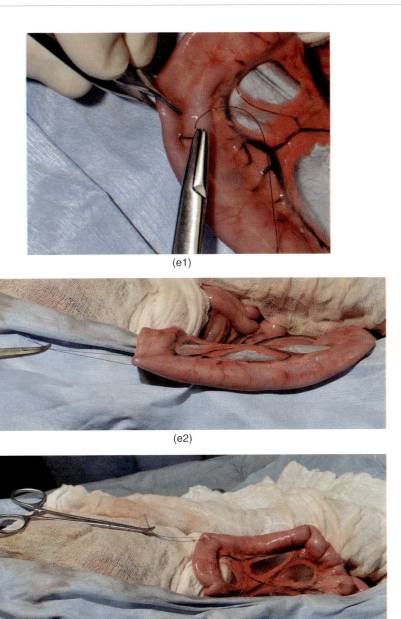

(e1)

(e2)

(e3)

Figura 17.7 (*continuação*) (e) Aplicação da sutura de reparo com fio poliglecaprone 25 (3-0) no aspecto cranial ao ponto da jejunostomia. [Aspecto cranial voltado para a direita; vista a partir da perspectiva do assistente de um cirurgião destro.] (e1) Passagem do ponto abrangendo a espessura total da parede intestinal. (e2) Sutura de reparo presa à pinça hemostática mosquito. (e3) O segmento jejunal é deslocado para a esquerda do animal com a sutura de reparo servindo de orientação, enquanto o tubo é introduzido no abdome. (*continua*)

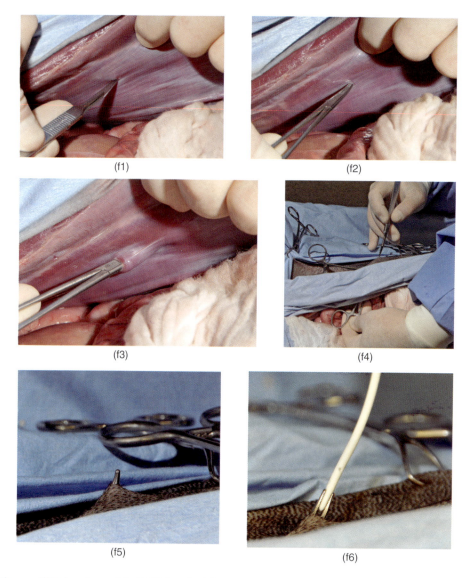

Figura 17.7 (*continuação*) (f) Tubo de jejunostomia sendo puxado no abdome. [Aspecto cranial voltado para a direita; vista a partir da perspectiva do assistente de um cirurgião destro.] (f1) Uma incisão pequena é feita no músculo transverso do abdome com uma lâmina de bisturi número 11 distando 2 a 3 cm da incisão da linha alba, dependendo do porte do paciente. (f2) A pinça hemostática mosquito é introduzida na pequena incisão do músculo transverso abdominal. (f3) A pinça é empurrada em direção craniolateral até que a ponta possa ser sentida sob a pele lateralmente à linha dos mamilos. (f4) Uma lâmina de bisturi número 11 é utilizada para fazer uma pequena incisão sobre a ponta da pinça suficiente para que as pontas das pinças se exteriorizem lateralmente à linha dos mamilos. (f5) As pontas da pinça fechadas passando através da pele. (f6) As pontas da pinça são abertas para prender a ponta do tubo de esofagostomia. (*continua*)

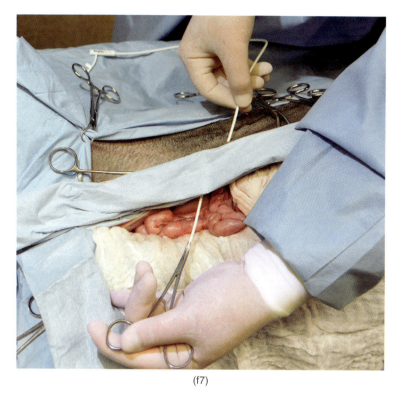

(f7)

Figura 17.7 (*continuação*) (f7) O tubo é puxado para a cavidade abdominal. (*continua*)

a exposição da ponta da pinça. Na sequência, a ponta do tubo de jenunostomia é presa pela pinça e o tubo é puxado para a cavidade abdominal. O tubo, então, é introduzido no jejuno (Figura 17.7g). Uma sutura em bolsa de tabaco (ou U horizontal, como prefere o autor) é aplicada na margem antimesentérica do segmento cranial do jejuno, previamente isolado, usando-se fio de sutura monofilamentoso absorvível (poliglecaprone 25 ou glicômero 631). Uma incisão pequena, mas suficiente para acomodar o tubo, é feita com uma lâmina de bisturi número 11, no centro da sutura em U horizontal. O tubo de jejunostomia é introduzido na incisão e empurrado caudalmente o tanto quanto for satisfatório (um segmento intestinal de pelo menos três arcos vasculares). A sutura em U horizontal é cerrada e o jejuno é fixado à parede abdominal com fio monofilamentoso 3-0 (poliglicaprone 25 ou glicômero 631) usando-se o padrão de sutura festonada (Figuras 17.7h e 17.7i).

A sutura festonada em bloco é escolhida em vez das suturas com pontos simples interrompidos para fixar o jejuno à parede abdominal, porque as suturas festonadas possibilitam a circulação dos fluidos intestinais em torno do tubo. Os fluidos podem vazar em torno do tubo para o tecido subcutâneo, mas não podem vazar para a cavidade peritoneal. Não há necessidade de esperar por aderências para vedar a área em torno do tubo para se remover o tubo com segurança, como é o caso da

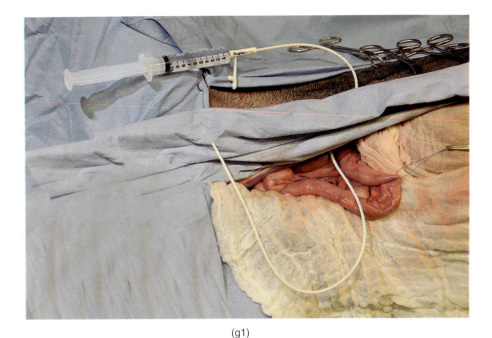

(g1)

(g2)

Figura 17.7 (*continuação*) (g) Colocação do tubo de jejunostomia no intestino. [Aspecto cranial voltado para a direita; vista a partir da perspectiva de do assistente de um cirurgião destro.] (g1) Com uma seringa injeta-se solução salina, através do tubo de jejunostomia, para dilatar o intestino e facilitar o avanço caudal do tubo no lúmen intestinal. A sutura de reparo marca o segmento cranial do intestino. (g2) O tubo é apoiado no sentido cranial do campo operatório no momento da aplicação da sutura em bolsa de tabaco (neste caso, U horizontal). (*continua*)

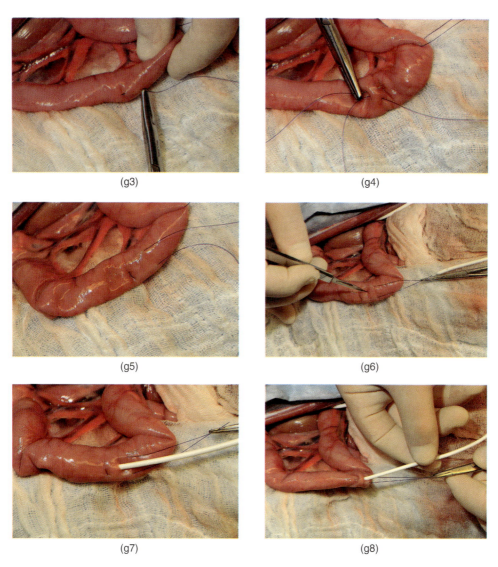

Figura 17.7 (*continuação*) (g3) A primeira passada (profunda) do fio da sutura em U horizontal sendo colocada no aspecto craniocaudal. (g4) A segunda passada (profunda) do fio da sutura em U horizontal sendo colocada no aspecto caudocranial. (g5) Se executada corretamente, a sutura em U horizontal se assemelha a um "rosto com sorriso". (g6) Uma lâmina de bisturi número 11 é utilizada para fazer uma abertura no centro da sutura em U horizontal (um "nariz" no "rosto"). A lâmina é forçada contra a parede intestinal com a borda afiada volta para os "olhos" do "rosto" para evitar o corte do fio da sutura caso a lâmina penetre muito, se colocada com a face de corte para baixo. Note que a sutura cranial foi removida e o tubo está em posição para ser empurrado na abertura feita no intestino. (g7) A incisão no intestino deve ser grande o suficiente para acomodar o tubo. (g8) O tubo é inserido no aspecto caudal do jejuno, suavemente, aplicando-se pressão moderada sobre os cabos dos fios da sutura em U horizontal. (*continua*)

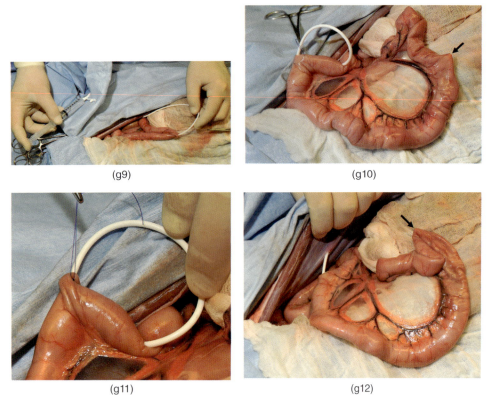

Figura 17.7 (*continuação*) (g9) A solução salina é injetada periodicamente no intestino para produzir distensão e lubrificação para facilitar a passagem do tubo. (g10) O tubo é avançado a uma distância satisfatória (alcançando pelos menos três arcos vasculares de intestino). A *seta* indica onde está a ponta do tubo. (g11) A sutura em U horizontal é cerrada para evitar vazamento de conteúdo, em torno do tubo, durante o manuseio cirúrgico. Mesmo assim, o tubo ainda pode deslizar através da incisão intestinal, por isso a manipulação deve ser cuidadosa para garantir que o tubo não deslize durante o restante do procedimento. (g12) Corte dos cabos dos fios da sutura em U horizontal com o jejuno sendo alinhado à parede abdominal na preparação para a jejunopexia. A *seta* mostra a ponta do tubo dentro do jejuno. (*continua*)

aderência com suturas simples. Com a técnica de sutura festonada em bloco o tubo pode ser removido com segurança, a qualquer momento,[4] sem a preocupação com peritonite se o tubo for removido prematuramente pelo paciente. Antes do desenvolvimento da técnica de sutura festonada em bloco nos tubos de jejunostomia, as suturas permaneciam no local durante 5 a 7 dias, para formar aderências, independentemente de os tubos estarem sendo usados para alimentação ou não.

O tubo de jejunostomia é introduzido no intestino, como já descrito, antes do entrelaçamento dos blocos de sutura festonada. Em seguida, duas suturas festonadas são colocadas na seguinte ordem. A primeira passada do fio é feita no sentido caudocranial na parede abdominal (superficial) ventralmente à jejunostomia.

CAPÍTULO 17 | TUBOS, SONDAS E DRENOS CIRÚRGICOS

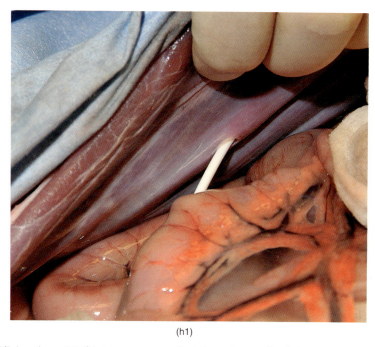

(h1)

Figura 17.7 (*continuação*) (h) Ancoramento do jejuno à parede abdominal usando a sutura festonada em bloco. [Aspecto cranial voltado para a direita; vista a partir da perspectiva do assistente de um cirurgião destro.] (h1) O local da jejunostomia é encostado na abertura da parede abdominal, por onde o tubo está passando, deixando um espaço onde o tubo é visualizado, para orientação. (*continua*)

Na sequência, o fio é passado transversalmente na parede do jejuno (profundo) no sentido ventrodorsal e cranialmente à jejunostomia. A terceira passada é realizada do sentido cranial para o caudal na parede abdominal (profunda) dorsalmente à jejunostomia e a passada final do fio é feita do sentido dorsal para o ventral transversal à parede intestinal e caudalmente à jejunostomia. Os cabos dos fios de sutura são mantidos e presos com pinças hemostáticas mosquito. A segunda sutura festonada em bloco é iniciada pela passagem do fio no sentido ventrodorsal na parede abdominal cranialmente à jejunostomia. No segundo passo, o fio é passado no sentido craniocaudal na parede intestinal (profunda) dorsalmente à jejunostomia. A terceira passada do fio é feita no sentido dorsoventral na parede abdominal caudalmente à jejunostomia, e a passada final do sentido caudal para o cranial na parede intestinal (superficial) ventralmente à jejunostomia. Os cabos dos fios de sutura craniais são puxados com os cabos dos fios caudais que foram colocados primeiro. Os nós dos cabos caudais são cerrados para fechar o primeiro bloco (boxe) e os nós dos cabos dos fios craniais são cerrados para formar o segundo bloco (boxe). Externamente, o tubo de jejunostomia é ancorado na pele e na fáscia subjacente, com quatro pontos interrompidos com nós de cirurgião aplicados a 1 cm de distância (Figura 17.7j).[1] Fios de náilon ou polipropileno 2-0 podem ser usados para ancorar tubos 8 e 10

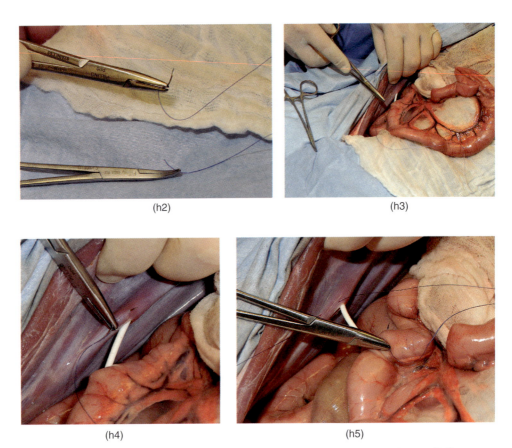

Figura 17.7 (*continuação*) (h2) Um fio de sutura absorvível (3-0) sintético (poliglicaprone 25) será utilizado na sutura festonada em bloco. Note que os cabos dos fios da sutura são presos à pinça hemostática mosquito para evitar que, inadvertidamente, o fio de sutura escape durante as passadas. Durante as passadas deve-se evitar que a agulha de sutura perfure o tubo. (h3) Para a primeira sutura festonada em bloco, o cabo do fio de sutura deve ser identificado e deixado no aspecto caudal do campo cirúrgico e a primeira passada da agulha de sutura, na parede abdominal, será no sentido caudocranial. (h4) A primeira passada da sutura no sentido caudocranial aplicada próximo à entrada do tubo na parede abdominal. (h5) A segunda passada do fio, da primeira sutura festonada em bloco, sendo aplicada transversalmente na parede do jejuno, do plano superficial ao profundo, cranialmente ao tubo. A passada do fio é feita em ângulo reto com a primeira passada na parede abdominal. (*continua*)

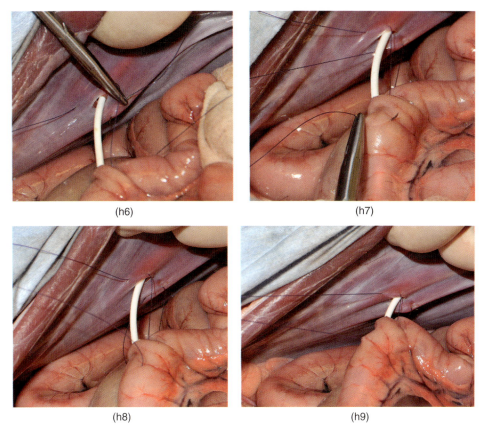

Figura 17.7 (*continuação*) (h6) A terceira passada do fio, da primeira sutura festonada em bloco, sendo aplicada no sentido craniocaudal, na parede abdominal, abaixo da entrada do tubo. Essa passada é perpendicular à passada de sutura da parede do jejuno, paralela à passada da primeira sutura da parede abdominal. (h7) A quarta e última passada do fio de sutura da primeira sutura festonada em bloco pegando toda a parede do jejuno é aplicada transversalmente no aspecto caudal da saída do tubo do lúmen intestinal. (h8) As quatro passadas da primeira sutura festonada em bloco após terem sido completadas. (h9) Os cabos dos fios foram presos e marcados com uma pinça hemostática (não mostrada), de modo que a tensão nos cabos seja leve e forneça orientação, enquanto a segunda sutura festonada em bloco está sendo aplicada. Um pequeno segmento do tubo fica visível para orientação da aplicação dos pontos da segunda sutura festonada em bloco. (*continua*)

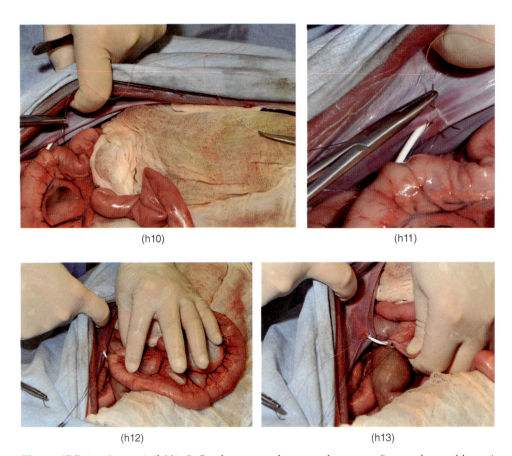

Figura 17.7 (*continuação*) (h10) O fio da sutura da segunda sutura festonada em bloco é preso com outra pinça hemostática mosquito que está posicionada no aspecto cranial do campo cirúrgico para orientação. [Note que um fio de polipropileno fluorescente 3-0 está sendo usado para ilustrar e facilitar a identificação dos cabos de fios das duas suturas em bloco, mas qualquer fio de sutura absorvível sintético poderia ser usado nos casos clínicos.] (h11) A primeira passagem da segunda sutura festonada em bloco sendo aplicada na parede abdominal cranialmente à entrada do tubo, basicamente para aproximar os dois pontos aplicados na parede abdominal, na primeira sutura em bloco, para formar um quadrado. (h12) A primeira passada da segunda sutura festonada em bloco concluída, e o início da segunda passada sendo preparado. A segunda passada da segunda sutura festonada em bloco é mais difícil de ser aplicada, porque é feita do sentido craniocaudal, na parede do jejuno (profunda), para o tubo. Para fazer essa passada, o cirurgião posiciona a mão não dominante para girar a porção inferior do jejuno para cima. (h13) O intestino foi girado de modo que a porção do jejuno abaixo do tubo torna-se acessível para facilitar ao cirurgião destro. (*continua*)

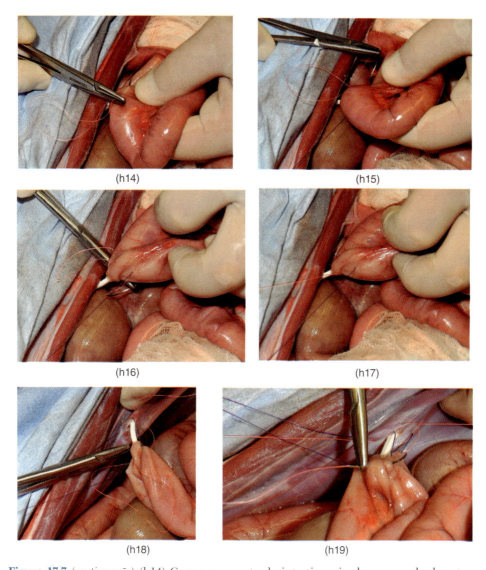

Figura 17.7 (*continuação*) (h14) Com o segmento do intestino girado, a passada da sutura, nesse local mais profundo, é conduzida no sentido caudocranial. O sentido craniocaudal da sutura torna-se evidente quando o jejuno retorna à sua posição normal. (h15) A agulha passando o ponto antes de retornar o jejuno para o local normal. (h16) Com o intestino na posição normal, a agulha é passada craniocaudalmente de modo que ela seja orientada na posição correta para a terceira passada da segunda sutura festonada em bloco. (h17) Com o intestino na orientação normal e a segunda passada posicionada craniocaudalmente, a terceira passada pode ser executada. (h18) A terceira passada da segunda sutura festonada em bloco é colocada na parede abdominal do plano profundo para o superficial caudal ao tubo basicamente para aproximar os pontos da primeira sutura festonada em bloco passados na parede abdominal. (h19) A quarta e última passada da segunda sutura festonada em bloco abrange a espessura total do jejuno caudocranialmente ao tubo. (*continua*)

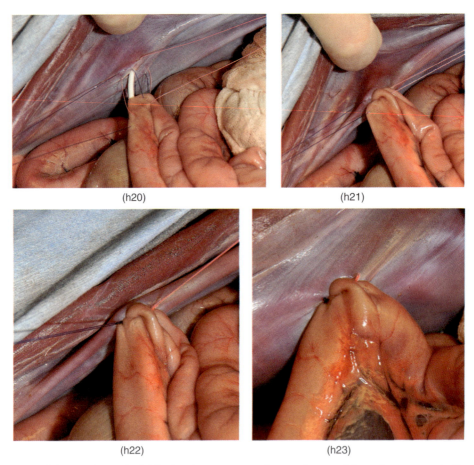

Figura 17.7 (*continuação*) (h20) As duas suturas festonadas em bloco foram concluídas. (h21) Quando os cabos dos fios das suturas festonadas em bloco são puxados, o intestino é encostado à parede abdominal e o tubo não será mais visível. (h22) Os nós dos fios das suturas festonadas em bloco são cerrados, independentemente, em qualquer ordem. (h23) Corte dos cabos dos fios após cerrar os nós e conclusão da jejunopexia com suturas em bloco (boxe). (*continua*)

French; o fio 3-0 pode ser usado para tubos de 5 French.

Ao remover o tubo de jejunostomia, deve-se injetar cerca de 10 mℓ de água ou solução salina para garantir que os resíduos de alimentos sejam empurrados para o lúmen intestinal e não sejam arrastados para o tecido subcutâneo da parede abdominal. Corte as suturas de ancoramento e puxe o tubo gentilmente. Embora a remoção do tubo de jejunostomia seja bem tolerada por cães e gatos, a infiltração com anestésico local ao redor da pele e da parede abdominal próxima ao estoma diminuirá o desconforto da retirada da sonda. Limpe o estoma periodicamente para remover as secreções. As secreções de estoma geralmente são poucas e desaparecem em 3 a 5 dias.

CAPÍTULO 17 | TUBOS, SONDAS E DRENOS CIRÚRGICOS

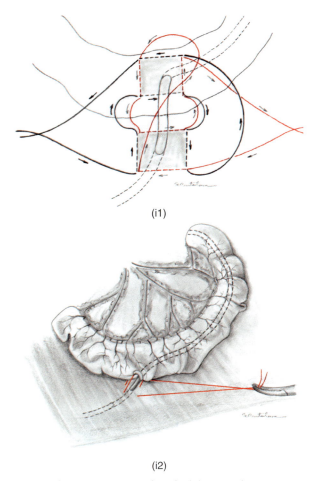

Figura 17.7 *(continuação)* (i) Esquema artístico da jejunopexia por suturas festonadas em bloco. [Esses desenhos estão orientados a partir da perspectiva de um cirurgião destro, por isso, eles vão aparecer de cabeça para baixo em comparação com a Figura 17.7h.] (i1) A sutura vermelha representa a primeira sutura em bloco com as passadas do fio de sutura na seguinte ordem: (a) caudal para cranial na parede abdominal superficial ao tubo, (b) superficial para profundo no intestino cranial ao tubo, (c) cranial para caudal na parede abdominal profunda ao tubo e (d) de profundo para superficial no intestino caudal ao tubo. A sutura preta representa a segunda sutura em bloco com as passadas do fio de sutura na seguinte ordem: (a) de profundo para superficial na parede abdominal cranial ao tubo, (b) cranial para caudal no intestino profundo ao tubo, (c) de profundo para superficial na parede abdominal caudal ao tubo e (d) caudal para cranial em relação ao intestino superficial ao tubo. (i2) A primeira sutura em bloco concluída e os fios (vermelhos) de sutura presos com uma pinça no aspecto caudal do campo cirúrgico. *(continua)*

As complicações mais comuns após a implantação de tubos de jejunostomia incluem celulite local, retirada completa ou parcial do tubo, oclusão do tubo, infecção de estoma e peritonite. A celulite autolimitante local é a complicação mais comum.

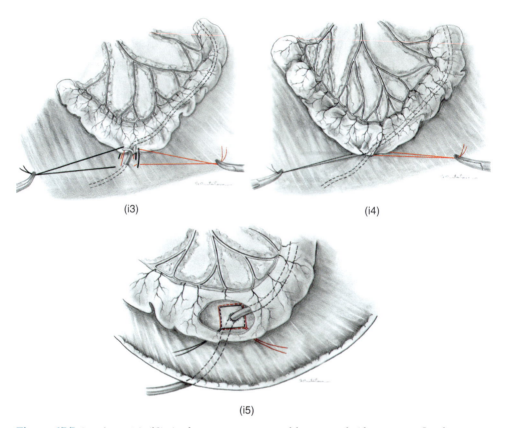

Figura 17.7 (*continuação*) (i3) Ambas as suturas em bloco concluídas com o fio de sutura preto preso com uma pinça no aspecto cranial do campo cirúrgico. (i4) Quando os fios das duas suturas em bloco são puxados, o tubo não é mais visível. (i5) As aberturas na parede abdominal e no jejuno são justapostas com as suturas em bloco entre eles. Portanto, todo e qualquer fluido intestinal que passe em torno do tubo ou que possa potencialmente extravasar ficará restrito aos tecidos subcutâneos, mas não será capaz de extravasar para a cavidade peritoneal. Os fios de sutura foram destacados, neste desenho, para fins de orientação, mas na realidade eles já estariam com os nós cerrados e cortados nesse momento. (*continua*)

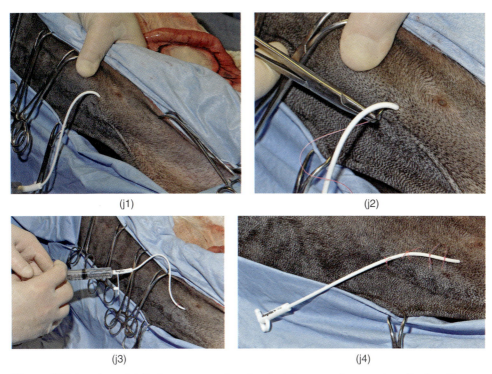

Figura 17.7 (*continuação*) (j) Ancoragem do tubo de jejunostomia na pele e fáscia adjacente com quatro pontos de cirurgião. (j1) A primeira sutura deverá ser colocada logo após a finalização das suturas festonadas em bloco para a jejunopexia, de modo a evitar a retirada acidental do tubo durante as manipulações cirúrgicas finais. A mão não dominante do cirurgião estabiliza a parede abdominal no ponto da jejunostomia para servir como um ponto de referência para a colocação do primeiro ponto de sutura a fim de assegurar a penetração na fáscia adjacente sem penetrar no abdome. (j2) A primeira sutura de fixação é aplicada imediatamente cranial e lateralmente ao local de saída do tubo. (j3) A solução salina é injetada no tubo depois de cada sutura de fixação ser colocada para se ter certeza de que o lúmen do tubo não tenha sido obstruído pela sutura. (j4) Três suturas de fixação adicionais são aplicadas após a incisão abdominal ter sido fechada.

DRENOS EM FERIDAS

Os drenos usados em feridas são geralmente feitos de látex, silicone ou de outro material maleável, principalmente, em formato tubular. Existem algumas variações, principalmente os drenos de Penrose (Penrose Drain, Cardinal Health, McGaw Park, IL; Figuras 17.8a e 17.8b) que colapsam facilmente. O uso de drenos é indicado quando os tecidos são separados, criando um espaço morto que não possibilita a aposição necessária para a restauração tecidual. Quando esse espaço morto é criado ocorre ruptura e destruição dos vasos sanguíneos e linfáticos, o que pode acarretar perda da drenagem e acúmulo de fluidos no espaço morto recém-criado. Se o fluido tiver características de sangue total (coagulado ou não), será denominado hematoma. Se o fluido tiver característica serossanguinolenta será denominado seroma.

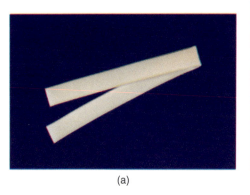 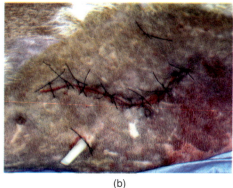

(a) (b)

Figura 17.8 (a) Dreno de látex dobrável (Penrose Drain, Cardinal Health, McGaw Park, IL). (b) Dreno de látex de Penrose colocado no lado esquerdo de um cão. [A porção cranial está voltada para a esquerda e a porção ventral é a parte inferior da fotografia.] Uma laceração curva dorsal à linha de mamilo, abrangendo o tórax e o abdome, foi suturada antes da colocação do dreno Penrose, por causa do espaço morto criado sob a ferida e dorsal a ela. Note que o orifício de saída do dreno de Penrose é ventral à ferida para facilitar a saída dos fluidos, por gravidade, quando o cão estiver em pé ou em decúbito esternal. O dreno não está exposto no aspecto dorsal. Assim, empregou-se um ponto com fio de náilon aplicado através da pele para ancorar o dreno no espaço subcutâneo e evitar o deslizamento para fora. Uma segunda sutura de ancoragem é vista no ponto de saída do dreno. A segunda sutura de fixação é feita para impedir a retração do dreno para o interior da ferida. Ambas as suturas de ancoragem devem ser removidas na retirada do dreno Penrose. (*continua*)

Independentemente das características do fluido, ele irá proporcionar um meio de cultura para as bactérias se multiplicarem, será uma barreira para a formação de novos vasos sanguíneos nos tecidos afetados e, de modo geral, leva ao atraso na reparação e cicatrização da lesão. Todavia, os drenos deverão ser usados quando existir indicação, pois o uso inadequado de um dreno pode ser prejudicial para a cicatrização e causar deiscência da sutura, infecção, formação de abscesso ou, até mesmo, a morte. O cirurgião deve analisar criteriosamente o risco de um seroma, a viabilidade do tecido, a possibilidade de fechar a ferida adequadamente e a de conseguir restringir o movimento da região da ferida e do paciente após a cirurgia. Os drenos também podem ser colocados na cavidade peritoneal para a remoção da bile, urina ou outras coleções de fluidos.

Os drenos são classificados como passivos ou ativos. Os passivos dependem da ação da gravidade e da capilaridade para drenar os fluidos de uma ferida. O dreno passivo de uso mais comum na medicina veterinária é achatado e de látex ou é um tubo cilíndrico de silicone chamado dreno de Penrose (Figura 17.8a); no entanto, os drenos tubulares mais duros podem, também, ser usados como drenos passivos. Como os drenos passivos dependem da gravidade, eles devem ser implantados de modo que a extremidade distal do dreno deve sair da ferida no ponto mais baixo (Figura 17.8b). O dreno de Penrose não deve ser fenestrado por duas razões: (1) as fenestrações podem aumentar as chances de escapar e de se romper quando se tentar a remoção e (2) a fenestração irá diminuir a superfície de drenagem, reduzindo a capilaridade essencial para o dreno de Penrose exercer a drenagem. Os drenos passivos tubulares, não colapsáveis, podem ser fenestrados, pois, além de aumentarem a capilaridade e o funcionamento da drenagem ao longo do tubo, existirá diferença de pressão entre o espaço morto da ferida e o lúmen do tubo — o que vai favorecer a drenagem para o lúmen. Os drenos passivos devem ser cobertos por um curativo após a colocação. Uma bandagem protegerá contra infecções bacterianas ascendentes, protegerá a descamação da pele ao redor da ferida e pode servir para a semiquantificação do volume do exsudato drenado. As bandagens devem ser trocadas diariamente ou até com maior frequência, de acordo com o quadro. A frequência de troca de bandagens pode diminuir se o volume de drenagem for reduzido.

Os drenos ativos, conhecidos também como drenos de sucção fechada, são mais eficientes do que os drenos passivos na remoção de fluidos de uma ferida ou de uma cavidade corporal. Os drenos ativos podem, também, diminuir o risco de infecção correlacionada em comparação com drenos passivos. Esses drenos são denominados "ativos" porque removem ativamente os fluidos da ferida por sucção externa. Durante a sucção não são removidos apenas os fluidos da ferida, mas também são sugadas as camadas de tecidos mais próximas à aposição, o que diminui o espaço morto, reduz a probabilidade de seroma e favorece a aderência primária da pele ao leito subjacente da ferida. O dreno ativo mais comumente utilizado na prática veterinária é o conhecido como dreno de sucção Jackson-Pratt fechado (Jackson-Pratt Silicone Flat Drain and Jackson-Pratt Reservoir, Cardinal Health, McGaw Park, IL; Figura 17.8c). Esse dreno é composto por uma superfície plana ou redonda, flexível, com fenestrações, moldado para um tubo de silicone elástico que é acoplado a uma bomba manual de material flexível ("pera"). O acionamento da pera por compressão estabelece pressão negativa na cavidade da ferida.

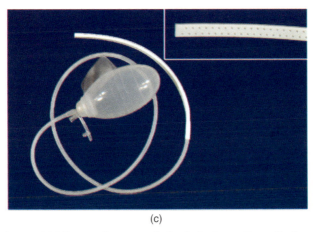

(c)

Figura 17.8 (*continuação*) (c) Dreno de sucção fechada Jackson-Pratt (Jackson-Pratt Silicone Flat Drain and Jackson-Pratt Reservoir, Cardinal Health, McGaw Park, IL). No detalhe, a ponta do dreno apresentando perfurações. A porção tubular não perfurada do dreno é ligada ao reservatório. O reservatório do dreno é pressionado e a saída de ar é conectada para iniciar e manter a sucção. (*continua*)

Um dreno de sucção artesanal, para ser usado em feridas pequenas, pode ser construído usando-se um *butterfly* e um tubo de coleta de sangue com vácuo (Figura 17.8d). Corte a parte do *luer lock* do *butterfly* e faça pequenas fenestrações a 1 a 2 cm da extremidade do cateter. Essas fenestrações não deverão ser maiores do que 25% da circunferência do cateter. A extremidade do dreno artesanal será, então, inserida no espaço morto da ferida por meio de incisão lateral. Depois que a ferida for fechada, a parte de agulha do *butterfly* é inserida em um tubo de coleta de sangue com vácuo. Fixe o dreno na pele e na fáscia adjacente com quatro suturas e pontos de cirurgião. Monitore o tubo de coleta com frequência para trocar o tubo de coleta antes do preenchimento total, de modo a manter sempre a pressão negativa. Os drenos com tubo de coleta de sangue a vácuo não são muito eficientes, porque exigem a troca frequente dos tubos de coleta quando há drenagem significativa.

Uma alternativa para se criar um dreno de sucção fechado é utilizar tubos fenestrados ligados a uma seringa de 35 a 60 mℓ. Puxe com cuidado o êmbolo da seringa e, uma vez obtida a pressão negativa, coloque uma agulha hipodérmica de calibre 18 G através do êmbolo da seringa, no nível das asas de seringa, para manter a pressão negativa (Figura 17.8e). Sempre oclua totalmente o tubo antes do esvaziamento ou da mudança da seringa de tal modo que ar não seja atraído para o espaço morto da ferida. A agulha afiada que mantém o êmbolo preso na posição de aspiração pode representar risco de lesão para o paciente e para os donos; por isso, esse tipo de dreno de sucção não deve ser recomendado.

Ao colocar um dreno passivo, raspe e prepare assepticamente a área em torno da ferida. A parte do dreno que vai ser introduzida na ferida deve ser medida e marcada. O comprimento do dreno, quando removido, deve ser comparado com o que foi implantado para garantir a remoção completa. Coloque a drenagem na ferida em alinhamento na posição vertical. A extremidade proximal do dreno deve ser, então, empurrada para dentro da ferida e depois suturada à pele, em uma área afastada da ferida, com pontos simples, usando fio de sutura transcutânea não absorvível. Em seguida, uma nova incisão com bisturi deve ser feita na área próxima da abertura da ferida primária. Essa incisão vai atuar como um portal de saída para a extremidade distal do dreno e deverá ser grande o suficiente para deixar passar o dreno e a descarga de fluidos. Um dreno nunca deve sair pela incisão primária, pois aumenta o risco de deiscência de sutura. Se o espaço morto da ferida for muito profundo a sutura subcutânea tiver sido fechada adequadamente, é aceitável que o dreno seja instalado junto à linha de sutura. Uma vez que a drenagem se dá através do orifício de saída, a extremidade distal do dreno deve ser presa à borda do portal com pontos simples interrompido com fio não absorvível (Figura 17.8b).

Ao se colocar um dreno ativo, muitas das regras mencionados anteriormente devem ser aplicadas. Há apenas pequenas diferenças para se colocar drenos ativos. Primeiro, o portal de saída deve ser grande o suficiente para acomodar o tubo de drenagem. Isso irá assegurar uma vedação de modo que o dreno possa manter a pressão de sucção dentro da ferida. Em segundo lugar, a porção proximal do dreno não deve ser suturada na pele. Em terceiro lugar, como o dreno funciona sob sucção, o portal de saída não precisa ser colocado em uma localização dependente da gravidade. Quatro suturas de fixação devem ser empregadas para fixar o dreno à pele e à fáscia adjacente.

Os drenos Jackson-Pratt são muito úteis em feridas profundas. O dreno pode ser puxado através da ferida com uma pinça hemostática passada por uma incisão pequena na pele, ou pode ser passado de dentro para fora com um trocarte de metal com ponta afiada (Figuras 17.8f e 17.8k). Uma vez colocado o dreno (Figura 17.8j), a ferida será suturada. Após a sutura da ferida o dreno será ancorado à pele e à fáscia adjacente com quatro suturas de fixação, a "pera" será conectada e a sucção terá início (Figura 17.8k).

Os drenos ativos podem ser utilizados para remover fluidos da cavidade abdominal. As indicações para a drenagem de fluidos abdominais incluem abdome séptico, uroabdome e peritonite por derrame de bile. Uma vez que a condição primária tenha sido resolvida por abordagem cirúrgica, o dreno deve ser colocado antes da sutura abdominal. Crie uma abertura (estoma) de saída para o tubo na parede abdominal lateral do lado esquerdo ou direito. Utilize uma lâmina de bisturi número 11 para fazer uma incisão na pele de aproximadamente 5 a 6 cm lateral à incisão na linha média. Passe uma pinça hemostática através da incisão e avance pelo tecido subcutâneo até chegar ao peritônio. Visualize as pontas da pinça hemostática Kelly elevando o peritônio. Faça uma incisão pequena sobre as pontas da pinça de modo que as pontas saiam através do orifício. Prenda a extremidade proximal do tubo de drenagem com as pontas da pinça hemostática e puxe o tubo através do orifício e para fora, através da pele.

Alternativamente, um trocarte de metal afiado passará a extremidade do tubo de drenagem (Figura 17.8f) ao ser empurrado de dentro do abdome para fora através da pele, eliminando a necessidade de incisão para se criar o portal de saída. Quatro suturas de fixação devem ser utilizadas para ancorar o tubo de drenagem à pele e à fáscia adjacente.

Não há regras quanto ao período de permanência e de quando se deve remover os drenos. No entanto, a maioria dos drenos passivos deve permanecer no local por pelo menos 5 dias para alcançar o benefício máximo, e drenos ativos podem ser retirados no prazo de 3 a 5 dias. Geralmente, os drenos são mantidos por 3 a 5 dias e, raramente, por 10 dias. Uma regra de ouro para a remoção de drenos é a redução do volume drenado ou quando houver alterações no volume e nas características dos fluidos, como na mudança de descarga serosa ou serossanguinolenta. O próprio dreno irá provocar pequena transudação oriunda dos tecidos, por isso é improvável que cesse a descarga de fluido. Se a descarga não parar de fluir, deve-se suspeitar de oclusão do portal de saída. Verifique se o tubo de drenagem não está dobrado e se não há coágulo ou bridas de tecido bloqueando o lúmen ou as fenestrações do dreno. Se a causa da obstrução não puder ser corrigida, o dreno obstruído deverá ser removido. A citologia do fluido das feridas pode ser útil para se determinar com segurança o momento de remover o dreno. A diminuição na contagem bacteriana e o aparecimento de neutrófilos saudáveis podem ser usados como um bom indicador para a remoção do dreno. Infiltre anestésico local antes de retirar um dreno de uma ferida, após cortar as suturas de fixação, exercendo tração manual.

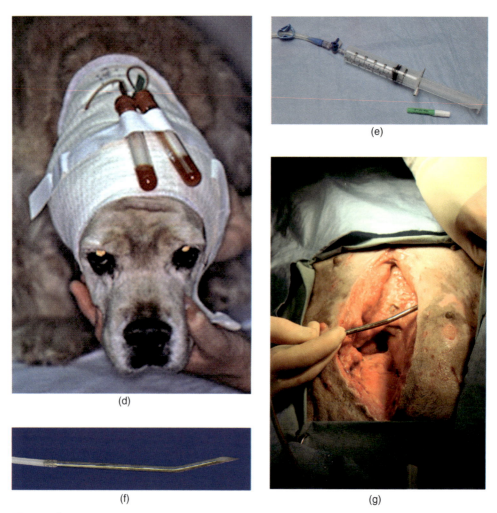

Figura 17.8 (*continuação*) (d) Dreno ativo utilizando *butterfly* adaptado, ligado a tubos de coleta de sangue com vácuo. Nesse caso, os drenos foram colocados no tecido subcutâneo das orelhas. Esse método era adotado para a drenagem após a ablação total do conduto auditivo, mas os drenos não são mais utilizados nesse procedimento. (e) Drenagem ativa utilizando uma seringa para a sucção. Uma agulha hipodérmica de calibre 18 G é usada para travar o êmbolo da seringa para produzir vácuo para a sucção. É necessário usar o clampe ou uma torneira de três vias para impedir a entrada de ar na ferida quando a seringa estiver sendo esvaziada. O clampeamento e a torneira são mostrados. O clampe ou a torneira devem ser abertos durante a aspiração e fechados no momento do esvaziamento da seringa. (f) Trocarte de metal com ponta afiada com o tubo acoplado na extremidade de um dreno não fenestratado de Jackson-Pratt. (g) Dreno de Jackson-Pratt colocado no momento do fechamento da ferida secundária subsequente à drenagem cirúrgica de um abscesso. O cirurgião passa um trocarte de metal com ponta afiada para criar o portal de saída puxando o dreno de dentro para fora. (*continua*)

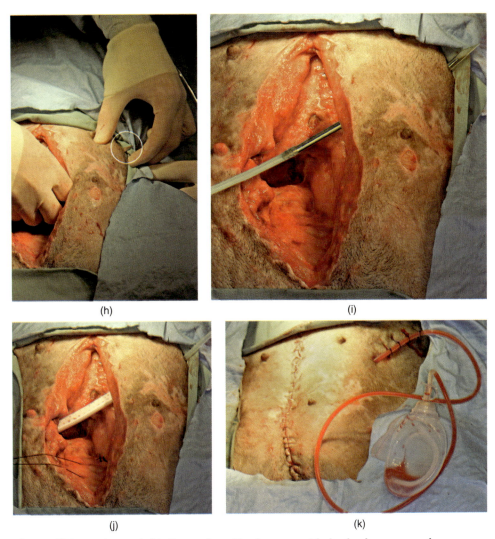

Figura 17.8 (*continuação*) (h) Ponto de saída da extremidade do dreno passado com um trocarte distante da ferida. O círculo mostra a ponta do trocarte passando através da pele. (i) Trocarte sendo utilizado para empurrar o dreno de Jackson-Pratt na ferida, em direção ao orifício de saída. Note o trocarte de metal passando através da pele da parede abdominal. (j) Dreno de Jackson-Pratt em uma ferida profunda antes da sutura de fechamento. Observe que a parte fenestrada do dreno está inteiramente na ferida e a porção tubular não fenestrada está saindo na pele. É importante ter uma boa vedação em torno da saída no trecho do tubo sem fenestrações para manter a pressão negativa, de modo que se possa drenar o interior da ferida. (k) Dreno de Jackson-Pratt colocado na ferida. Observe o reservatório ("pera") mantendo a sucção constante com o fluido tingido de vermelho drenado da ferida. Observe também que o tubo está ancorado na pele e na fáscia adjacente por quatro pontos de fixação.

REFERÊNCIAS

1. Song EK, Mann FA, Wagner-Mann CC. Comparison of different tube materials and use of Chinese finger trap or four friction suture technique for securing gastrostomy, jejunostomy, and thoracostomy tubes in dogs. *Vet Surg* 2008;37:212–221.
2. Yoon H, Mann FA, Lee S, Branson KR. Comparison of the amounts of air leakage into the thoracic cavity associated with four thoracostomy tube placement techniques in canine cadavers. *Am J Vet Res* 2009;70:1161–1167.
3. Marques AI, Tattersall J, Shaw DJ, Welsh E. Retrospective analysis of the relationship between time of thoracostomy drain removal and discharge time. *J Small Anim Pract* 2009;50:162–166.
4. Daye RM, Huber ML, Henderson RA. Interlocking box jejunostomy: a new technique for enteral feeding. *J Am Anim Hosp Assoc* 1999;35:129–134.

BIBLIOGRAFIA ADICIONAL

Informações adicionais sobre sondas, drenos planos e tubulares usados na cirurgia de pequenos animais podem ser encontradas nos seguintes livros:

1. Hackett TB, Mazzaferro EM. *Veterinary Emergency and Critical Care Procedures*. Ames, Iowa: Blackwell Publishing Professional, 2006.
2. Silverstein DC, Hopper K. *Small Animal Critical Care Medicine*. St. Louis, Missouri: Saunders Elsevier, 2009.
3. Slatter D, ed. *Textbook of Small Animal Surgery*, 3rd ed. Philadelphia, Pennsylvania: Saunders, 2003.
4. Fossum TW, ed. *Small Animal Surgery*, 3rd ed. St. Louis, Missouri: Mosby Elsevier, 2007.

Capítulo 18

OÓFORO-HISTERECTOMIA CANINA

Fred Anthony Mann

A oóforo-histerectomia é um dos procedimentos cirúrgicos rotineiros praticados por médicos veterinários de pequenos animais. A adoção dos conceitos básicos do procedimento cirúrgico para a remoção dos ovários e útero faz com que o procedimento seja bem-sucedido, mas existem muitas variantes de certas etapas do procedimento cirúrgico que dependem de preferências individuais. Este capítulo aborda a oóforo-histerectomia canina seguindo detalhadamente o passo a passo do procedimento utilizado pelo autor principal para ensinar a técnica operatória aos estudantes de veterinária.

A preparação cirúrgica deve incluir a tricotomia ampla do abdome ventral desde o terço final do tórax até a vulva. Inicia-se a tricotomia abrangendo desde a cartilagem xifoide até a borda caudal da pelve, bilateral e simetricamente, envolvendo as mamas até as pregas dos joelhos, desde a porção ventral das costelas (ver Capítulo 10). A preparação cirúrgica asséptica é necessária, pois o campo operatório deve estar preparado para possibilitar a ampliação da incisão caso ocorra um imprevisto, como a perda da ligadura de um pedículo ovariano.

Esvazie a bexiga da cadela por compressão manual antes da cirurgia, logo após a tricotomia e antes do preparo do campo cirúrgico. A bexiga distendida pode ser incindida inadvertidamente com o bisturi ao se incindir a parede abdominal. Palpe a bexiga urinária, apertando-a suavemente para expulsar o máximo de urina possível. Para comprimir a bexiga mais facilmente, coloca-se a paciente em decúbito lateral. Aplica-se a compressão manual bilateralmente, forçando a bexiga, caudalmente, na direção do trígono. Mantenha a pressão continuada sobre os lados da bexiga, até que o esfíncter uretral fique relaxado e a urina comece a fluir até o esvaziamento completo. Tenha cuidado para evitar pressão excessiva, pois o trauma pode causar hematúria. Se houver necessidade de exercer muita pressão, é melhor aspirar a urina, no período intraoperatório, com o auxílio de uma seringa e agulha hipodérmica para evitar lesão iatrogênica.

Depois de esvaziar a bexiga, realiza-se a antissepsia preliminar e transfere-se a cadela para a mesa cirúrgica, em decúbito dorsal, com as extremidades dos membros amarradas por cadarços frouxamente fixados à mesa cirúrgica (Figuras 18.1 a 18.4). Inicia-se o preparo do campo operatório estéril executando-se antissepsia rigorosa (ver Capítulo 10). Após completar a antissepsia do campo operatório, a caixa de instrumental cirúrgico é colocada na mesa de Mayo (ou em outro tipo de mesa) posicionada na extremidade caudal da mesa cirúrgica (Figuras 18.1 e 18.2). Um enfermeiro de sala abre a embalagem externa da caixa de instrumental cirúrgico (Figura 18.5). O cirurgião paramentado abre o pano que envolve a caixa de instrumental de modo que as pontas do tecido se sobreponham à borda da mesa cirúrgica e cubram as patas da cadela (Figuras 18.6 a 18.8). O cirurgião pega um pacote com os panos de campo (Figura 18.7) e os aplica sobre a área estéril (Figuras 18.9 a 18.14). Quatro panos de campo cirúrgico são fixados de maneira a tornar possível que a incisão na linha média se estenda desde a cartilagem xifoide à borda do púbis. A borda de cada pano lateral deve ficar cerca de 2 cm da linha de incisão prevista (medial em relação às tetas). Existem duas maneiras de colocar os quatro panos de campo seguindo a ordem de colocação. No primeiro método, os panos cranial e caudal são aplicados primeiro. O pano cranial deve estar alinhado com a base da cartilagem xifoide e o pano caudal deve ficar alinhado na borda cranial do púbis. Os panos laterais são aplicados em seguida e fixados com uma pinça de Backaus aplicada nos cantos de interseção dos panos, fixando-os na pele. No segundo método, os panos de campo são colocados na seguinte ordem: (1) caudal, (2) lateral, (3) cranial e (4) lateral, aplicando-se a pinça Backaus em cada canto de interseção entre eles.

Antes de cobrir o campo operatório, com o último pano de campo, são identificados os pontos de referência para a incisão de pele para a oóforo-histerectomia (Figuras 18.15 e 18.16). O polegar da mão esquerda do cirurgião é colocado sobre o aspecto cranial do púbis e o terceiro dedo sobre o umbigo. O ponto médio entre o polegar e o terceiro dedo é identificado com o dedo indicador, que indicará a extensão caudal da incisão da pele nas cadelas. A incisão será feita desde o umbigo até o ponto caudal identificado pelo dedo indicador. Em gatas, o dedo indicador demarcará a metade da incisão de pele. Em outras palavras, a incisão de pele mais caudal é melhor para exteriorizar o corpo uterino nas gatas.

Após ser aplicado o último pano de campo (Figuras 18.17 e 18.18), os pontos de referência para a incisão são estimados antes da fenestração do último pano de campo (Figura 18.19). O último pano de campo é fenestrado, no formato de um "I", com abas dobradas lateralmente (Figuras 18.20 a 18.22). As abas do último pano de campo são dobradas para baixo (mas externas aos panos de campo) e presas com duas pinças Backaus (Figura 18.23).

Conte e anote o número de compressas na ficha de anestesia antes de incindir a pele. Além disso, é preciso contar todas as compressas adicionais recebidas durante o procedimento, adicionando as à contagem inicial. Organiza-se a mesa de instrumental cirúrgico antes da incisão de pele.

CAPÍTULO 18 | OÓFORO-HISTERECTOMIA CANINA

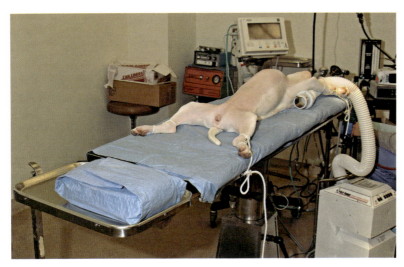

Figura 18.1 Posicionamento em decúbito dorsal para a oóforo-histerectomia em uma cadela, observado a partir do aspecto caudal esquerdo da paciente: os membros são estendidos e amarrados frouxamente na mesa cirúrgica. [Cuidado: a amarração muito apertada pode causar lesão isquêmica.] A mesa de instrumental (mesa de Mayo) está posicionada na extremidade caudal da mesa cirúrgica de modo que um campo estéril contínuo possa ser finalmente aplicado para cobrir desde o local da incisão até a mesa de instrumental, após o pacote de instrumental ter sido aberto. [O tubo corrugado do dispositivo de aquecimento deverá ser ligado após os panos cirúrgicos terem sido aplicados.]

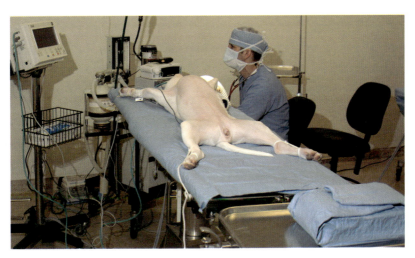

Figura 18.2 Posicionamento em decúbito dorsal para a oóforo-histerectomia em uma cadela, observado a partir do aspecto caudal da paciente. Observe: o posicionamento dos aparelhos de anestesia e de monitoramento no aspecto cranial da paciente e a mesa de instrumental (mesa de Mayo) na extremidade caudal da mesa cirúrgica.

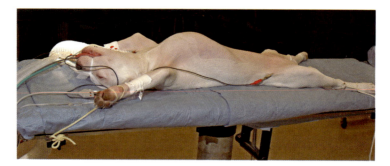

Figura 18.3 Posicionamento em decúbito dorsal para a oóforo-histerectomia em uma cadela observado a partir do aspecto lateral direito da paciente. Lado da mesa em que o cirurgião destro vai operar.

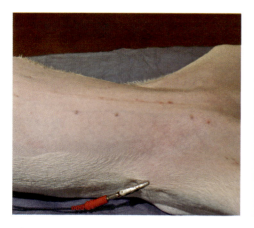

Figura 18.4 Posicionamento em decúbito dorsal para a oóforo-histerectomia em uma cadela observado a partir da lateral direita da paciente, focando o campo operatório da oóforo-histerectomia. [A garra jacaré, fora do campo cirúrgico, é um dos terminais de monitoramento eletrocardiográfico.]

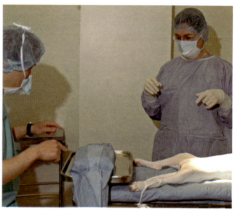

Figura 18.5 Enfermeiro de sala não paramentado abrindo a embalagem externa da caixa de instrumental esterilizado. [Observe a posição da mesa de instrumental de modo que o envoltório externo, ao ser aberto, cubra as porções distais dos membros pélvicos do paciente.]

Verifique o local onde será realizada a incisão de pele (Figuras 18.24 a 18.26) e faça uma incisão no sentido craniocaudal (Figuras 18.27 a 18.30). O dedo indicador e o polegar da mão esquerda (para os cirurgiões destros) são usados para tensionar a pele e aplicar pressão lateral a fim de facilitar a incisão da pele. Aplica-se pressão compatível e adequada à espessura da pele.

Prolonga-se a incisão no sentido caudal, com um único movimento contínuo.

Para a hemostasia, realiza-se a compressão dos vasos com uma gaze (Figura 18.31), pinças hemostáticas mosquito e/ou eletrocoagulação. Use a compressão com a gaze de maneira suave e pausada, evitando esfregar — o que pode remover os coágulos sanguíneos que estejam vedando os vasos pequenos, além de provocar agressão

CAPÍTULO 18 | OÓFORO-HISTERECTOMIA CANINA

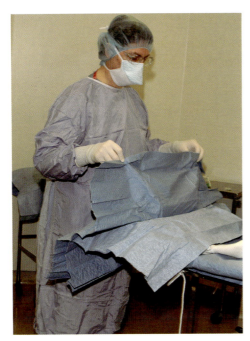

Figura 18.6 Cirurgião paramentado abrindo a embalagem interna da caixa de instrumental esterilizado. Toma-se cuidado para evitar a contaminação das mãos, pelo contato com o lado externo da embalagem no momento do descarte.

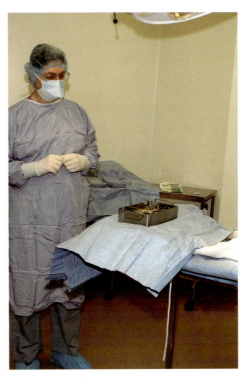

Figura 18.7 Abertura do pacote que contém o instrumental estéril. Observe o pacote de campo estéril aberto em segundo plano.

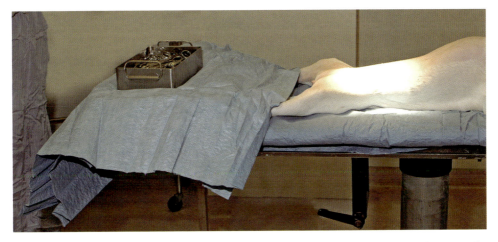

Figura 18.8 Abertura do pacote que contém o instrumental estéril visto do lado esquerdo da paciente. Note que a ponta do pano da embalagem cobre a porção distal dos membros pélvicos da cadela. O próximo passo é aplicar os quatro panos de campo.

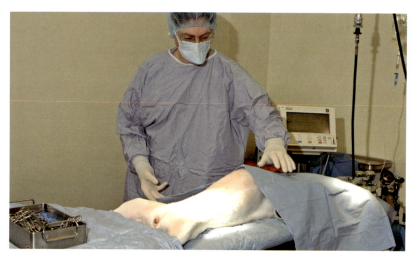

Figura 18.9 Aplicação do primeiro pano de campo no aspecto cranial da cadela, com a dobra sobre a cartilagem xifoide. Simplesmente se solta o pano de campo de modo a evitar contaminação das luvas durante o processo de aplicação. Se o campo for colocado muito caudalmente, ele poderá ser puxado mais cranialmente pela mão esquerda do cirurgião nesta ilustração. Se o pano de campo for colocado muito distante cranialmente, não haverá nenhuma correção que possa ser feita a não ser aplicar um novo pano de campo na posição adequada. Nesse caso, o enfermeiro não paramentado deve descartar o pano de campo colocado de modo inadequado antes que seja aplicado o novo pano de campo. Alternativamente, o pano de campo pode permanecer no local inadequado e é possível colocar o novo pano de campo estéril sobre ele.

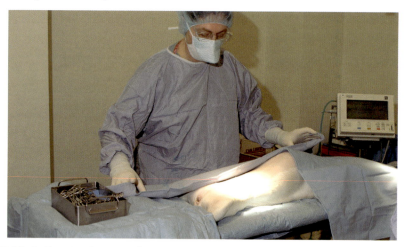

Figura 18.10 Aplicação do segundo pano de campo no lado direito da cadela. Observe como o cirurgião segura os cantos do pano de campo e os libera para proteger os seus dedos da contaminação inadvertida durante a aplicação do campo. Se o pano de campo for colocado muito medialmente, poderá ser puxado lateralmente pela dobra lateral do pano de campo. Se o pano de campo for colocado muito lateralmente, não haverá nenhuma correção a ser feita, a não ser aplicar um novo pano de campo na posição correta.

CAPÍTULO 18 | OÓFORO-HISTERECTOMIA CANINA

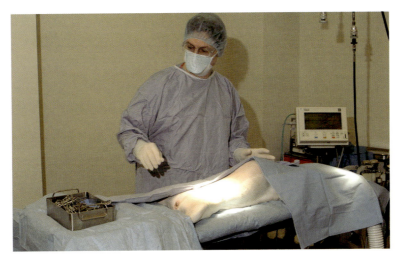

Figura 18.11 Fixação do primeiro e do segundo panos de campo. A junção entre os dois panos (próximo da mão esquerda do cirurgião na figura) será presa para fixá-los à pele subjacente por meio de pinça de Backaus. Um pacote de instrumental embalado corretamente terá pinças Backaus na parte superior, uma vez que são os primeiros instrumentais a serem usados.

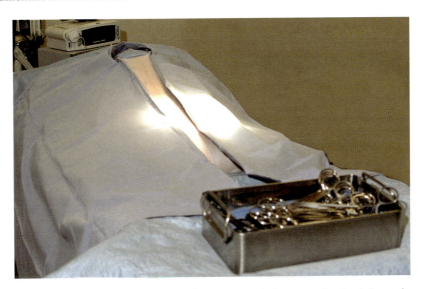

Figura 18.12 Aplicação do terceiro pano de campo no lado esquerdo do abdome da cadela. Um cirurgião assistente pode aplicá-lo ou o cirurgião pode mover-se, temporariamente, para o lado esquerdo da mesa para fazê-lo. Se o pano de campo for colocado muito medialmente, ele poderá ser puxado lateralmente agarrando-se apenas a dobra lateral exposta. [Nota: os dedos não devem tocar a pele da cadela durante o processo.] Se o pano de campo for colocado muito lateralmente, não será necessária nenhuma correção e será aplicado um novo pano de campo na posição correta. Fixa-se o primeiro e o terceiro pano de campo à pele, por meio de pinças, antes de se colocar o pano de campo caudal.

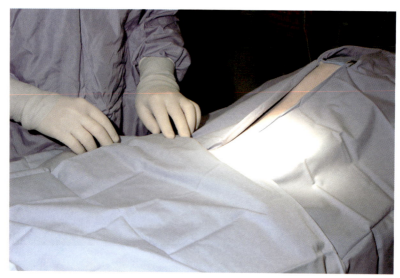

Figura 18.13 Aplicação do quarto pano de campo no aspecto caudal do abdome da cadela. Se o pano de campo for colocado muito cranialmente, ele poderá ser puxado para uma posição mais caudal. [Nota: os dedos não devem tocar a pele da cadela durante o processo.] Se o pano de campo for colocado muito caudalmente, não haverá nenhuma correção a ser feita, a não ser aplicar um novo pano de campo na posição correta.

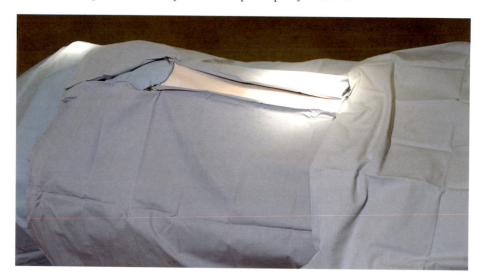

Figura 18.14 Concluída a aplicação do quarto pano de campo, fixado por pinça Backaus em cada um dos cantos, como visto do lado direito da cadela (perspectiva de um cirurgião destro). A cabeça do animal está voltada para a esquerda nesta fotografia. Note a mesa de instrumental coberta pelo pano de campo caudal. O pano de campo caudal será levantado de maneira estéril para que seja possível pegar a bandeja de instrumental para colocá-la sobre o pano de campo. A mesma manobra será necessária quando se usar o último pano cobrindo os quatro panos.

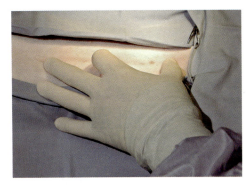

Figura 18.15 Identificação dos pontos de referência para a incisão de pele para a oóforo-histerectomia antes da aplicação do último pano de campo cobrindo os quatro panos, visto pelo cirurgião destro. O polegar da mão esquerda do cirurgião é colocado sobre o aspecto cranial do púbis e o terceiro dedo sobre o umbigo. O ponto médio entre o polegar e o terceiro dedo é identificado com o dedo indicador, que determinará o ponto caudal da incisão da pele que terá início no aspecto caudal da cicatriz umbilical nas cadelas. [Nas gatas, o dedo indicador demarcará a metade da incisão de pele. Em outras palavras, a incisão de pele mais caudal é melhor para exteriorizar o corpo uterino nas gatas.]

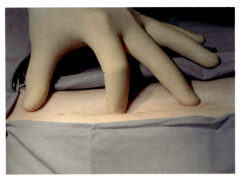

Figura 18.16 Identificação dos pontos de referência, para a incisão de pele para a oóforo-histerectomia, antes da aplicação do último pano de campo visto a partir do lado esquerdo da cadela. A cabeça do animal está voltada para a direita. O terceiro dedo da mão esquerda está sobre a cicatriz umbilical e o dedo polegar apoiado na borda cranial do púbis. O dedo indicador demarca o ponto médio da linha entre o umbigo e o púbis, determinando o ponto médio caudal até onde se estenderá a incisão para a oóforo-histerectomia nas cadelas, considerando o início da incisão caudalmente à cicatriz umbilical. [Nas gatas, o dedo indicador assinala o ponto médio da incisão da oóforo-histerectomia.]

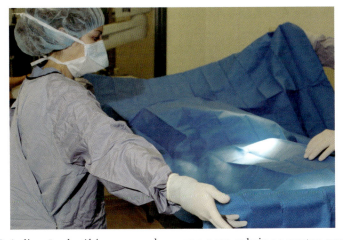

Figura 18.17 Aplicação do último pano de campo para cobrir os quatro panos. A cabeça da cadela (coberta pelo campo) está à direita nesta fotografia. Os panos de campo grandes são mais facilmente aplicados com o auxílio do assistente paramentado. Panos de campo menores são, muitas vezes, utilizados para procedimentos de oóforo-histerectomia canina e felina realizados por um único cirurgião.

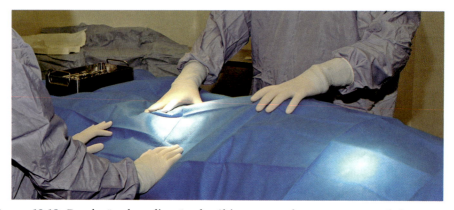

Figura 18.18 Conclusão da aplicação do último pano de campo para cobrir os outros quatro panos de campo. A cabeça do animal (coberta pelo campo) está à direita nesta fotografia. Note que a bandeja de instrumental (à esquerda da figura) foi colocada sobre o último pano de campo e que o campo contínuo preserva a esterilidade do instrumental cirúrgico.

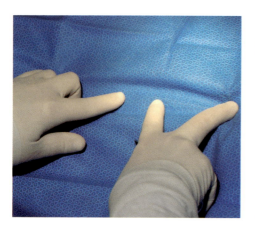

Figura 18.19 Pesquisa do ponto para a fenestração do último pano de campo. A cabeça do animal está voltada para a esquerda nesta fotografia. O terceiro dedo da mão direita do cirurgião, apoiada no aspecto cranial do púbis, e os outros dedos estão estimando a extensão da incisão de pele previamente determinada. O terceiro dedo esquerdo está flexionado sobre o aspecto cranial da incisão e o dedo indicador direito sobre o ponto caudal da incisão. A fenestração do pano de campo será feita de modo que as margens distem aproximadamente 2 cm lateral, cranial e caudalmente à incisão de pele.

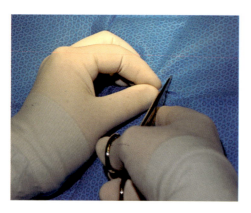

Figura 18.20 Fenestração do último pano de campo, primeiro corte. A fenestração é feita na forma de um "I", com as partes superior e inferior do "I" nos aspectos cranial e caudal do pano de campo. Nesta imagem, a abertura caudal (parte inferior do "I") está sendo efetuada e deve ter aproximadamente 4 cm.

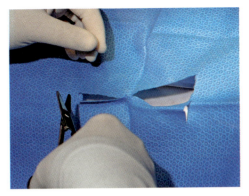

Figura 18.21 Fenestração do último pano de campo sendo finalizada. A forma de "I" será concluída pelo corte do topo do "I" no aspecto cranial da fenestração.

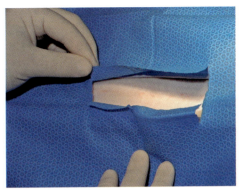

Figura 18.22 Fenestração do último pano de campo. Uma abertura em forma de "I" cria duas abas laterais de 2 cm que serão dobradas para baixo e presas com pinça Backaus.

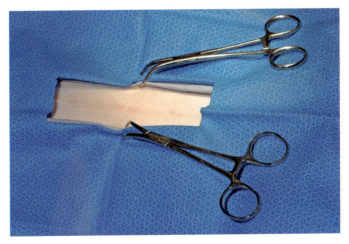

Figura 18.23 Conclusão da aplicação dos panos de campo para a oóforo-histerectomia na cadela. As bordas laterais da fenestração são dobradas para baixo e fixadas com uma pinça Backaus no plano central da fenestração. As pinças Backaus são aplicadas para fixar os panos de campo no aspecto lateral e apenas a pele medialmente com os aros das pinças voltados para o aspecto caudal.

tecidual desnecessária. A fricção da gaze tinge de vermelho o local da incisão, dificultando a diferenciação dos tecidos e a identificação dos pontos anatômicos.

Localize a linha média e realize a incisão do tecido subcutâneo utilizando uma tesoura Metzenbaum para expor a linha alba (Figuras 18.32 a 18.39). Faça a incisão da gordura subcutânea dos lados da linha alba utilizando, para o corte, a tesoura parcialmente aberta, empurrando a lâmina contra o tecido (Figuras 18.35 e 18.36), de maneira a minimizar o trauma do tecido subcutâneo. A divulsão excessiva do tecido subcutâneo cria espaço morto, o que predispõe à formação de seroma pós-operatório. A gordura subcutânea está presa, bilateralmente, à linha alba, por isso o corte por pressão é necessário em ambos os lados da linha alba. A linha alba é muito fina nas gatas e na porção caudal do abdome de cadelas, sendo, por isso, mais difícil de ser identificada.

Cuidadosamente, levante a linha alba com a pinça de dissecção aplicada no aspecto cranial da incisão. A abertura da parede abdominal é feita projetando-se a ponta do bisturi para o interior da cavidade com a face de corte da lâmina voltada para cima (Figuras 18.40 a 18.42). A lâmina do bisturi deve ficar voltada para cima para que, quando adentre a cavidade peritoneal, o risco de lesão de órgãos cavitários seja menor. A incisão deve ser feita, se possível, no aspecto cranial da incisão perto do umbigo, pois a gordura no ligamento falciforme oferece proteção adicional contra a lesão iatrogênica. Insere-se a pinça de dissecção, através da abertura da linha média, para servir de guia a fim de se completar a incisão da linha alba, com o bisturi, no sentido craniocaudal (Figuras 18.43 e 18.44). A pinça de dissecção e o bisturi são deslocados simultaneamente, sob a linha média, de maneira que a incisão seja concluída com um movimento progressivo contínuo de ambos. A incisão da linha alba pode ser feita, também, introduzindo-se a tesoura de Mayo na abertura inicial da linha alba estendendo-as nos sentidos caudal (Figura 18.45) e cranial (Figura 18.46). Certifique-se, após a introdução da ponta da tesoura, de que ela esteja sobre a linha alba e a mantenha erguida enquanto procede ao corte por pressão no plano médio. Geralmente, é muito difícil cortar a linha alba apenas com um movimento de pressão. Uma vez que a abertura da parede seja suficientemente ampla para a passagem de um dedo, palpa-se a porção interna da parede abdominal para verificar se existem aderências na linha média ventral cranial e caudal. Procede-se à incisão da linha alba nos sentidos cranial e caudal, até alcançar

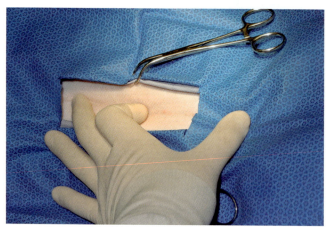

Figura 18.24 Delimitação final do local e da extensão da incisão de pele, sob o ponto de vista do cirurgião destro. O terceiro dedo da mão esquerda está apoiado sobre a cicatriz umbilical e o polegar apalpa a borda cranial do púbis. O dedo indicador demarca o ponto médio da linha entre o umbigo e o púbis. O ponto médio delimita a borda caudal da incisão da oóforo-histerectomia na cadela. A incisão é iniciada no aspecto caudal da cicatriz umbilical. [Em gatas, o dedo indicador demarca o ponto médio da incisão da oóforo-histerectomia.]

CAPÍTULO 18 | OÓFORO-HISTERECTOMIA CANINA

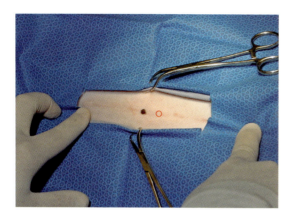

Figura 18.25 Demarcação final da incisão de pele da oóforo-histerectomia na cadela. O dedo indicador direito está apontando para a borda cranial do púbis e o dedo indicador esquerdo aponta para a cicatriz umbilical. Para fins ilustrativos, um marcador preto estéril foi usado para destacar o ponto médio da linha de incisão entre os dois dedos indicadores. [Nota: o ponto médio foi estimado iniciando-se mais cranialmente, portanto, a extensão caudal real da incisão é assinalada pelo círculo vermelho.]

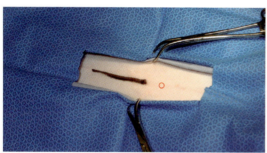

Figura 18.26 Esboço da incisão de pele da oóforo-histerectomia na cadela. Para fins ilustrativos, um marcador preto estéril foi utilizado para desenhar a linha de incisão proposta. [A extensão caudal desta incisão foi subestimada em aproximadamente 2 cm e, portanto, a incisão de pele foi praticada além da extremidade caudal da tinta preta.]

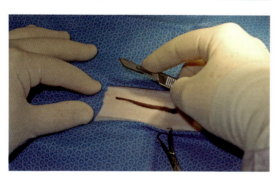

Figura 18.27 Incisão de pele da oóforo-histerectomia na cadela. A pele está tensionada pelo polegar e o dedo indicador da mão esquerda, enquanto a mão dominante utiliza o bisturi para o corte.

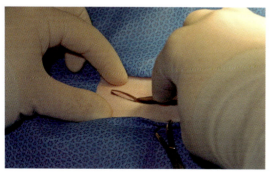

Figura 18.28 Realização da incisão de pele na oóforo-histerectomia na cadela. A pele é incindida do sentido cranial para o caudal. O ideal é incindir toda a espessura da pele com um movimento único no sentido caudal.

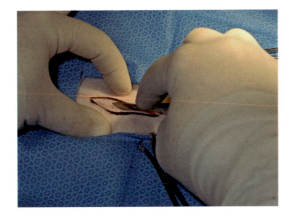

Figura 18.29 Aprofundamento da incisão de pele na oóforo-histerectomia na cadela. A incisão de pele é aprofundada aplicando-se tensão lateral na pele, com os dedos polegar e indicador da mão esquerda, associada a leve pressão aplicada no bisturi, sobre a pele, movendo-o do sentido cranial para o caudal. O bisturi deverá ser aplicado sobre a linha média e o retalhamento do tecido subcutâneo deve ser evitado.

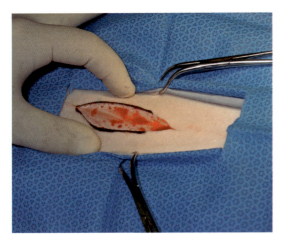

Figura 18.30 Conclusão da incisão da pele da oóforo-histerectomia na cadela. As bordas da pele devem ser afastadas com facilidade antes da dissecção do tecido subcutâneo para expor a linha alba.

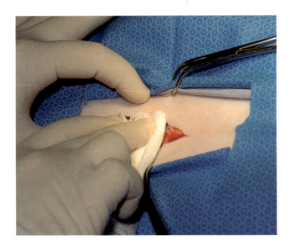

Figura 18.31 Controle do sangramento após a incisão de pele. A pressão direta com uma gaze é geralmente suficiente para controlar a hemorragia da incisão de pele na oóforo-histerectomia da cadela antes de se iniciar a incisão no tecido subcutâneo. A gaze é aplicada diretamente para a compressão dos vasos durante alguns segundos. O ato de esfregar para limpar os coágulos traumatiza os tecidos e não controla o sangramento. Serve apenas para tingir de vermelho o campo operatório, dificultando a diferenciação das camadas do tecido subcutâneo.

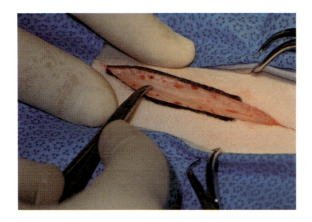

Figura 18.32 Incisão do tecido subcutâneo: identificação da linha alba. Em cadelas muito esguias e nas gatas, a linha alba pode ser visível através da gordura subcutânea. Em outros casos, a linha alba pode ser localizada observando-se o sulco formado quando as bordas da pele são gentilmente afastadas com os dedos. A pinça hemostática nesta figura está apontando para a linha alba.

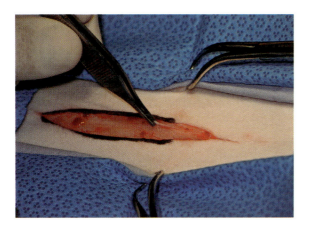

Figura 18.33 Incisão do tecido subcutâneo: isolamento da linha alba com incisão. Pinças de dissecção são utilizadas para levantar a gordura subcutânea na linha média preparando a incisão com tesoura Metzenbaum.

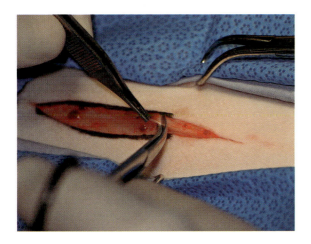

Figura 18.34 Incisão do tecido subcutâneo: início da incisão. Usa-se pinça de dissecção para levantar a gordura subcutânea de um dos lados da linha média e, com a tesoura de Metzenbaum, faz-se uma fenestração suficiente para expor a fáscia do músculo reto abdominal externo na linha alba, no aspecto caudal da incisão.

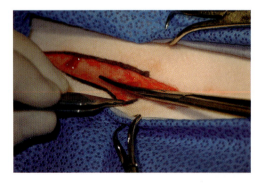

Figura 18.35 Incisão do tecido subcutâneo: continuação da incisão. Uma das lâminas de corte da tesoura de Metzenbaum é introduzida na incisão, apoiada na fáscia do músculo reto abdominal externo, abrangendo a gordura subcutânea entre as lâminas da tesoura.

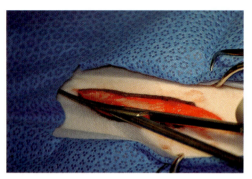

Figura 18.36 Incisão do tecido subcutâneo: ampliação da incisão. Uma das lâminas de corte da tesoura de Metzenbaum apoiada na fáscia externa do músculo reto abdominal com a gordura subcutânea entre as lâminas da tesoura; as lâminas são parcialmente fechadas e empurradas no sentido caudal da incisão do tecido subcutâneo. Esta manobra disseca a gordura subcutânea de um dos lados da linha alba. A dissecção do outro lado é feita da mesma maneira, empurrando-se a tesoura para liberar o tecido subcutâneo da linha alba.

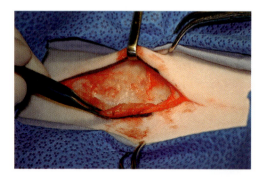

Figura 18.37 Incisão do tecido subcutâneo: conclusão da incisão do tecido subcutâneo do lado direito da linha alba.

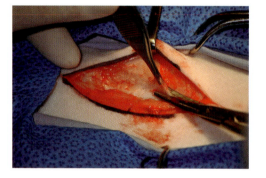

Figura 18.38 Divulsão do tecido subcutâneo: dissecação do tecido subcutâneo no lado esquerdo da linha alba. Corte por pressão com a tesoura para remover a brida subcutânea do lado esquerdo da linha alba.

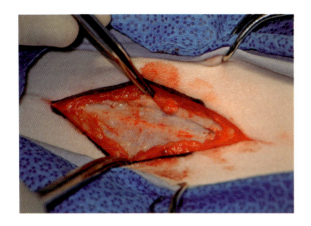

Figura 18.39 Conclusão da divulsão do tecido subcutâneo. A gordura subcutânea foi dissecada na linha alba, bilateralmente.

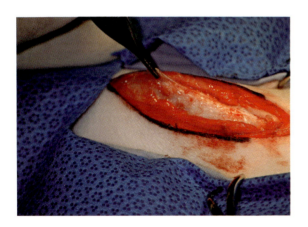

Figura 18.40 Acessando a cavidade peritoneal: ergue-se a linha alba com uma pinça de dissecção. A linha alba deve ser pinçada e erguida, no aspecto cranial da incisão, de modo a afastar as vísceras abdominais do ponto de perfuração da linha média com a lâmina do bisturi.

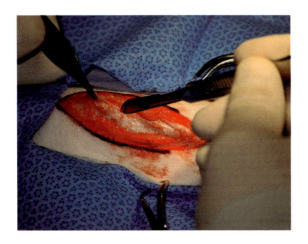

Figura 18.41 Acesso à cavidade peritoneal: ponto de incisão com o bisturi. A linha alba é pinçada e erguida, sempre próximo à cicatriz umbilical, para se iniciar a incisão da linha média. O bisturi é empunhado como um lápis, com o lado de corte da lâmina voltado para cima.

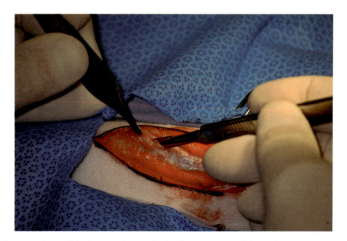

Figura 18.42 Acesso à cavidade peritoneal: incisão com o bisturi. Ergue-se a linha alba com a pinça de dissecção, empunha-se o bisturi como um lápis com a superfície de corte da lâmina voltada para cima, deslizando-a cuidadosamente para incindir a linha alba. No momento da incisão cranial, os órgãos internos podem estar encobertos pela gordura que se projeta caudalmente ao ligamento falciforme. Por isso, deve-se tomar cuidado para evitar manobras bruscas e que o bisturi atinja os órgãos cavitários. A bexiga costuma ser perfurada com frequência, em especial se ela não tiver sido completamente esvaziada durante os preparativos pré-cirúrgicos.

os limites da incisão de pele. Se forem ultrapassados os limites da incisão de pele, será difícil finalizar a sutura da linha alba. Se a incisão não for realizada precisamente sobre a linha média, haverá dificuldade para a aposição da sutura da parede abdominal. Se for realizada uma incisão paramediana, haverá dificuldade e gasto maior de tempo para garantir a aposição adequada da sutura.

Antes de tentar localizar os ovários e o útero, o cirurgião deverá conhecer bem a anatomia topográfica e regional. Algumas estruturas serão facilmente visualizadas, e outras estruturas importantes que ficam fora do alcance visual poderão ser facilmente lesionadas se não forem protegidas. O conhecimento da anatomia abdominal é obrigatório para todo cirurgião que precise operar órgãos da cavidade peritoneal. Para realizar a oóforo-histerectomia, o cirurgião deverá reconhecer as seguintes estruturas anatômicas e a posição de cada uma delas na cavidade abdominal: rins, ureteres, ligamento suspensório e ovário, mesovário (porção cranial do ligamento largo), pedículos ovarianos, ligamento ovariano, cornos uterinos, corpo do útero, artérias uterinas, mesométrio (porção caudal e maior do ligamento largo), ligamento redondo do útero e canal inguinal. As estruturas relacionadas anteriormente exemplificam os órgãos e estruturas importantes que estão envolvidos na oóforo-histerectomia de rotina. Quando ocorrem imprevistos, como a perda da ligadura do pedículo ovariano, exige-se ainda mais conhecimento da anatomia intra-abdominal para se corrigir a falha de maneira rápida e eficaz.

Usa-se o gancho de oóforo-histerectomia para localizar o primeiro ovário a ser removido. O ovário esquerdo é mais facilmente exteriorizado e situa-se mais caudalmente em relação ao ovário direito. Portanto, recomenda-se remover primeiro o ovário esquerdo. Para facilitar a localização do ovário esquerdo, insere-se o dedo indicador da mão esquerda no sentido cranial à incisão abdominal, erguendo-o (Figura 18.47). Segure o gancho de oóforo-histerectomia virado para cima (Figura 18.48). Insira-o no terço médio caudal da incisão (Figuras 18.49 e 18.50). Mantenha o gancho voltado para a lateral, contra a parede abdominal. Quando atingir o ponto mais profundo gire o gancho, medialmente, e arraste-o lentamente na direção da linha média (Figuras 18.51 e 18.52). Se houver resistência imediata no momento de tracionar o gancho, pare a retirada, libere o tecido pescado e busque novamente o pedículo ovariano. Se houver exteriorização do intestino ou omento, libere e devolva a estrutura para a cavidade peritoneal e reinicie nova busca. Se logo de início o útero ou ligamento largo forem exteriorizados pelo gancho, tracione de modo

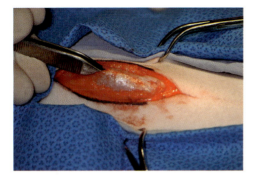

Figura 18.43 Ampliação da incisão da linha alba: incisão com bisturi. Após a incisão inicial com o bisturi para confirmar a abertura da cavidade peritoneal, insere-se a pinça hemostática com as pontas voltadas caudalmente. As hastes da pinça serão usadas para erguer a linha média e servirão de guia para completar a incisão com o bisturi no sentido craniocaudal.

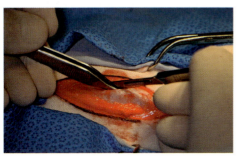

Figura 18.44 Ampliação da incisão da linha alba: incisão com bisturi. A pinça de dissecção é erguida e movimentada, caudalmente, em conjunto com o bisturi para ampliar a incisão da linha alba.

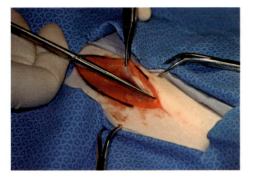

Figura 18.45 Ampliação da incisão da linha alba com tesoura de Mayo: sentido caudal. A tesoura de Mayo é usada em substituição ao bisturi guiado por uma pinça hemostática. A tesoura é útil para realinhar incisões que tenham se desviado da linha média.

suave o ligamento largo até que o útero seja visualizado. Em seguida, exteriorize suavemente a tuba uterina seguindo-a até alcançar o ovário (Figuras 18.53 e 18.54).

Identifique o ovário e o corno uterino antes do pinçamento. Coloque uma pinça hemostática mosquito no ligamento próprio (Figura 18.55) para ajudar na tração do ovário. Segure-a com a mão dominante (direita) para que o ovário seja puxado pela incisão (Figura 18.56). A pinça serve para manter o pedículo ovariano em posição e evita a tração caudal inadvertida, que pode causar ruptura prematura do pedículo ovariano. Use os dedos polegar e indicador esquerdos para palpar e, depois, para romper o ligamento suspensório do recesso junto ao diafragma, próximo à última costela (Figuras 18.56 a 18.66). Deslize o dedo indicador da mão esquerda na porção lateral inferior do ligamento suspensório (Figura 18.56). Aplique pressão progressiva, no sentido caudomedial, até romper o ligamento. Use a parte plana do dedo indicador sobre a superfície cranial do ligamento. A colocação do dedo indicador na porção lateral do ligamento favorece a perfuração do mesovário e possibilita a laceração dos vasos do ovário, em vez de romper o ligamento suspensório. Alternativamente, como é preferido pelo autor, sempre que possível, o dedo

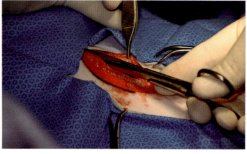

Figura 18.46 Ampliação da incisão da linha alba com tesoura de Mayo no sentido cranial.

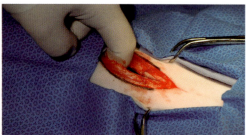

Figura 18.47 Abertura da linha alba para a realização da oóforo-histerectomia. O dedo indicador da mão esquerda é inserido no aspecto cranial da abertura da linha alba para erguer a parede abdominal a fim de facilitar a aplicação do gancho de oóforo-histerectomia.

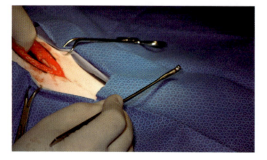

Figura 18.48 Gancho de oóforo-histerectomia de Snook. O gancho de Snook com a ponta virada para cima, antes da introdução, no lado esquerdo da cavidade peritoneal.

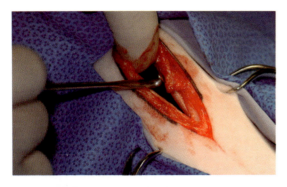

Figura 18.49 Introdução do gancho de Snook. Com o dedo indicador da mão esquerda, ergue-se a parede abdominal e introduz-se o gancho com a ponta voltada para cima, na cavidade peritoneal, margeando a parede abdominal esquerda.

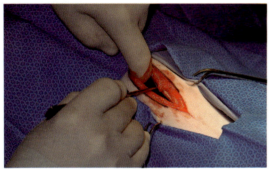

Figura 18.50 Avanço do gancho de Snook. Com a ponta voltada para cima o gancho é projetado na cavidade peritoneal, margeando a parede abdominal esquerda até atingir o aspecto dorsal da cavidade abdominal.

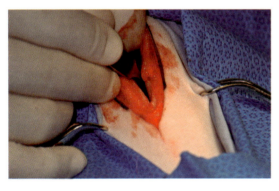

Figura 18.51 Gancho de Snook sendo girado. Quando o gancho atinge o recesso do aspecto dorsal da cavidade abdominal, ele é girado para que a ponta fique posicionada medialmente.

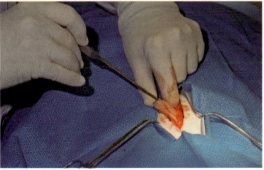

Figura 18.52 Retirada do gancho de Snook. O cirurgião puxa o gancho para fora da cavidade para exteriorizar o corno uterino esquerdo.

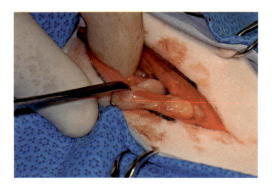

Figura 18.53 Localização do ovário esquerdo. O gancho de Snook é puxado, o tanto que for possível, sem causar lesão à estrutura capturada e, após introduzir o dedo indicador e o polegar da mão esquerda, o cirurgião localiza o ovário.

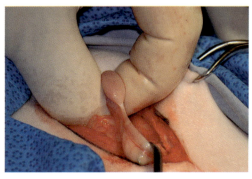

Figura 18.54 Exteriorização do ovário esquerdo. Com o gancho de Snook preso ao corno uterino esquerdo, o ovário e o ligamento são tracionados e exteriorizados adequadamente.

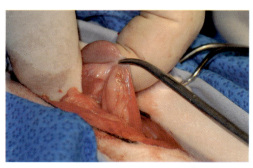

Figura 18.55 Pinçamento do ligamento próprio. Uma pinça hemostática mosquito é aplicada ao ligamento próprio para manter o ovário exteriorizado e favorecer as manipulações.

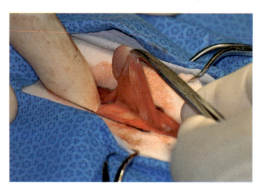

Figura 18.56 Apresentação do pedículo ovariano. A pinça hemostática mosquito, presa ao ligamento próprio, mantido pela mão direita do cirurgião, que se certifica se o pedículo ovariano foi liberado do ligamento suspensório e se o pedículo foi tracionado para fora. [Nota: puxando o pedículo ovariano caudalmente com o ligamento suspensório, em paralelo e próximo à borda da ferida, aumenta-se a probabilidade de causar hemorragia quando o ligamento suspensório for tracionado e rompido.]

indicador e o polegar podem ser usados para pressionar o ligamento suspensório o mais juntamente possível da base do pedículo (Figura 18.57). Então, faz-se um movimento de torção para romper o ligamento suspensório (Figuras 18.58 a 18.64). O corte inciso do ligamento suspensório deve ser evitado, pois os vasos do ligamento suspensório poderão causar sangramento mais intenso do que quando se utiliza a técnica de ruptura romba. Quando o ligamento suspensório for adequadamente rompido, o ovário e parte do pedículo do ovariano serão facilmente exteriorizados (Figuras 18.65 e 18.66).

A pinça Rochester-Carmalt, que será usada no pinçamento do pedículo ovariano, é empregada para fenestrar o ligamento largo entre o ovário e o corno uterino (Figuras 18.67 a 18.72). [Nota: em cadelas e gatas muito pequenas, usam-se pinças hemostáticas mosquito ou de Kelly em vez de uma pinça Rochester-Carmalt.] O pedículo ovariano apresenta, geralmente, grande quantidade de tecido adiposo ao redor dos vasos (Figura 18.67). Procure uma área do ligamento largo livre caudalmente ao pedículo ovariano para fazer a fenestração com as pontas da pinça (Figuras 18.67 a 18.69). Certifique-se de que todos os ramos da artéria ovariana tenham sido incluídos no pinçamento. Abra a pinça Rochester-Carmalt e passe-a pela fenestração do ligamento de maneira que os elementos vasculares do pedículo fiquem sem sobreposição (Figuras 18.70 e 18.71). Erga o ligamento suspensório de modo que ele não seja incorporado ao pinçamento do pedículo vascular, deixando em posição distal a pinça no ponto onde se fixa ao ovário (Figuras 18.71 e 18.72).

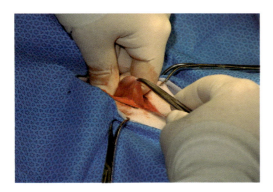

Figura 18.57 Esgarçamento do ligamento suspensório. O dedo indicador e o polegar da mão esquerda são usados para esgarçar e romper o ligamento suspensório. A pressão progressiva é aplicada ao ligamento suspensório, no sentido caudomedial, até rompê-lo.

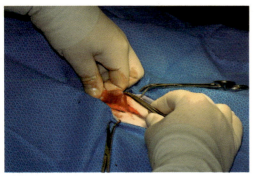

Figura 18.58 Rompimento do ligamento suspensório. O esgarçamento do ligamento suspensório facilita a sua exteriorização para prendê-lo entre o polegar e o dedo indicador para que seja aplicada a torção.

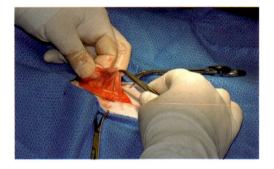

Figura 18.59 Ruptura incompleta do ligamento suspensório. A ruptura parcial do ligamento suspensório pode possibilitar a exteriorização do ovário e do pedículo, mas a brida remanescente poderá interferir com a ligadura.

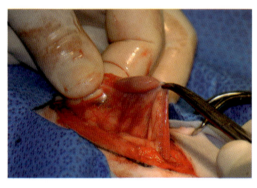

Figura 18.60 Ruptura incompleta do ligamento suspensório (detalhe). Uma pequena brida do ligamento suspensório remanescente entre o polegar e o dedo indicador.

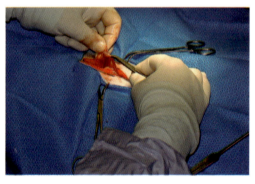

Figura 18.61 Brida do ligamento suspensório. A brida remanescente do ligamento suspensório cranial ao pedículo ovariano deve ser removida para que seja possível a colocação adequada da pinça e realizar a ligadura.

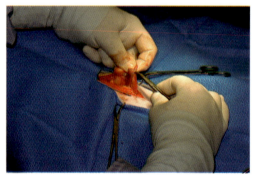

Figura 18.62 Rompimento da brida remanescente do ligamento suspensório. Enquanto o pedículo ovariano está preso por uma pinça mosquito aplicada no ligamento próprio com o ligamento suspensório preso entre o polegar e o dedo indicador, o dedo médio pode ser usado para rasgar a brida remanescente fora do abdome.

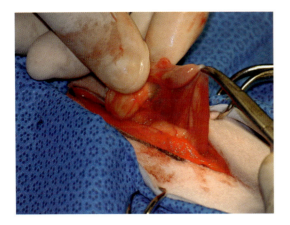

Figura 18.63 Esgarçamento da brida remanescente do ligamento suspensório (detalhe). O dedo médio da mão esquerda é utilizado para aplicar pressão caudomedial na brida do ligamento suspensório, enquanto a mão direita segura a pinça hemostática mosquito, que segura o ligamento próprio do pedículo ovariano para evitar rompimento de vasos ovarianos. [Note que o pedículo ovariano continua oculto, enquanto a brida residual do ligamento suspensório é manipulada.]

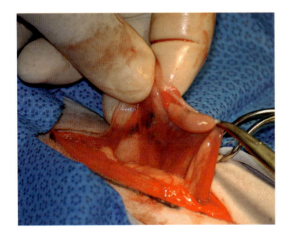

Figura 18.64 Rompimento completo do ligamento suspensório. O ovário e o pedículo estão bem exteriorizados.

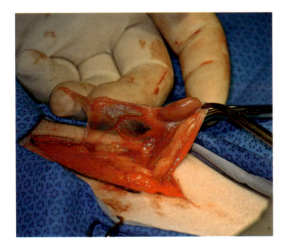

Figura 18.65 Verificação do rompimento completo do ligamento suspensório. Aspecto cranial da brida do ligamento suspensório exteriorizado, observado na ponta do dedo anelar da mão esquerda do cirurgião.

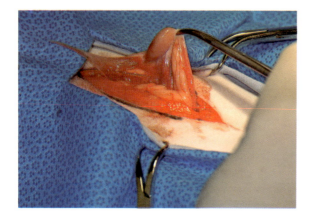

Figura 18.66 Preparação para a ligadura do pedículo ovariano esquerdo. A ponta do ligamento suspensório, sobre o pano de campo no aspecto cranial da figura, será tracionada para cima do ovário quando a pinça for aplicada, de maneira que o ligamento suspensório possa ser finalmente ressecado juntamente com o ovário.

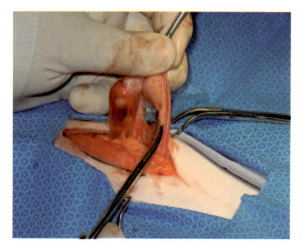

Figura 18.67 Isolamento do pedículo ovariano esquerdo. Usando uma pinça Rochester-Carmalt, identifica-se e perfura-se a zona avascular do mesovário adjacente aos vasos ovarianos fazendo-se uma abertura o mais próximo possível dos vasos ovarianos.

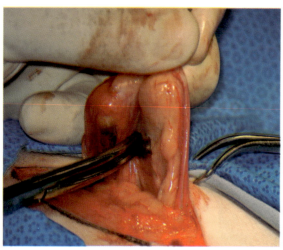

Figura 18.68 Perfuração do mesovário esquerdo. Utiliza-se a pinça de Rochester-Carmalt para perfurar o mesovário, com a abertura em paralelo ao pedículo ovariano.

CAPÍTULO 18 | OÓFORO-HISTERECTOMIA CANINA

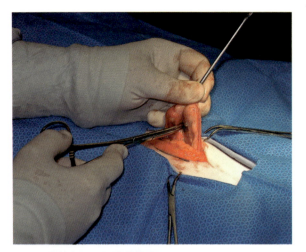

Figura 18.69 Preparação para fenestrar o mesovário. Aplica-se uma pinça mosquito no ligamento próprio do ovário e a pinça Rochester-Carmalt é aplicada, após perfuração do mesovário, em paralelo para pinçar os vasos do pedículo ovariano.

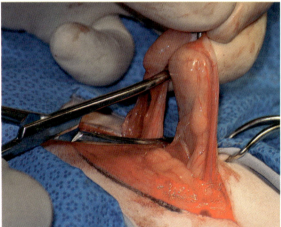

Figura 18.70 Fenestração do mesovário próximo ao pedículo ovariano esquerdo. Abra a pinça de Rochester-Carmalt ao máximo, distendendo o pedículo ovariano para criar uma abertura ampla.

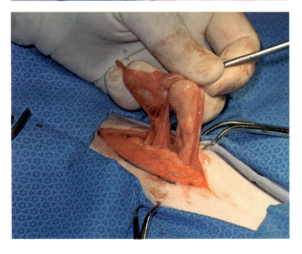

Figura 18.71 Fenestração do mesovário concluída. Note a proximidade da perfuração do pedículo ovariano e a posição do ligamento suspensório na ponta do dedo mínimo esquerdo do cirurgião.

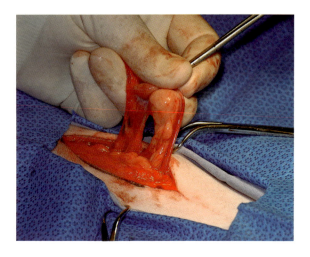

Figura 18.72 Pedículo ovariano esquerdo pronto para aplicação das pinças. Note que o ligamento suspensório foi isolado de maneira a não ser envolvido no pinçamento e ligadura.

Aplique a pinça Rochester-Carmalt no pedículo ovariano usando a técnica das três pinças. A pinça mais proximal, a primeira a ser aplicada, deve ser manuseada com cuidado para deixar espaço suficiente entre ela e o ovário. A segunda pinça deve ser aplicada deixando-se um espaço para o corte entre ela e o ovário, para assegurar que o ovário será retirado completamente após o corte do pedículo (Figura 18.73). Coloque a segunda pinça sobre a primeira de modo que um mínimo de tecido (cerca de 5 mm) possa ser visualizado entre as duas pinças (Figuras 18.74 a 18.76). Ao aplicar essas duas pinças, segure sempre o ovário para ter certeza de que todo o tecido ovariano será retirado. Remova a pinça mosquito do ligamento suspensório e coloque-a no corno uterino próximo ao ovário (Figuras 18.77 e 18.78). Esta terceira pinça serve para controlar o sangramento de refluxo quando o pedículo ovariano for incidido.

Assim que é terminada a aplicação das pinças, usa-se a tesoura de Metzenbaum para seccionar o pedículo ovariano entre a pinça e o ovário (Figuras 18.79 a 18.83). O pedículo deve ser seccionado antes de se aplicar a ligadura, pois isso facilitará a manipulação, porém, se o pedículo escapar do pinçamento, ele se retrairá para o interior da cavidade peritoneal. Não seccionando o pedículo, ou seja, mantendo-o pinçado durante a aplicação da ligadura, cria-se uma falsa sensação de segurança, pois os elementos do pedículo podem se romper mesmo que a pinça não escape. Incindir o pedículo ovariano antes reduz a manipulação durante a aplicação da ligadura e, portanto, também é reduzida a probabilidade de se esgarçar o pedículo com as pinças.

Tracione o ovário para o aspecto caudal da incisão de maneira que ele e todo o corno uterino esquerdo permaneçam nessa região do campo cirúrgico quando for fazer a ligadura do pedículo ovariano esquerdo (Figuras 18.84 a 18.94). Para se exteriorizar plenamente o corno uterino removem-se, manualmente, os ligamentos largo e redondo (Figuras 18.85 a 18.94). Puxe o ligamento redondo completamente para fora do abdome (Figuras 18.89 e 18.90). Ao tracionar os ligamentos largo e redondo tenha cuidado para não romper as artérias uterinas, que correm paralelamente aos cornos uterinos.

CAPÍTULO 18 | OÓFORO-HISTERECTOMIA CANINA

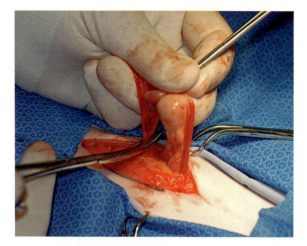

Figura 18.73 Aplicação da primeira pinça hemostática no pedículo ovariano esquerdo. Uma pinça Rochester-Carmalt curva é aplicada com a ponta voltada para cima, o mais profundamente possível, para deixar um espaço proximal para aplicação de ligadura.

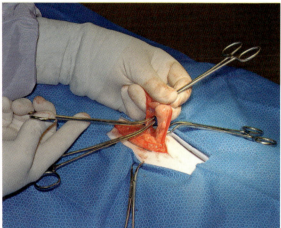

Figura 18.74 Aplicação da segunda pinça hemostática no pedículo ovariano esquerdo. A segunda pinça Rochester-Carmalt curva é aplicada paralelamente à primeira pinça com as pontas voltadas para cima.

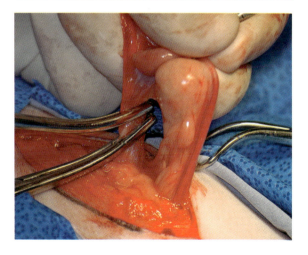

Figura 18.75 Aplicação da segunda pinça hemostática no pedículo ovariano esquerdo (*em destaque*). As pontas das duas pinças Rochester-Carmalt estão em paralelo, com espaço pequeno entre elas (4 a 5 mm). Note que as pontas estão projetadas apenas alguns milímetros além do tecido do pedículo para facilitar a manipulação e passagem do fio de sutura em torno delas.

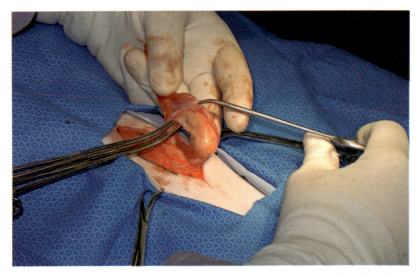

Figura 18.76 Preparação para a colocação da terceira pinça hemostática a fim de controlar o sangramento de refluxo do pedículo ovariano esquerdo. A terceira pinça hemostática (*não mostrada*) pode ser colocada no pedículo ovariano imediatamente acima da segunda pinça, e o corte será feito entre a segunda e terceira pinças. Alternativamente, a terceira pinça (*não mostrada*) pode ser aplicada em todo o mesométrio e útero, na altura do ligamento próprio, após se remover a pinça hemostática mosquito aplicada sobre essa estrutura logo no início. Assim, a incisão pode ser feita imediatamente distal à segunda pinça Rochester-Carmalt.

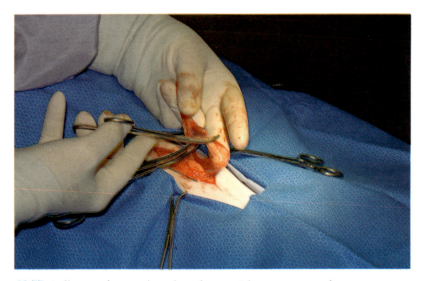

Figura 18.77 Aplicação da terceira pinça hemostática para controlar o sangramento em refluxo do pedículo ovariano esquerdo. Pinça hemostática Kelly aplicada através do mesométrio e útero próximo ao ligamento próprio, no ponto onde a pinça hemostática mosquito havia sido previamente colocada. Observe que as pontas da pinça hemostática Kelly estão orientadas em direção ao ovário.

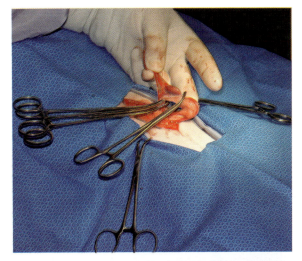

Figura 18.78 Finalização da aplicação das três pinças antes de incindir o pedículo ovariano esquerdo. Duas pinças Rochester-Carmalt paralelas estão voltadas para o pedículo ovariano, e a pinça hemostática Kelly é fixada no mesométrio e útero, junto ao ligamento próprio, para controlar o sangramento de refluxo. Ligamento suspensório preso, entre os dedos anelar e polegar esquerdo do cirurgião, para demonstrar que esta estrutura não está incorporada pelo pinçamento.

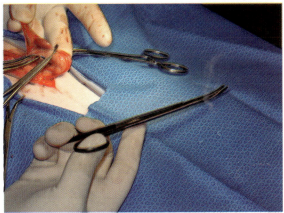

Figura 18.79 Preparação para incindir o pedículo ovariano esquerdo com tesoura de Metzenbaum. A curva da tesoura de Metzenbaum está voltada para cima, em posição similar à orientação das pinças Rochester-Carmalt.

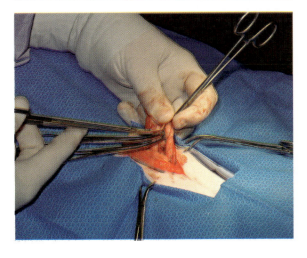

Figura 18.80 Pedículo ovariano esquerdo sendo incindido. O pedículo é incindido com a tesoura de Metzenbaum em ponto imediatamente distal à segunda pinça Rochester-Carmalt.

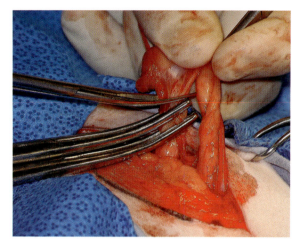

Figura 18.81 Pedículo ovariano esquerdo sendo incindido. Observe como a secção do pedículo é feita próximo à segunda pinça de Rochester-Carmalt. O pedículo ovariano esquerdo é seccionado com a tesoura de Metzenbaum deixando apenas um segmento pequeno do pedículo imediatamente acima da segunda pinça Rochester-Carmalt.

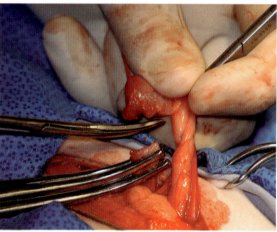

Figura 18.82 Conclusão da secção do pedículo ovariano esquerdo com a tesoura de Metzenbaum. Observe a orientação paralela das lâminas da tesoura com as pontas das pinças Rochester-Carmalt.

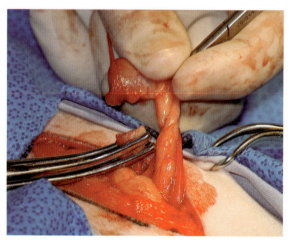

Figura 18.83 Conclusão da secção do pedículo ovariano esquerdo. O ovário, o útero e a pinça controlando o refluxo de sangramento, que está sendo posicionado caudalmente.

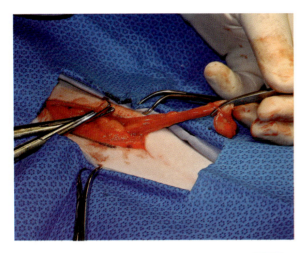

Figura 18.84 Ovário esquerdo e útero sendo movidos caudalmente. Deslocamento do ovário e do útero caudalmente, abrindo-se espaço para manusear e ligar o pedículo ovariano.

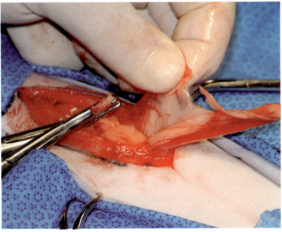

Figura 18.85 Remoção do ligamento largo esquerdo. O ligamento largo é removido manualmente desde a cavidade peritoneal, para libertar o corno uterino e facilitar o deslocamento caudal do ovário e o corno uterino. É ideal remover o ligamento largo nesse momento para se liberar o máximo de espaço no campo operatório. Além disso, esta manobra será necessária mais tarde, no momento da ligadura do corpo uterino.

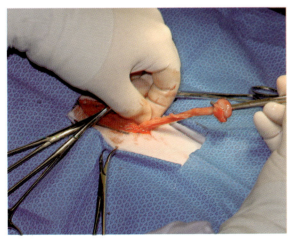

Figura 18.86 Localização do ligamento redondo esquerdo do útero. Enquanto se traciona o corno uterino e o ovário caudalmente com a mão direita, o cirurgião usa a mão esquerda para localizar o ligamento redondo. A remoção do ligamento redondo torna possível a máxima exteriorização caudal do corno uterino, que facilitará, mais tarde, a localização do segundo corno uterino.

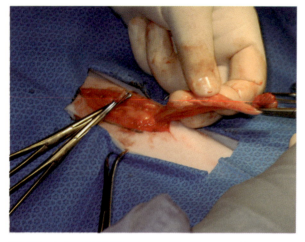

Figura 18.87 Isolamento do ligamento redondo esquerdo. O ligamento redondo é cuidadosamente separado, pois corre paralelamente ao corno uterino, na borda do ligamento largo.

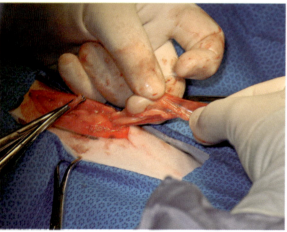

Figura 18.88 Preparação para remover o ligamento redondo esquerdo. O ligamento redondo é separado do corno uterino para evitar ruptura da artéria e veia uterinas durante a sua remoção.

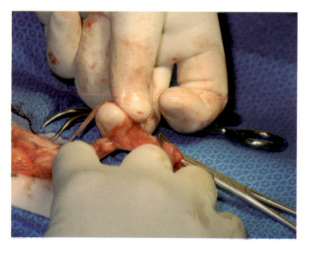

Figura 18.89 Exteriorização do ligamento redondo esquerdo. O ligamento redondo completamente exposto antes de ser removido manualmente.

CAPÍTULO 18 | OÓFORO-HISTERECTOMIA CANINA

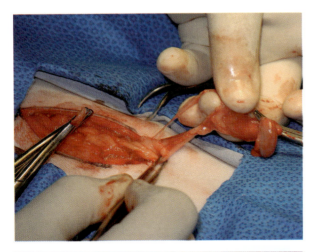

Figura 18.90 Extração do ligamento redondo esquerdo. O ligamento redondo é tracionado e exteriorizado para fora do canal inguinal.

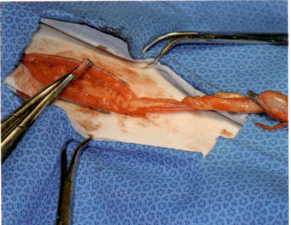

Figura 18.91 Conclusão da remoção do ligamento redondo esquerdo. Após a ablação dos ligamentos largo e redondo, o ovário esquerdo e o corno uterino são posicionados caudalmente. Em seguida, o pedículo do ovário esquerdo será ligado.

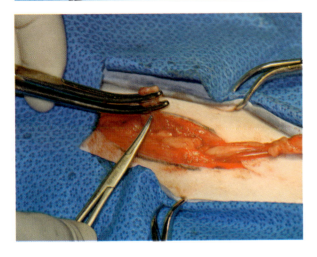

Figura 18.92 Local da aplicação da primeira ligadura no pedículo do ovário esquerdo. A pinça hemostática mosquito está apontada para o local de aplicação da primeira sutura, imediatamente proximal à primeira pinça Rochester-Carmalt.

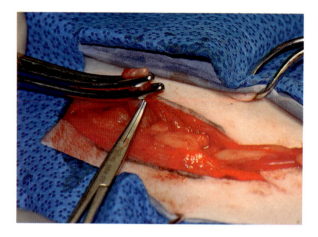

Figura 18.93 Passagem da pinça hemostática mosquito pelo pedículo do ovário esquerdo, onde será aplicada a primeira ligadura.

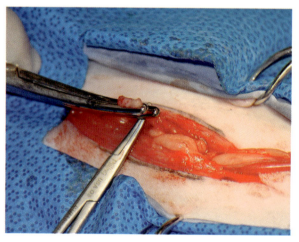

Figura 18.94 Posição da pinça hemostática mosquito saindo lateralmente ao pedículo do ovário esquerdo.

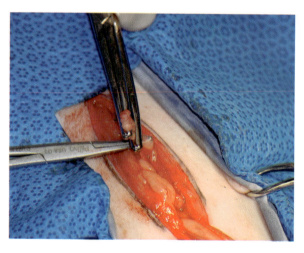

Figura 18.95 Projeção da pinça hemostática mosquito através do pedículo do ovário esquerdo no aspecto proximal à primeira pinça Rochester-Carmalt.

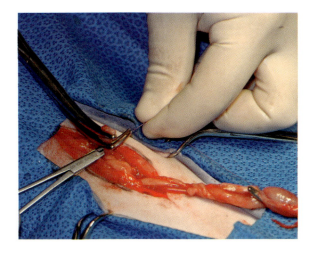

Figura 18.96 Abertura da pinça mosquito depois de perfurar o pedículo do ovário esquerdo, a fim de transpassar o fio de sutura para a ligadura.

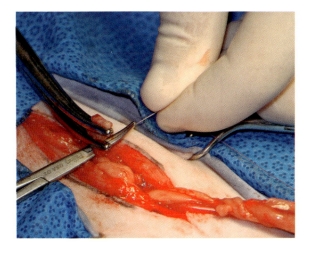

Figura 18.97 Ponta do fio de sutura pego com a pinça mosquito após perfurar o pedículo ovariano esquerdo. O fio de sutura será puxado através do orifício no pedículo ovariano. O fio de sutura utilizado para a ligadura do pedículo ovariano, neste exemplo, é a poliglactina 910 (3-0).

Existem várias alternativas para a ligadura dos pedículos ovarianos, e a escolha será do cirurgião. O autor prefere um método de sutura de transfixação simples, como ilustrado neste capítulo (Figuras 18.92 a 18.115). Para iniciar a transfixação do pedículo ovariano esquerdo, empurre a ponta de uma pinça hemostática mosquito fechada através do pedículo junto à pinça proximal (Figuras 18.92 a 18.95). Esse procedimento afasta os vasos da pinça hemostática mosquito e reduz a probabilidade de rompimento de vasos pela passagem da agulha de sutura através do pedículo. Alguns cirurgiões passam a parte de trás (romba) da agulha de sutura através do pedículo para evitar espetar ou perfurar os vasos com a ponta da agulha. No entanto, utilizando-se o método descrito aqui, que emprega a pinça hemostática, são reduzidos os riscos de perfurar vasos e há menor deslizamento do fio de sutura sobre os tecidos do pedículo. Abra a pinça hemostática e prenda a ponta do fio (Figuras 18.96 e 18.97). Puxe o fio de sutura através do pedículo e passe-o em torno de um dos lados para ligá-lo (Figuras 18.98 e 18.99) com um nó quadrado (somente uma vez). Na sequência, passe o fio de sutura em torno do outro lado do pedículo (Figuras 18.100 a 18.104), aplique um nó de cirurgião e remova a primeira pinça (proximal) e posicione, adequadamente, o primeiro lance do nó de cirurgião (Figuras 18.105 a 18.109). A maior parte do nó deve ficar onde estava a pinça proximal. Aperte o primeiro lance do nó de cirurgião. Em seguida, coloque três laçadas adicionais para completar o nó de cirurgião para formar um nó quadrado. Uma segunda ligadura circunferencial poderá ser aplicada próximo à sutura de transfixação (Figuras 18.110 a 18.112). Em seguida, o coto do pedículo é preso com uma pinça de dissecção e retira-se a pinça remanescente (Figuras 18.112 e 18.113). O coto é recolocado na cavidade peritoneal para aliviar a tração e verificar se há hemorragia (Figuras 18.114 e 18.115). Em alguns casos, a tração para exteriorizar o pedículo impede a detecção de sangramentos, mas muitas vezes o sangramento é detectado quando a tensão é relaxada. Se for observado sangramento, deve-se exteriorizar o pedículo novamente e pinçá-lo antes de se tentar aplicar outra ligadura. Se a ligadura estiver bem aplicada, sem sangramento, o coto deverá ser recolocado suavemente na cavidade peritoneal, possibilitando que o pedículo se retraia lentamente. Se por acaso, em algum momento do processo, o coto do pedículo escapar para a cavidade peritoneal antes que a ligadura seja finalizada, deverá ser utilizado, metodicamente, o conhecimento da anatomia regional para se localizar o coto. Desloque o cólon descendente (lado esquerdo) ou o duodeno (lado direito) para o aspecto medial e identifique o pedículo junto ao polo caudal do rim, prendendo-o com uma pinça de dissecção. A exposição adequada geralmente requer a ampliação da incisão da parede abdominal. Nunca aplique pinçamento sem que o pedículo esteja devidamente isolado para evitar lesões iatrogênicas no ureter.

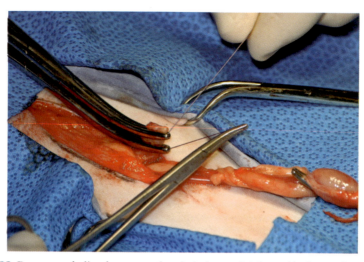

Figura 18.98 Passagem da ligadura ao redor do lado caudal do pedículo ovariano esquerdo.

CAPÍTULO 18 | OÓFORO-HISTERECTOMIA CANINA

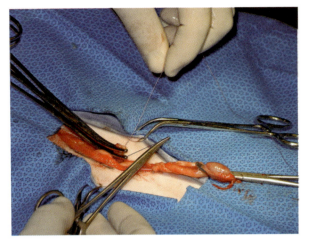

Figura 18.99 Preparação para cerrar a ligadura ao redor do lado caudal do pedículo ovariano esquerdo. O nó pode ser feito com a ajuda de uma pinça hemostática mosquito, ou o cirurgião pode usar o porta-agulhas.

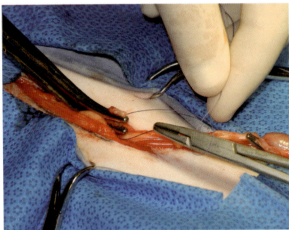

Figura 18.100 Primeiro nó da ligadura sendo finalizado, no aspecto caudal do pedículo ovariano esquerdo (metade de um nó quadrado).

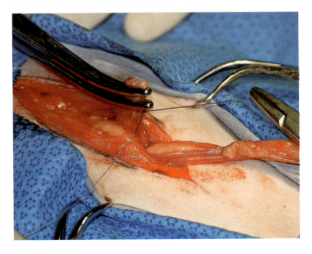

Figura 18.101 Posicionamento do primeiro (e único) nó da ligadura no aspecto caudal do pedículo ovariano esquerdo (metade de um nó quadrado).

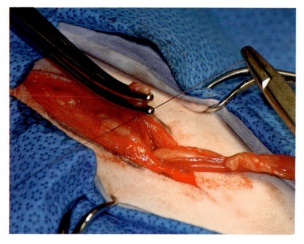

Figura 18.102 Pontas do fio seguras após aplicar o primeiro (e único) nó da ligadura no aspecto caudal do pedículo ovariano esquerdo (metade de um nó quadrado).

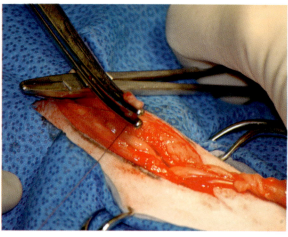

Figura 18.103 Passagem da ponta mais curta do fio de sutura em torno do aspecto cranial do pedículo ovariano esquerdo.

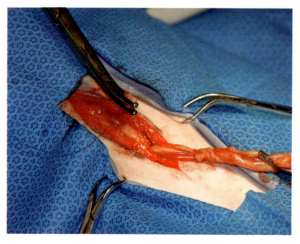

Figura 18.104 Preparação para cerrar a ligadura ao redor do aspecto cranial do pedículo ovariano esquerdo.

CAPÍTULO 18 | OÓFORO-HISTERECTOMIA CANINA

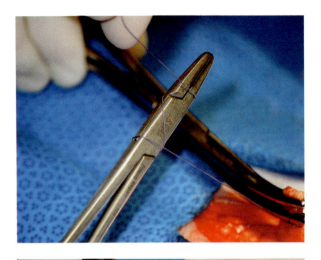

Figura 18.105 Montagem do nó de cirurgião para ligar o aspecto cranial do pedículo ovariano esquerdo.

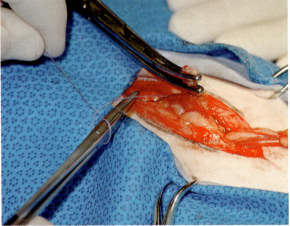

Figura 18.106 Posicionamento do nó de cirurgião para a ligadura no aspecto cranial do pedículo ovariano esquerdo.

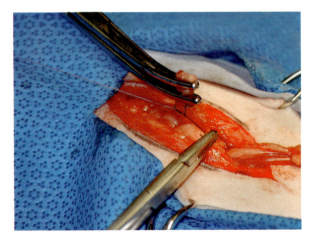

Figura 18.107 Finalização do nó de cirurgião aplicado no aspecto cranial do pedículo ovariano esquerdo.

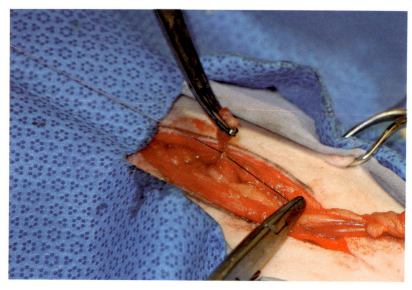

Figura 18.108 Pontas do fio do nó de cirurgião seguras no aspecto cranial do pedículo ovariano esquerdo. Logo após apertar o nó de cirurgião, aplica-se sobre ele um nó simples. Observe que a pinça Rochester-Carmalt foi removida para possibilitar o aperto final da ligadura. Alguns cirurgiões costumam aplicar o nó do cirurgião sobre o tecido do pedículo esmagado pela pinça Rochester-Carmalt; no entanto, a aplicação no aspecto proximal do pedículo é igualmente aceitável. A remoção da pinça Rochester-Carmalt possibilita, após ligadura, que o tecido seja agrupado em forma tubular. Se a pinça for removida após a aplicação da ligadura, pode ocorrer perda da ligadura.

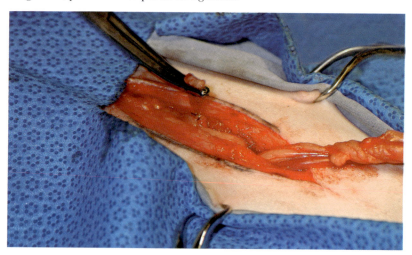

Figura 18.109 Sutura de transfixação no pedículo ovariano esquerdo concluída. O nó de cirurgião foi completado pela aplicação do ponto simples sobre o nó do cirurgião. Em seguida, cortam-se os cabos do fio de sutura. Alguns cirurgiões preferem aplicar mais pontos simples para formar um nó quadrado sobre o nó do cirurgião antes de cortar os cabos do fio de sutura.

CAPÍTULO 18 | OÓFORO-HISTERECTOMIA CANINA

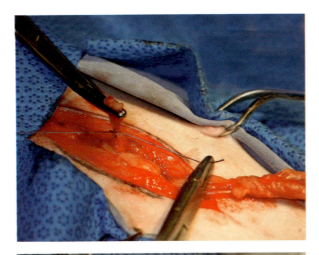

Figura 18.110 Preparação para uma sobreligadura em torno do pedículo.

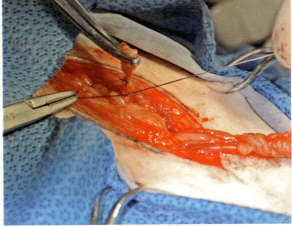

Figura 18.111 Aplicação de uma sobreligadura ao redor do aspecto proximal da sutura de transfixação. É mostrada a primeira laçada de um nó quadrado. Em geral, esta ligadura é composta por dois nós quadrados. Observe que esta segunda ligadura fica logo abaixo da sutura de transfixação.

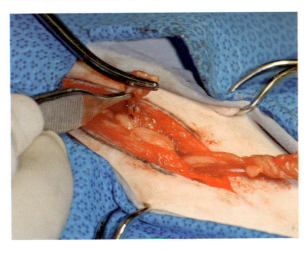

Figura 18.112 Conclusão da ligadura do pedículo ovariano esquerdo. O pedículo é preso com uma pinça de dissecção entre a ligadura distal (transfixação) e a pinça Rochester-Carmalt remanescente para preparar a liberação do pedículo.

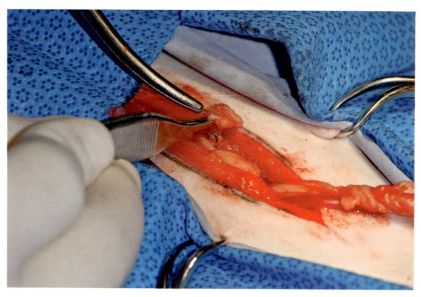

Figura 18.113 Preparação para liberar o pedículo ovariano esquerdo. A pinça Rochester-Carmalt é liberada de modo que o pedículo possa ser colocado suavemente na cavidade peritoneal com a pinça de dissecção.

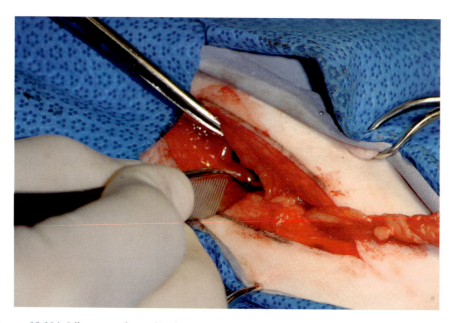

Figura 18.114 Liberação do pedículo ovariano esquerdo na cavidade peritoneal. A pinça de dissecção é usada para colocar o pedículo ovariano suavemente na cavidade peritoneal, mas o pedículo não é liberado da pinça de dissecção até que haja certeza de que a ligadura esteja adequadamente presa.

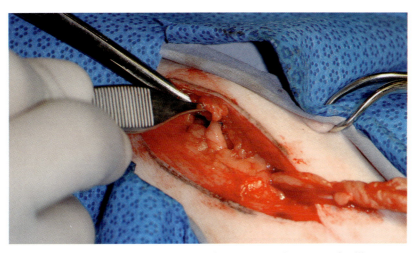

Figura 18.115 Verificação do pedículo ovariano esquerdo antes da liberação para a cavidade peritoneal. Depois de se colocar suavemente o pedículo ovariano na cavidade peritoneal, sem soltar a pinça de dissecção, o pedículo é exteriorizado novamente para se verificar a integridade da ligadura. A tração para manter o pedículo exteriorizado, enquanto ele se encontra pinçado, pode mascarar o sangramento por colabar os vasos. Liberar a tensão do pinçamento possibilitará que os vasos sejam preenchidos e, caso as ligaduras de pedículo estejam frouxas ou soltas, ocorrerá sangramento. Se não ocorrer sangramento quando a tensão for aliviada, o pedículo poderá ser liberado para o interior da cavidade peritoneal.

A partir do corno esquerdo, alcance o corpo uterino para depois localizar o corno uterino direito e alcançar o ovário direito. [Nota: o gancho de oóforo-histerectomia deve ser usado apenas para localizar o ovário esquerdo. A busca do ovário direito, com o gancho, cria frequentemente confusão entre a bexiga e o trato reprodutivo.] Com os ligamentos largos e redondos esquerdos removidos, a passagem do corno esquerdo para o direito é facilitada tracionado-se o ovário e o corno esquerdo caudalmente até expor o corpo uterino (Figuras 18.116 e 18.117). Pacientes pequenas podem exigir o uso de uma pinça de dissecção para erguer o corno uterino direito (Figura 18.118) e facilitar a localização do ovário (Figuras 18.119 e 18.120). Uma vez localizado o ovário direito e pinçado o ligamento próprio (Figura 18.121), iniciam-se os procedimentos de rompimento do ligamento suspensório, fenestração do mesovário, aplicação das três pinças, ressecção do ovário e dos ligamentos largo e redondo, transfixação e ligadura do pedículo ovariano direito e sua recolocção na cavidade peritoneal, tal como foi feito no lado esquerdo (Figuras 18.56 a 18.115). Os dois ovários e o corno uterino são posicionados caudalmente (Figuras 18.122 e 18.123) durante transfixação e liberação do pedículo direito na cavidade peritoneal. O útero pode permanecer nessa mesma posição durante a ligadura do corpo uterino ou os cornos uterinos podem ser puxados e erguidos cranialmente. A primeira opção é preferível quando o cirurgião não puder contar com um assistente paramentado, mas, para fins ilustrativos, a segunda opção é mostrada neste capítulo (Figuras 18.124 a 18.155).

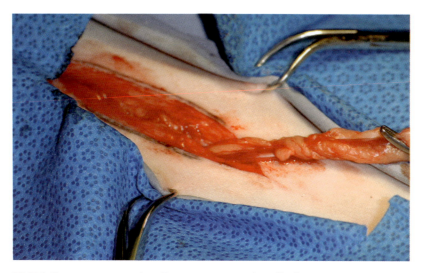

Figura 18.116 Preparação para localizar o corno uterino direito. Após o pedículo ovariano esquerdo ter sido liberado, o ovário e o corno uterino esquerdo são tracionados caudalmente para expor o corpo uterino. Se os ligamentos largos e redondos não tiverem sido removidos, eles deverão ser removidos, nesse momento, para facilitar a exteriorização adequada do corpo uterino.

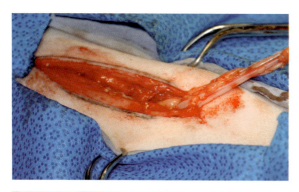

Figura 18.117 Exteriorização do corpo e do corno uterino direito. A tração caudal do ovário e do corno uterino esquerdos facilita a exposição do corpo uterino no aspecto caudal da incisão.

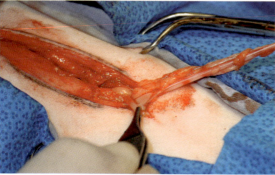

Figura 18.118 Exposição do corno uterino direito. O corno direito é tracionado a partir do corpo uterino, enquanto o corno uterino esquerdo é tracionado caudalmente. Em pacientes pequenas, recomenda-se que o corno direito seja tracionado na junção com o corpo uterino.

CAPÍTULO 18 | OÓFORO-HISTERECTOMIA CANINA

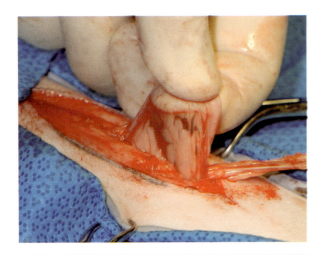

Figura 18.119 Exposição do corno uterino direito juntamente com o ovário direito.

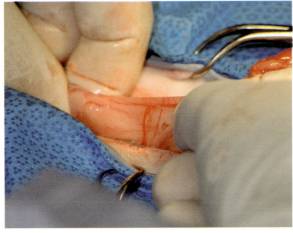

Figura 18.120 Exteriorização do ovário direito.

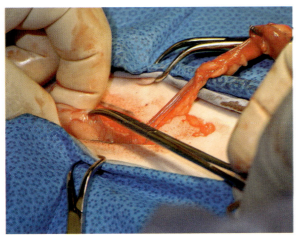

Figura 18.121 Aplicação de uma pinça hemostática mosquito no ligamento próprio direito.

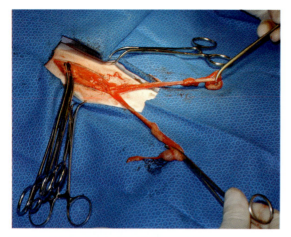

Figura 18.122 Exposição caudal do ovário e do corno uterino direito antes da ligadura do pedículo ovariano direito. Os ligamentos largo e redondo foram removidos manualmente, de maneira que o ovário e o corno uterino direito possam ser posicionados caudalmente para a aplicação da ligadura e exérese do corpo uterino. Nesse momento, o pedículo ovariano direito já havia sido ligado e liberado na cavidade peritoneal.

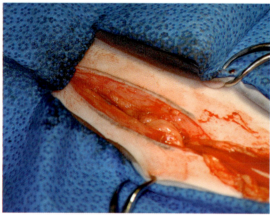

Figura 18.123 Conclusão das ligaduras dos pedículos ovarianos. Ambos os pedículos ovarianos ligados foram liberados na cavidade peritoneal e o útero foi tracionado caudalmente.

As ligaduras das artérias e veias uterinas podem ser realizadas em separado do corpo uterino ou esses vasos podem ser incorporados à sutura por transfixação do corpo uterino. A ligadura individualizada dos vasos é aconselhável quando as artérias uterinas são volumosas e proeminentes. Em cadelas de porte grande, podem ser aplicadas suturas para ligar as artérias e as veias uterinas. Para se ligar os vasos uterinos separadamente, passa-se o fio de sutura agulhado lateralmente na parede uterina, ancorando-se o ponto no corpo do útero, próximo ao local de passagem da ligadura dos vasos. O nó da ligadura ficará preso na lateral da parede uterina. Quando o corpo do útero não é volumoso aplicam-se ligaduras circunferenciais, ou seja, envolvem-se o corpo e os vasos uterinos, dispensando-se as ligaduras individuais. A maioria das cadelas de porte médio e pequeno, particularmente aquelas que passaram por poucos ou nenhum cio, não exigem ligadura individualizada dos vasos uterinos; a transfixação simples do corpo uterino incorporando os vasos uterinos na sutura conforme está ilustrado neste capítulo mostra-se eficaz. Para a transfixação, passa-se o fio agulhado através do corpo uterino, da frente para trás (Figuras 18.125 a 18.129). Não há necessidade de repassar de trás para a frente, pois, diferentemente do pedículo ovariano, os ramos e vasos uterinos podem ser facilmente vistos e evitados. Aplica-se o primeiro nó quadrado (Figuras 18.130 a 18.133) e, em seguida, passa-se o fio de sutura, para o lado oposto, ao redor do útero (Figuras 18.134 a 18.136) e aplica-se um nó de cirurgião completo (Figuras 18.137 a 18.143). Uma segunda sutura (circunferencial) pode ser aplicada próximo à sutura de transfixação (Figuras 18.144 a 18.146). Na sequência, coloca-se uma pinça Rochester-Carmalt abrangendo o corpo do útero, um pouco acima da sutura de transfixação (Figuras 18.147 e 18.148), para controlar o sangramento de refluxo no momento da ressecção do útero. Aplica-se uma pinça hemostática mosquito no coto uterino (Figura 18.149) para evitar que ele se retraia para a cavidade peritoneal após a ressecção. O corte, para a ressecção uterina, deve ser aplicado entre a sutura de transfixação e a pinça de Rochester-Carmalt (Figuras 18.150 e 18.151) para concluir a exérese do útero e dos ovários. Mantenha o coto uterino preso com a pinça de dissecção (Figura 18.152), no momento em que for retirar a pinça hemostática mosquito (Figura 18.153), verificando se há sangramento antes de liberar cuidadosamente o coto uterino para a cavidade peritoneal (Figuras 18.154 e 18.155).

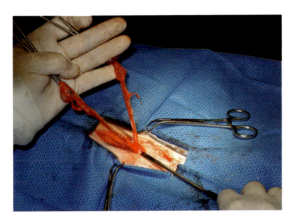

Figura 18.124 Preparação da ligadura do corpo uterino. Quando o cirurgião estiver operando sozinho, poderá posicionar o útero caudalmente para realizar a ligadura dos vasos e do corpo uterino. [Para fins ilustrativos, o útero, neste caso, foi erguido e tracionado cranialmente para que fosse aplicada a ligadura do corpo uterino.]

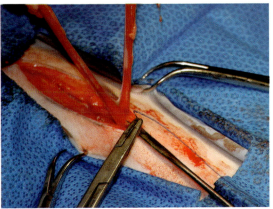

Figura 18.125 Posição da sutura de transfixação do corpo uterino. A sutura foi aplicada no espaço entre a cérvice e a bifurcação do corpo uterino. O material empregado na sutura de transfixação do corpo uterino, neste exemplo, é a poliglactina 910 (3-0).

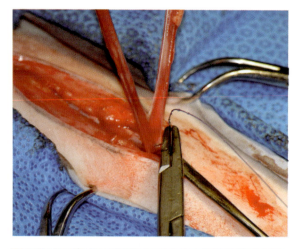

Figura 18.126 Passagem da agulha de sutura para a transfixação através do plano médio do corpo uterino.

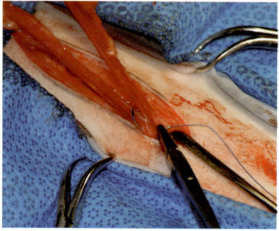

Figura 18.127 Passagem da agulha de sutura para a transfixação do lado direito do corpo uterino.

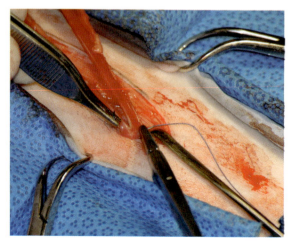

Figura 18.128 Agulha de sutura sendo puxada com uma pinça de dissecção de Brown-Adson no momento da transfixação do corpo uterino.

CAPÍTULO 18 | OÓFORO-HISTERECTOMIA CANINA

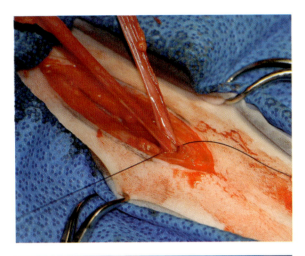

Figura 18.129 Primeira passagem da sutura de transfixação antes de cerrar a primeira laçada.

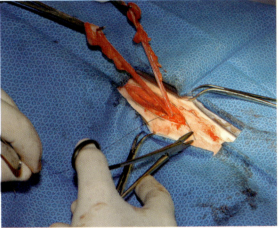

Figura 18.130 Preparação para finalizar a primeira laçada de uma sutura de transfixação do corpo uterino.

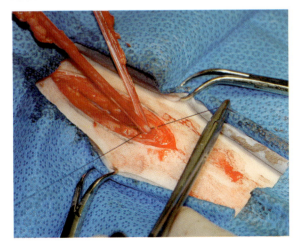

Figura 18.131 Encurtamento da extremidade livre do fio de sutura antes de finalizar a primeira laçada de transfixação do corpo uterino.

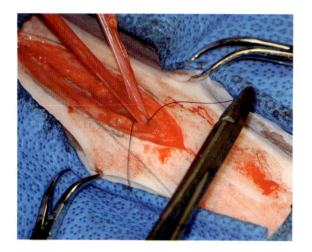

Figura 18.132 Execução do primeiro lance (metade de um nó quadrado) da sutura de transfixação do corpo uterino.

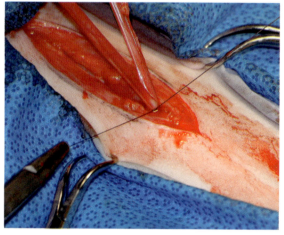

Figura 18.133 Finalização da primeira laçada (metade de um nó quadrado) no lado direito do corpo uterino.

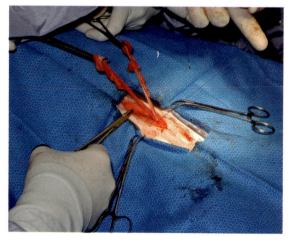

Figura 18.134 Preparação para passar a ponta livre do fio de sutura em torno do corpo uterino após o término da primeira laçada de transfixação no lado direito do corpo uterino.

CAPÍTULO 18 | OÓFORO-HISTERECTOMIA CANINA

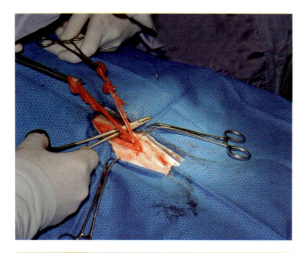

Figura 18.135 Passagem da ponta livre do fio de sutura em torno do corpo uterino transfixado após finalizar a primeira laçada no lado direito do corpo uterino.

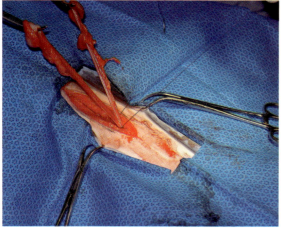

Figura 18.136 Extremidades do fio de sutura passadas para o lado esquerdo do útero antes de cerrar este lado da transfixação.

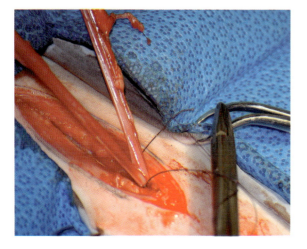

Figura 18.137 Execução do nó de cirurgião após passar as pontas da primeira laçada para o lado esquerdo do corpo uterino.

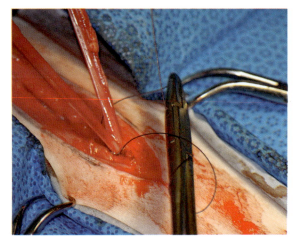

Figura 18.138 Fixação da ponta livre do fio de sutura para iniciar o nó de cirurgião no lado esquerdo do corpo uterino. [Observe que foi aplicado um nó único no lado direito do corpo uterino.]

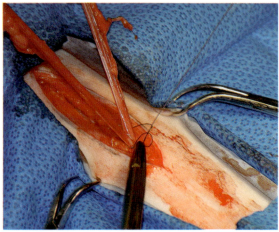

Figura 18.139 Ponta livre do fio de sutura sendo puxada para o lado direito para continuar o nó de cirurgião.

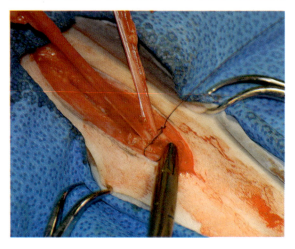

Figura 18.140 Nó de cirurgião avançando sobre o corpo uterino.

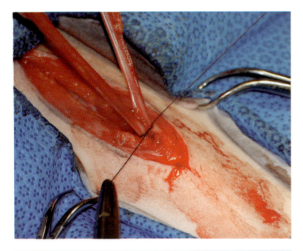

Figura 18.141 Posicionamento do nó de cirurgião sobre o corpo uterino.

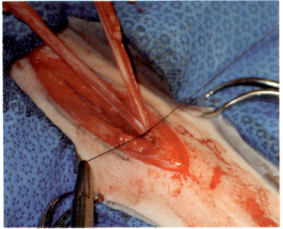

Figura 18.142 Finalização do nó de cirurgião sobre o corpo uterino.

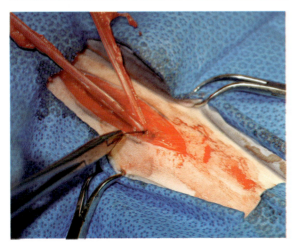

Figura 18.143 Preparação para o corte do fio de sutura a fim de finalizar o nó de cirurgião e encerrar com um nó quadrado de transfixação do corpo uterino.

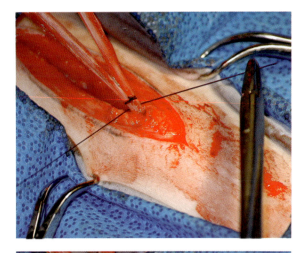

Figura 18.144 Preparação para aplicar um nó quadrado circunferencial caudalmente à sutura de transfixação do corpo uterino.

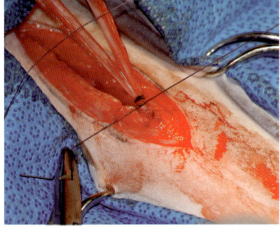

Figura 18.145 Finalização da primeira laçada do nó quadrado aplicado caudalmente à sutura de transfixação do corpo uterino.

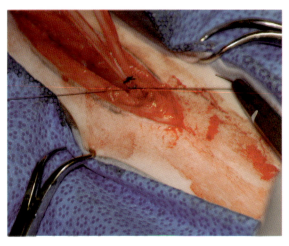

Figura 18.146 Finalização do nó quadrado aplicado caudalmente à sutura de transfixação do corpo uterino.

CAPÍTULO 18 | OÓFORO-HISTERECTOMIA CANINA

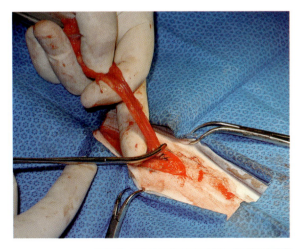

Figura 18.147 Aplicação de uma pinça Rochester-Carmalt no corpo do útero para ressecá-lo. A pinça é colocada um pouco acima da sutura de transfixação para evitar sangramento de refluxo no campo operatório após a ressecção.

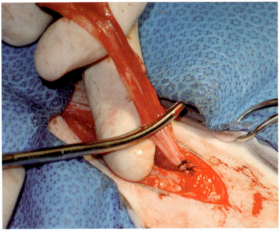

Figura 18.148 Aplicação da pinça Rochester-Carmalt no corpo do útero. Note o espaço deixado para a ressecção transversal do corpo uterino.

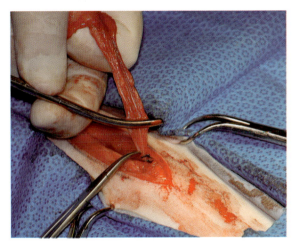

Figura 18.149 Aplicação de uma pinça hemostática mosquito na borda do coto uterino antes da ressecção do corpo uterino. Essa manobra impede que o coto uterino se retraia para a cavidade após a ressecção do útero, cornos e ovários.

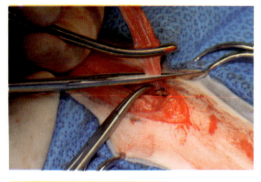

Figura 18.150 Ponto de ressecção do corpo uterino cranialmente à posição da pinça hemostática mosquito, fixada no lado direito do corpo uterino.

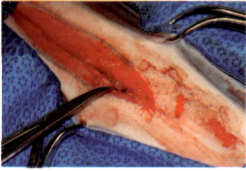

Figura 18.151 Pinça hemostática mosquito presa ao coto uterino após a ressecção dos cornos uterinos e ovários.

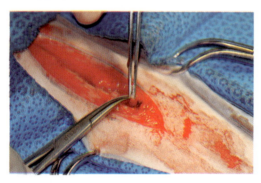

Figura 18.152 Fixação do coto uterino com pinça de dissecção de Brown-Adson no momento em que a pinça hemostática mosquito é liberada do coto uterino.

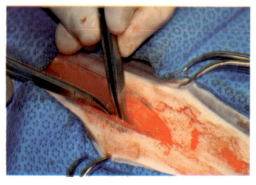

Figura 18.153 Liberação do coto uterino na cavidade abdominal com o objetivo de aliviar a tensão para verificar se as ligaduras estão firmes.

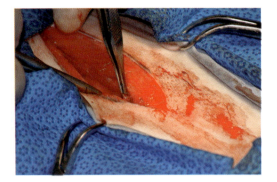

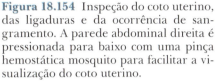

Figura 18.154 Inspeção do coto uterino, das ligaduras e da ocorrência de sangramento. A parede abdominal direita é pressionada para baixo com uma pinça hemostática mosquito para facilitar a visualização do coto uterino.

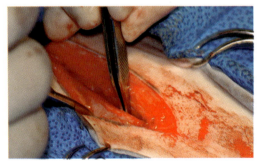

Figura 18.155 Liberação do coto uterino na cavidade abdominal.

Após a confirmação de que não há sinais de sangramento e da liberação do coto uterino na cavidade peritoneal, inicia-se a sutura da parede abdominal. A fáscia externa do músculo reto abdominal deve ser adequadamente fechada para que não ocorra deiscência de sutura da parede abdominal. O ideal para se realizar um bom fechamento da parede abdominal é que a fáscia externa do músculo reto abdominal esteja bem individualizada (Figura 18.156). Se a incisão cirúrgica inicial tiver sido realizada de modo correto, a fáscia externa do músculo reto abdominal será facilmente visualizada. Se a fáscia externa do músculo reto abdominal, por qualquer razão, não estiver acessível ou se mostrar encoberta pelo tecido subcutâneo, deve-se realizar a dissecção para melhor visualização. [Nota: a incisão ou exérese adicional do tecido subcutâneo nesse momento é mais traumática e contribui para aumentar o espaço morto. Assim, uma abordagem cirúrgica inicial bem-feita irá favorecer a boa exposição da linha alba antes da abertura da parede abdominal e facilitará, também, o fechamento.] Suture a fáscia externa do músculo reto abdominal com fio de sutura sintético de absorção prolongada empregando sutura contínua simples (Figuras 18.157 a 18.166). A espessura do fio de sutura variará de acordo com o tamanho da paciente, mas poderá ser usado fio número zero para cadelas maiores; 2-0 para cadelas de porte médio e 3-0 para as raças pequenas e para as gatas. Finalize a sutura com três nós quadrados (seis passadas) ao iniciar e ao finalizar a sutura contínua. Em geral, as passagens do fio de sutura devem ser aplicadas a 5 mm da borda da incisão em um espaçamento entre elas, também, de 5 mm. Às vezes, o espaçamento pode ser maior em cadelas de grande porte. O espaçamento de pontos em intervalos com menos de 5 mm pode produzir maior isquemia das bordas da ferida em relação ao espaçamento maior.

Após ser concluído o fechamento da fáscia externa do músculo reto abdominal, o tecido subcutâneo será suturado com fio sintético de absorção rápida, por meio de sutura contínua simples, sepultando-se os nós em cada extremidade. A espessura do fio de sutura variará de acordo com o tamanho do paciente, mas, em geral, usa-se fio 2-0 para cadelas maiores, 3-0 para cadelas de porte médio e 4-0 para as raças pequenas e gatas. Alguns cirurgiões preferem realizar o fechamento criterioso da tela subcutânea, seguido de sutura de aposição da pele. Outros preferem realizar a sutura intradérmica (também chamada subcuticular) para fechar as bordas da pele, dispensando a sutura da pele. Este capítulo mostra o padrão subcuticular para fechar as bordas da pele, de maneira que a sutura de pele complementa o fechamento, mas não será usada para a aposição da pele (Figuras 18.167 a 18.210). Quando realizado meticulosamente, o padrão subcuticular dispensa a sutura de pele. Realiza-se a ancoragem da sutura subcutânea na fáscia externa do músculo reto abdominal, a cada 3 a 4 passagens de pontos, para eliminar o espaço morto, independentemente do tipo de sutura empregado no fechamento do tecido subcutâneo. Para a sutura de pele emprega-se o padrão de sutura interrompido. As suturas de pele de padrão simples interrompido, em xis e em forma de oito (Figura 18.211) são as mais empregadas. Os fios de sutura sintéticos não absorvíveis monofilamentosos são os preferidos.

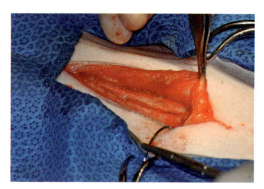

Figura 18.156 Preparação para suturar a linha alba. O tecido subcutâneo, no lado esquerdo da incisão, está sendo pressionado por uma pinça de dissecção com a agulha de sutura puxando o tecido subcutâneo para a direita para facilitar a visualização do aspecto caudal da incisão da linha alba.

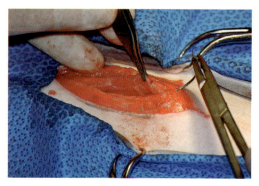

Figura 18.157 Início da sutura da linha alba. A agulha é passada à esquerda da incisão da linha alba, no aspecto caudal da incisão, a cerca de 5 mm da borda da incisão. Fechamento da linha alba, neste caso, com fio de sutura polidioxanona 2-0.

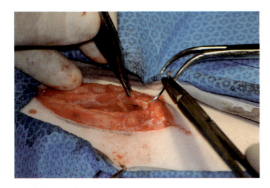

Figura 18.158 Agulha de sutura saindo na borda esquerda da incisão da linha alba.

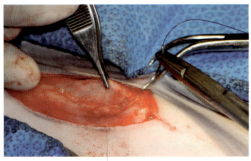

Figura 18.159 Elevação da borda direita da incisão na linha alba para passar a agulha de sutura do lado esquerdo para o direito da linha alba.

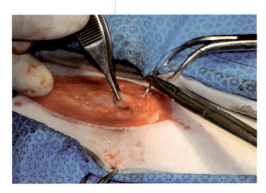

Figura 18.160 Fáscia externa do músculo reto abdominal sendo perfurada por uma agulha de sutura a cerca de 5 mm da borda da incisão da linha alba.

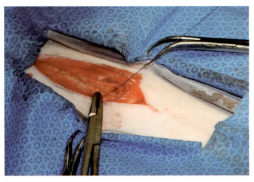

Figura 18.161 Finalização dos três nós quadrados aplicados no aspecto caudal da incisão da linha alba.

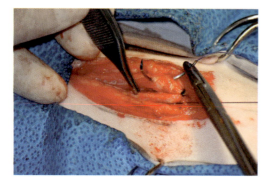

Figura 18.162 Avanço da sutura de fechamento da linha alba com sutura contínua simples. Uma passada da agulha pega a fáscia externa do músculo reto abdominal a cerca de 5 mm da borda esquerda da incisão e sai na borda da incisão.

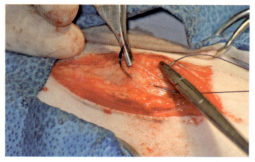

Figura 18.163 Entrada na fáscia externa do músculo reto abdominal direito para avançar com a sutura contínua de fechamento da linha alba.

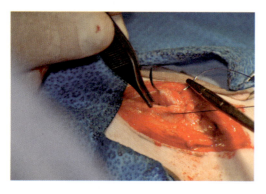

Figura 18.164 Finalização do fechamento da sutura da linha alba em direção ao aspecto cranial da incisão, passando a agulha na fáscia externa do músculo reto abdominal esquerdo.

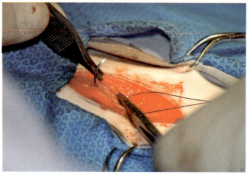

Figura 18.165 Finalização do fechamento da linha alba em direção ao aspecto cranial da incisão, passando a agulha na fáscia externa do músculo reto abdominal direito. A próxima passagem formará uma laçada para finalizar a sutura.

CAPÍTULO 18 | OÓFORO-HISTERECTOMIA CANINA

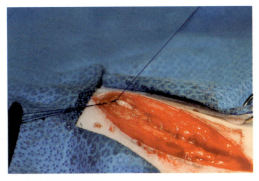

Figura 18.166 Finalização da sutura contínua na extremidade cranial da incisão da linha alba. Devem ser aplicados três nós quadrados.

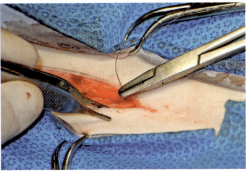

Figura 18.167 Fechamento do tecido subcutâneo, começando na extremidade caudal da incisão e sepultando o nó. A primeira passagem é profunda, até alcançar a fáscia externa do músculo reto abdominal, direcionada para sair no lado direito. O tecido subcutâneo está sendo fechado, neste exemplo, com poliglicaprone 25 (3-0).

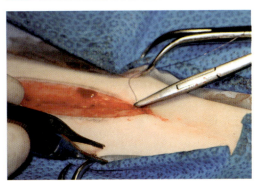

Figura 18.168 Tracionamento da agulha de sutura após a passagem na fáscia externa do músculo reto abdominal acima da borda da pele, na extremidade caudal da incisão.

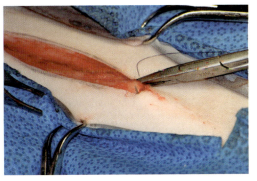

Figura 18.169 Tracionamento da agulha de sutura após a passagem na fáscia externa do músculo reto abdominal através da gordura subcutânea na borda da ferida, passando-a na derme na extremidade caudal da incisão.

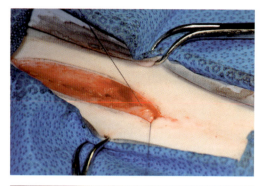

Figura 18.170 Finalização da primeira laçada da sutura para sepultar o nó inicial da sutura de fechamento da tela subcutânea no aspecto caudal da incisão. O ponto de saída da agulha é um pouco acima, à direita (*porção inferior da figura*), e parte do fio de sutura é vista à esquerda cranialmente (*parte superior da figura*).

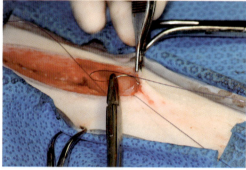

Figura 18.171 Início da segunda passagem para sepultar o nó da sutura de fechamento da tela subcutânea no aspecto caudal da incisão. O fio é ancorado na derme após se passar a agulha sob a borda esquerda da pele, saindo no lado oposto da pele.

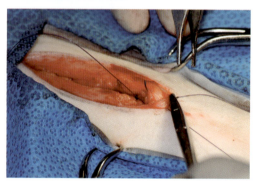

Figura 18.172 Finalização da segunda passagem para sepultar o nó da sutura de fechamento da tela subcutânea no lado esquerdo na parte caudal da incisão. A agulha é passada dos tecidos profundos e será passada no lado oposto para travar o fio ancorado na fáscia do músculo reto abdominal externo.

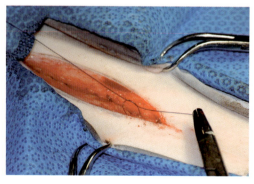

Figura 18.173 Início do sepultamento do nó da sutura de fechamento da tela subcutânea no aspecto caudal da incisão. A primeira laçada do nó quadrado está sendo apertada. Note que os fios são puxados em paralelo com a incisão, diferentemente da orientação perpendicular habitual, a fim de ajudar a sepultar o nó sob a gordura subcutânea.

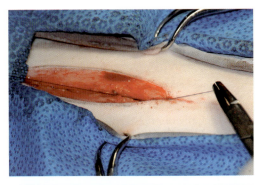

Figura 18.174 Primeira laçada do nó sendo firmada para sepultar a sutura do tecido subcutâneo no aspecto caudal da incisão. Note que os fios são puxados em paralelo à incisão para ajudar a sepultar o nó sob a gordura subcutânea.

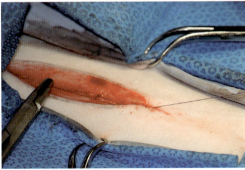

Figura 18.175 Finalização do sepultamento do nó da sutura de fechamento do tecido subcutâneo no aspecto caudal da incisão. Note que os fios são puxados em paralelo à incisão para ajudar a sepultar o nó sob a gordura subcutânea. Recomenda-se aplicar três nós quadrados.

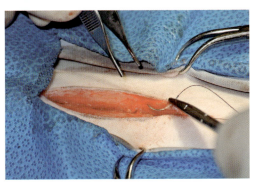

Figura 18.176 Avanço da sutura de fechamento do tecido subcutâneo, ancorando na derme sob a borda da pele no lado esquerdo e evitando a gordura subcutânea.

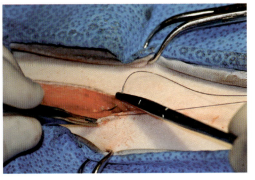

Figura 18.177 Continuação da sutura de fechamento do tecido subcutâneo, ancorando na derme apenas sob a borda da pele no lado esquerdo, evitando incorporar muita gordura subcutânea e preparando para ancorar na derme no lado direito.

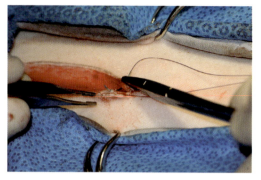

Figura 18.178 Continuação da sutura de fechamento do tecido subcutâneo, ancorando a derme logo abaixo da pele, em ambos os lados. Note que um mínimo de gordura subcutânea foi incorporado pela agulha.

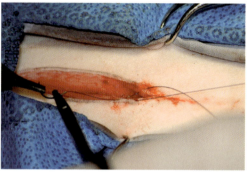

Figura 18.179 Fio de sutura ancorado sendo puxado apenas na derme de cada lado. Note como esse padrão confronta as bordas da pele no aspecto caudal da incisão.

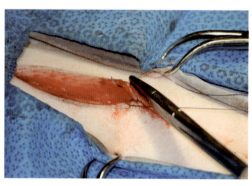

Figura 18.180 Continuação da sutura do tecido subcutâneo, ancoramento do fio de sutura na derme logo abaixo da borda esquerda da ferida de pele e preparação para reduzir o espaço morto.

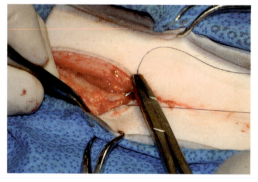

Figura 18.181 Ancoramento da sutura na fáscia externa do músculo reto abdominal direito. Essa manobra é realizada a cada intervalo de três pontos a fim de reduzir o espaço morto. Observe que a agulha de sutura é passada sobre a gordura subcutânea, e não através dela, antes que a sutura seja ancorada na fáscia externa do músculo reto abdominal.

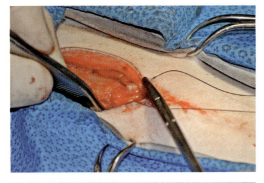

Figura 18.182 Agulha saindo da fáscia externa do músculo reto abdominal após ancoragem na derme, sob a borda esquerda da ferida de pele, para reduzir o espaço morto. Passa-se a agulha por cima da gordura subcutânea, no lado direito, para ancorar o fio de sutura na derme sob a borda da pele.

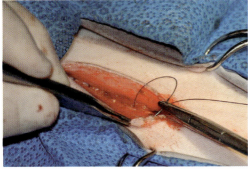

Figura 18.183 Passagem do fio de sutura através da derme da borda direita da ferida de pele após a ancoragem do fio na fáscia externa do músculo reto abdominal para reduzir o espaço morto.

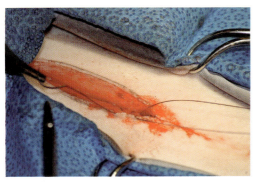

Figura 18.184 Tracionamento do fio de sutura ancorado na derme, subjacente à fáscia ventral do músculo reto abdominal, em ambos os lados da incisão.

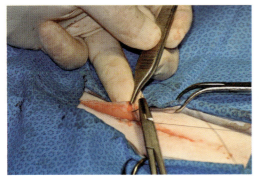

Figura 18.185 Continuação da sutura do tecido subcutâneo, no terço médio da incisão, no lado esquerdo. Observe que a agulha penetra na derme e como o dedo anelar da mão esquerda pode facilitar a passagem da agulha.

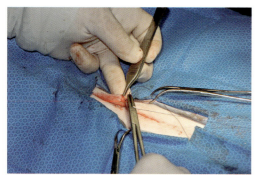

Figura 18.186 Passagem da agulha de sutura através da derme, no terço médio da incisão, no lado esquerdo.

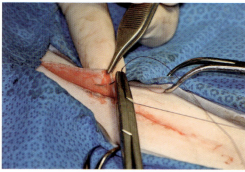

Figura 18.187 Detalhe da agulha de sutura passando através da derme, no terço médio da incisão, no lado esquerdo. Observe que a pinça hemostática está sendo usada com o cuidado de evitar trauma excessivo na borda da ferida de pele.

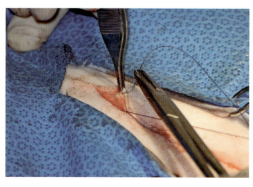

Figura 18.188 Preparação para o nó final no aspecto cranial da incisão. A montagem do nó requer um espaço em que normalmente caberiam mais dois pontos.

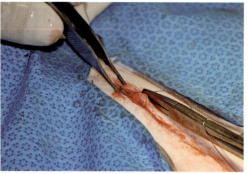

Figura 18.189 Primeira passagem da agulha preparando para sepultar o nó no aspecto cranial da incisão. Após ancorar o fio de sutura na derme, sob a borda da pele esquerda, a agulha é direcionada para os tecidos profundos.

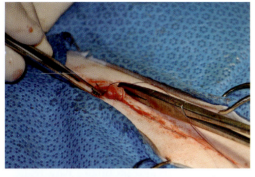

Figura 18.190 Ancoragem nos tecidos profundos na primeira passagem da agulha para sepultamento do nó no aspecto cranial da incisão. A agulha é passada em plano mais profundo para ancorar a sutura na fáscia externa do músculo reto abdominal.

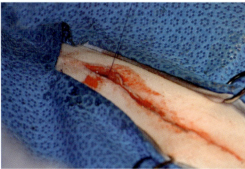

Figura 18.191 Ponta do fio de sutura após a primeira passagem para sepultamento do nó no aspecto cranial da incisão. Observe que esta ponta vem dos tecidos profundos para continuar a sutura a fim de finalizar a sutura.

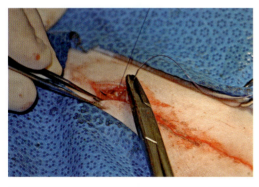

Figura 18.192 Segunda passagem da agulha, preparando para sepultar o nó no aspecto cranial da incisão. Uma das pontas do fio é erguida o suficiente para elevar a fáscia externa do músculo reto abdominal para facilitar a passagem da agulha através da fáscia. Após ancorar o fio na fáscia externa, a agulha será passada na derme sob a borda direita da pele formando a laçada para cerrar o nó.

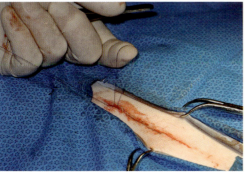

Figura 18.193 Manutenção da laçada após a segunda passagem do fio de sutura para sepultamento do nó no aspecto cranial da incisão. Observe a exteriorização das pontas da laçada ancoradas no plano profundo da incisão e que a ponta do fio emerge junto à borda direita da pele. Realiza-se mais uma passagem do fio antes de se finalizar o nó.

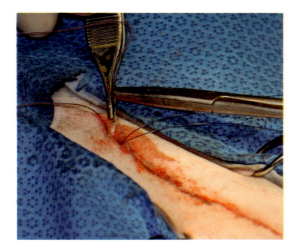

Figura 18.194 Terceira e última passagem do fio de sutura para sepultar o nó no aspecto cranial da incisão. Observe a ancoragem da derme sob a borda da pele esquerda de maneira que, após a finalização do nó, as bordas da incisão cirúrgica serão aproximadas na pele onde a ponta do fio emerge. Após ancorar a sutura na derme, a agulha será introduzida nos tecidos profundos para realizar a ancoragem na fáscia externa do músculo reto abdominal, próximo ao ponto onde foi deixada a laçada do fio para cerrar a sutura.

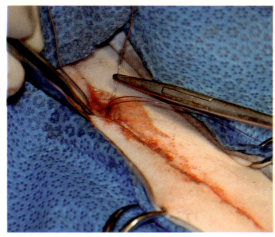

Figura 18.195 Aplicação da terceira passagem do fio com a agulha direcionada à fáscia externa do músculo reto abdominal, preparando para sepultar o nó junto à borda cranial da incisão. A sutura será ancorada na derme passando-se a agulha em um ângulo ligeiramente caudal aos fios da laçada.

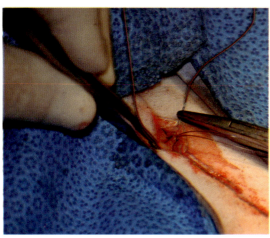

Figura 18.196 Ancoramento na fáscia externa do músculo reto abdominal, com a passagem final da agulha preparando para sepultar o nó junto à borda cranial da incisão. Observe que a agulha é ancorada na fáscia externa do músculo reto abdominal apenas no aspecto cranial para deixar livre a laçada mais profunda. Deve-se assegurar que a ponta da agulha irá emergir da ferida entre a laçada profunda (tracionada caudalmente) e a sutura da aposição final (localizada cranialmente). Caso contrário, os fios da sutura aposicional impedirão o sepultamento do nó.

CAPÍTULO 18 | OÓFORO-HISTERECTOMIA CANINA **317**

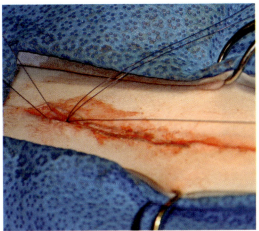

Figura 18.197 Posição dos cabos do fio de sutura imediatamente antes de se concluir o sepultamento do nó no aspecto cranial da incisão (visto pelo cirurgião). A laçada profunda será tracionada para o aspecto caudal e à esquerda da cadela. A ponta livre do fio (mais profunda) será finalizada junto à laçada de fio que está sendo tracionada caudalmente, em paralelo à incisão. As duas alças da laçada, vistas no aspecto cranial da ferida, farão a aposição das bordas da pele quando a ponta livre do fio for pressionada para cerrar a sutura profunda.

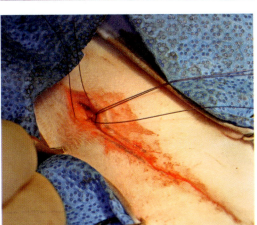

Figura 18.198 Localização das pontas dos fios imediatamente antes de finalizar o ponto para o sepultamento do nó no aspecto cranial da incisão (vista ventral). Observe que a ponta livre e a laçada profunda estão posicionadas entre as duas últimas passagens da sutura aposicional. A última passagem da sutura aposicional abrange a laçada superficial no aspecto cranial da incisão. É importante que o cabo do fio ancorado mais profundo e os da laçada profunda estejam no mesmo lado da laçada superficial, pois caso contrário a laçada superficial irá atrapalhar o sepultamento profundo do nó no momento de fechar a sutura.

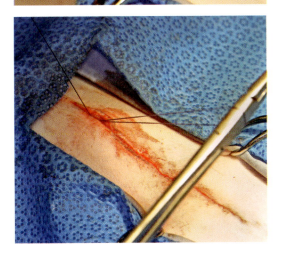

Figura 18.199 Fechamento do nó entre a ponta profunda do fio e a laçada para produzir o sepultamento do nó no aspecto cranial da incisão. Note que a ponta livre e a laçada são puxadas paralelamente à incisão para facilitar o sepultamento profundo do nó. Observe que se deve aplicar tensão igual a cada em ambas as pontas da laçada.

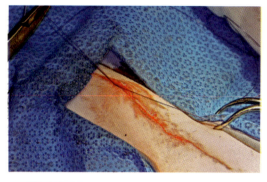

Figura 18.200 Finalização do sepultamento do nó no aspecto cranial da incisão. Aplicam-se três nós quadrados.

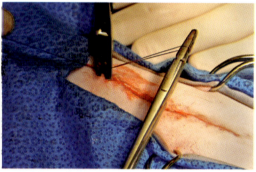

Figura 18.201 Corte dos cabos da laçada no aspecto cranial da incisão para sepultar o nó. Os cabos de fio da laçada devem ser cortados o mais próximo possível do nó. "Próximo ao nó, mas não o nó."

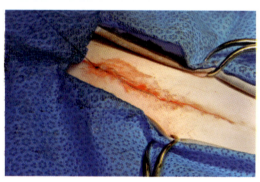

Figura 18.202 Cabo livre do fio, fixado profundamente após a laçada ter sido cortada e antes do sepultar o nó no aspecto cranial da incisão.

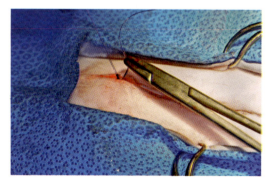

Figura 18.203 Passagem da agulha na preparação para sepultar o nó no aspecto cranial da incisão. O cabo do fio preso no plano profundo é tracionado para que se visualize o nó e facilite a passagem da agulha no plano profundo da ferida, adjacente ao nó.

CAPÍTULO 18 | OÓFORO-HISTERECTOMIA CANINA 319

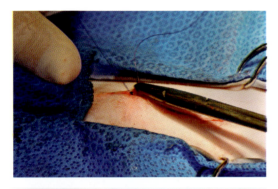

Figura 18.204 Passagem lateral da agulha para sepultar o nó no aspecto cranial da incisão. A agulha é passada de baixo para cima, a partir de tecidos profundos em relação à pele no lado direito da incisão (na direção do cirurgião destro).

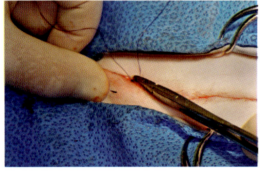

Figura 18.205 Perfuração da pele no lado direito da incisão passando o fio agulhado ancorado aos tecidos profundos próximo ao nó.

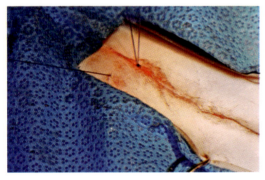

Figura 18.206 Tracionamento do fio de sutura ancorado no plano profundo através da pele, à direita da incisão, preparando para sepultar o nó no aspecto cranial da incisão. Quando o fio for puxado, a dobra do fio que aparece externamente irá desaparecer completamente junto com o nó.

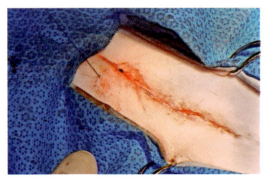

Figura 18.207 Tracionamento da ponta do fio de sutura ancorado no plano profundo, através da pele, no lado direito da incisão para eliminar completamente a sobra de fio, concluindo a ligadura e sepultando o nó no aspecto cranial da incisão.

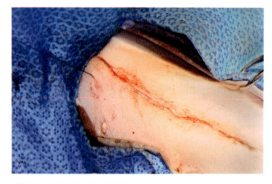

Figura 18.208 Para o sepultamento do nó da sutura no aspecto cranial, à direita da incisão, traciona-se firmemente o cabo do fio de sutura ancorado no plano profundo.

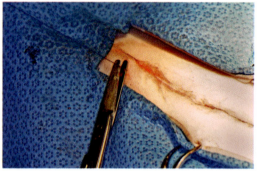

Figura 18.209 Corte do fio da sutura ancorado no plano profundo com o nó sepultado no aspecto cranial da incisão. A tração aplicada serve para cortar o fio com a tesoura rente à pele, favorecendo a retração da ponta do fio sob a pele.

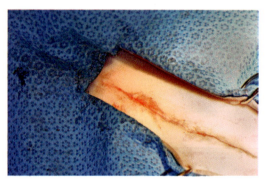

Figura 18.210 Aparência final do fechamento da incisão para a oóforo-histerectomia após a finalização da sutura subcutânea. Quando o cirurgião aplicar tensão lateral com os dedos na borda da incisão e atestar a boa aposição das bordas da ferida, será possível dispensar a sutura de pele.

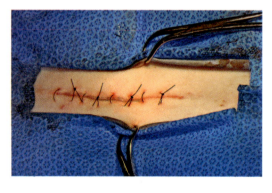

Figura 18.211 Aparência final da incisão da oóforo-histerectomia após a sutura da pele. Neste caso podem ser empregados pontos simples separados, em forma de oito, com fio de náilon 3-0.

BIBLIOGRAFIA ADICIONAL

Informações adicionais sobre a oóforo-histerectomia de pequenos animais podem ser encontradas nos seguintes livros:

1. Bojrab MJ, ed. *Current Techniques in Small Animal Surgery*, 4th ed. Baltimore, Maryland: Williams & Wilkins, 1998.
2. Fossum TW, ed. *Small Animal Surgery*, 3rd ed. St. Louis, Missouri: Mosby Elsevier, 2007.
3. Slatter D, ed. *Textbook of Small Animal Surgery*, 3rd ed. Philadelphia, Pennsylvania: Saunders, 2003.

Capítulo 19

TRATAMENTO DA DOR PÓS-OPERATÓRIA

John P. Punke e Fred Anthony Mann

Morrer não é nada, mas a dor é um assunto muito sério.
(HENRY JACOB BIGELOW, 1871)

Henry J. Bigelow (1818-1890) foi cirurgião e anestesiologista no tempo em que o ópio e o cânhamo eram analgésicos disponíveis. Ele percebeu a importância de tratar a dor como base para a melhoria do exercício da clínica e cirurgia de qualidade para a sua época. Porém, a importância do tratamento adequado da dor nos animais não necessita mais ser salientada hoje.

Um livro sobre cirurgia não poderia ser considerado completo sem um capítulo que aborde o tratamento da dor. A intensidade da dor induzida por um procedimento cirúrgico depende da afecção e da extensão da lesão; da localização anatômica; da invasibilidade do procedimento e das doenças concomitantes. Por exemplo, seria esperado que a reparação de uma fratura pudesse induzir mais dor do que uma castração de rotina. Em geral, a dor ortopédica é considerada mais grave do que nos tecidos moles. Ocorre significativa redução no desconforto e na dor pós-operatória de pacientes que são pré-medicados antes do estímulo doloroso pela lesão (*i. e.*, com analgesia preventiva). Os protocolos de analgesia devem ser adaptados à condição e à doença do paciente, ao comportamento e à tolerância à dor com base na resposta aos tratamentos.

Mesmo ao se realizar uma cirurgia seguindo as indicações técnicas e atendendo ao bem-estar do paciente, ocorrerá sempre algum grau de desconforto e dor que deve ser combatido. O combate e a interrupção da dor são, obviamente, importantes para o conforto do paciente, mas também benéficos para a recuperação completa. Estudos em seres humanos demonstraram que o uso de analgésicos em doses adequadas acelera a cura, reduz o período das internações hospitalares e diminui as complicações e mortalidade pós-operatórias. Os pacientes com controle adequado da dor se alimentam mais precocemente após a cirurgia, recuperando-se mais rapidamente e com taxas mais baixas de complicações.[1,2] Os mecanismos envolvidos nessa resposta são complexos e não foram totalmente elucidados. A dor é evento complexo que envolve componentes físicos, emocionais e psicológicos. Os efeitos da dor sobre o comportamento e na percepção dos estímulos álgicos podem ter duração prolongada. Estudos têm mostrado que os homens submetidos à circuncisão quando crianças, sem o controle da dor, mostram diminuição significativa do limiar de dor em relação aos adultos não circuncidados ou naqueles com controle adequado da dor no momento da circuncisão.[3-5] Esse efeito independe de memória consciente, uma vez que esses procedimentos são realizados poucos dias após o nascimento. Talvez filhotes de cães e gatos submetidos ao controle adequado da dor, no momento da castração ou ovário-histerectomia, sejam animais mais tranquilos e com maior tolerância à dor quando adultos.

Além dos benefícios óbvios imediatos e a longo prazo, para o paciente, o uso de analgésicos deve ser considerado como uma boa prática. Os médicos veterinários e enfermeiros são pessoas movidas pela compaixão. Eles também sofrem quando um animal sob seus cuidados parece estar sofrendo quando sem o controle da dor. Do mesmo modo, atualmente, os donos veem cada vez mais seus animais de estimação como membros da família. Eles não querem e não aceitam que os seus familiares sofram, e estão prontos a investir na terapia analgésica para o bem-estar dos seus animais de estimação.

A terapia analgésica pós-operatória não deve ser opcional para os donos dos animais. O custo da terapia analgésica adequada deve ser incluído no procedimento, sem questionamento. O cirurgião veterinário não deve dar ao cliente a opção de executar a ligadura de um pedículo ovariano ou de uma ovário-histerectomia sem analgesia devido ao risco de complicações graves para o paciente. Por que tornar o tratamento analgésico opcional e desprezar todas as vantagens adicionais para o paciente?

FISIOPATOLOGIA DA DOR AGUDA

Está além do escopo deste capítulo aprofundar-se na fisiopatologia e modulação da dor. Existem inúmeros livros-textos específicos que se aprofundam na fisiologia da dor. É necessário, no entanto, abordar rapidamente esse tema para que o clínico perceba que existem muitos processos envolvidos e sobrepostos na sensação dolorosa. Focar apenas em um mecanismo de dor ou inflamação pode aliviar um pouco os aspectos negativos da sensação dolorosa, mas não abole completamente a dor, dependendo de sua origem e gravidade.

A dor é uma entidade complexa que começa com a *nocicepção*, processo pelo qual um insulto estimula fibras nervosas especializadas denominadas nociceptores. Os nociceptores são representados por três categorias segundo o estímulo nocivo detectado por eles: mecânico, térmico e químico. Os mecanorreceptores respondem a estiramento, compressão e esmagamento; os termorreceptores respondem a calor e frio, enquanto os quimiorreceptores respondem a inúmeros compostos, incluindo neurotransmissores (acetilcolina, neurocinina-l e outros), prostaglandinas (A-2α, tromboxano e outras), bradicinina, histamina, enzimas proteolíticas, ácidos, citocinas (fator de necrose tumoral, interleucinas e outras) e leucotrienos. Uma vez estimulados, os nociceptores criam um potencial de ação que é propagado desde o terminal nervoso periférico até a medula espinal. Os nervos sensitivos periféricos têm dois tipos de fibras: as fibras A, mielinizadas, e as fibras C, não mielinizadas.

As fibras do tipo A conduzem a informação nociceptiva rapidamente e transmitem a dor aguda localizada de início rápido. As fibras C, quando estimuladas, causam dor difusa e prolongada. Os axônios das fibras periféricas A e C terminam no corno dorsal da medula espinal, antes de ascender ao tálamo e outras regiões do cérebro envolvidas na percepção do estímulo nocivo caracterizada como sensação dolorosa. Outras sensações ou estímulos podem ocorrer, simultaneamente, envolvendo os sinais clássicos da inflamação induzidos por citocinas liberadas no local da lesão: vermelhidão (rubor), calor, edema (inchaço), dor e perda da função. Os reflexos de proteção do local podem ser estimulados a partir do momento em que a nocicepção é reconhecida na medula espinal antes mesmo do registro da dor. No cérebro, a ativação do sistema reticular pelo estímulo nociceptivo é amplificada para aumentar a percepção e a consciência da lesão, bem como para ativar o sistema cardiopulmonar e as respostas ao estresse.

A dor é o resultado da interação complexa de eventos e, como tal, deve ser abordada em níveis multifatoriais. Quando os vários mecanismos envolvidos na dor são inibidos utilizando-se, simultaneamente, diferentes tipos de analgésicos, há um aumento exponencial da eficácia analgésica. Essa prática é denominada *analgesia multimodal*. As técnicas de analgesia multimodal são as bases modernas do tratamento da dor e devem ser usadas em todo caso clínico em que exista qualquer suspeita de dor intensa. Um exemplo comum de analgesia multimodal é a utilização de um fármaco anti-inflamatório não esteroide (AINE) associado a um opioide e ao anestésico local. Essa associação abole, quase completamente, a dor pós-operatória imediata por ação do anestésico local que reduz a sensação de dor nos períodos subsequentes, bem como pela inibição, pelo AINE, da produção das prostaglandinas teciduais e, ainda, por ativar os receptores opioides do tipo mu no cérebro e no corno dorsal da medula espinal.

Outro conceito importante da terapia analgésica moderna é a *analgesia preemptiva* (preventiva). A justificativa para o uso da analgesia preemptiva é que, uma vez instalado o processo álgico, serão necessárias doses maiores de analgésicos para controlar a dor. Aguardar ou deixar que o quadro álgico se instale não é recomendável por reduzir a eficácia dos fármacos no controle da dor e por aumentar o risco de efeitos adversos com o emprego de doses maiores dos medicamentos. Portanto, é recomendado e ideal tratar a dor antes que ela ocorra. Em outras palavras, o melhor momento para se iniciar o tratamento analgésico da dor *pós-operatória* é no período *pré-operatório* imediato.

A exigência da analgesia preemptiva pode ser justificada pelo processo fisiológico que induz a *sensibilização central* conhecido como *windup*. A dor intensa ativa os receptores AMPA (amino-hidroximetil-isoxazolepropionato/kainato) e N-metil-D-aspartato (NMDA). Em resposta a essa estimulação, as vias de sinalização intracelulares alteram a expressão do gene e aumentam a capacidade de resposta do sistema nervoso central aos estímulos nocivos. Assim, amplificam-se as respostas aos estímulos nociceptivos, fazendo com que o controle da dor com analgésicos torne-se menos eficaz.

ANESTÉSICOS LOCAIS

De todos os analgésicos disponíveis para uso veterinário, os anestésicos locais são os únicos que bloqueiam completamente a sensação de dor. Eles agem de maneira reversível, bloqueando a transdução de nocicepção nas terminações nervosas periféricas. Normalmente, as fibras sensitivas enviam sinais para o sistema nervoso central após a despolarização de membranas neuronais mediada pelo influxo (entrada) rápido de íons sódio a partir do espaço extracelular. Os anestésicos locais bloqueiam essa entrada de íons sódio alterando a conformação dos canais de íons sódio, evitando que ocorra o influxo de íons sódio e, por conseguinte, a propagação do sinal da transdução.

Tradicionalmente, os anestésicos locais são mais usados na clínica e em cirurgia de grandes animais do que nos animais de pequeno porte. No entanto, existem muitas ocasiões para que eles sejam mais utilizados na rotina da clínica de pequenos animais. No que diz respeito ao manejo da dor pós-operatória, a maior utilização dos anestésicos locais se dá de modo preventivo. Como a maioria dos efeitos ocorre no ponto de aplicação, os anestésicos locais podem ser utilizados em uma variedade de técnicas com eficácia comprovada e com pouco ou nenhum efeito secundário sistêmico (Tabela 19.1). Os anestésicos locais são mais eficazes quando aplicados diretamente nos nervos ou terminações nervosas envolvidos na transmissão do sinal nociceptivo para o sistema nervoso central, assim como o bloqueio de nervos específicos e epidurais. No entanto, os anestésicos locais podem ser também utilizados regionalmente, na forma de adesivos de lidocaína, bloqueio na linha de incisão, injeções intra-articulares e em perfusões regionais dos mem-

Tabela 19.1 Vias de administração, técnicas e exemplos de indicações de uso dos anestésicos locais.

Vias	Técnicas	Exemplos
Bloqueio nervoso	Injetado no tecido adjacente ao nervo a ser bloqueado	Oniectomia, bloqueio dentário
Bloqueio na linha de incisão	Injetado na linha de incisão ou ao redor da lesão	Antes de qualquer incisão de pele ou reparo de laceração
Bloqueio difuso	Aplicado diretamente na ferida ou nervo exposto	Tratamento de ferida aberta ou para bloqueio de nervos expostos durante a amputação
Transdérmico	Aplicação de adesivos transdérmicos de lidocaína diretamente ou ao redor da lesão	Ao lado de incisão de laparotomia
Perfusão regional de membros	Injetado na veia da extremidade do membro distalmente ao torniquete	Bloqueio completo dos nervos da extremidade do membro para facilitar a amputação
Epidural	Injetado diretamente no espaço epidural	Para cirurgias ortopédicas da região e membros pélvicos
Intra-articular	Injetado na articulação de interesse (não usar bupivacaína)	Uso intraoperatório em cirurgias articulares
Taxa de infusão contínua	Dada por infusão contínua como analgesia adjunta (somente lidocaína, que deve ser evitada em gatos)	No pós-operatório de cirurgias ortopédicas maiores ou de cirurgias de tecidos moles

Tabela 19.2 Doses (mg/kg) e algumas particularidades dos anestésicos locais, antagonistas dos receptores N-metil-D-aspartato e agonista alfa-2 usados na medicina veterinária.

Substâncias	Doses para cães (mg/kg)	Doses para gatos (mg/kg)	Particularidades
Anestésicos locais			
Bupivacaína	Usar até 2,0 para infiltração 1 a 1,5 para uso epidural	Usar até 1,0 para infiltração 1 a 1,5 para uso epidural	Não usar por via intravenosa
Lidocaína	Usar até 6,0 para infiltração Usar 2 a 4,0 em bólus IV seguido de infusão de 0,15 a 0,45 mg/kg/h 4,4 para uso epidural	Usar até 3,0 para infiltração Usar 0,25 a 1,0 em bólus IV seguido de infusão de 0,06 a 0,24 mg/kg/h 4,4 para uso epidural	Tomar cuidado para não usar a dose da anestesia infiltrativa por via IV. Embora tenha sido informada a dose da infusão contínua, essa técnica deve ser evitada em gatos
Mepivacaína	Usar até 6,0 para infiltração	Usar até 3,0 para infiltração	Não usar por via intravenosa
Antagonistas dos receptores N-metil-D-aspartato			
Cetamina	0,5 IV para indução 0,6 mg/kg/h TIC intraoperatória 0,12 mg/kg/h TIC para analgesia pós-operatória	0,5 IV para indução 0,6 mg/kg/h TIC intraoperatória 0,12 mg/kg/h TIC para analgesia pós-operatória	-
Tiletamina	6 a 10,0 IM para procedimento curto 9 a 13,0 IM para indução de anestesia	6 a 10,0 IM para curta duração 9 a 13,0 IM para indução de anestesia	Usada associada a zolazepam
Amantadina	3 a 5,0 oral a cada 24 h	3 a 5,0 oral a cada 24 h	Indicada somente para tratar dores crônicas
Agonistas alfa-2			
Xilazina	0,5 a 1,0 IV 1,1 a 2,2 IM, SC	0,5 a 1,0 IV 1,1 IM	-
Medetomidina	0,01 a 0,02 IV para sedação curta e analgesia 0,001 a 0,002 mg/kg/h TIC para analgesia e sedação prolongada	0,015 a 0,03 IV para sedação curta e analgesia	-
Dexmedetomidina	0,005 a 0,01 IV para sedação curta e analgesia 0,0005 a 0,001 mg/kg/h TIC para analgesia e sedação prolongada	0,008 a 0,015 IV para sedação curta e analgesia	-

TIC = taxa de infusão contínua; IV = intravenosa; IM = intramuscular; SC = subcutânea.

bros. Recomenda-se a leitura de livros didáticos sobre anestesiologia para fins de aprofundamento no tema, especialmente no que diz respeito às técnicas de bloqueio de nervos específicos e administração epidural. As doses (apenas da lidocaína) para uso local e intravenoso são mostradas na Tabela 19.2.

A lidocaína é o anestésico local mais utilizado por taxa de infusão contínua (TIC) por ter maior margem de segurança para administração intravenosa. Os cálculos da taxa de infusão contínua estão descritos mais adiante neste capítulo. Ao se administrarem anestésicos locais por via intradérmica ou por infiltração, é necessário sempre aspirar antes de injetar para evitar a administração acidental intravenosa ou intra-arterial. Do mesmo modo, deve-se atentar para o fato de que tanto a lidocaína quanto a bupivacaína são, às vezes, comercializadas com epinefrina (5 µg/mℓ) com o objetivo de produzir vasoconstrição local e prolongar o efeito anestésico. Uma injeção intravascular dessas preparações poderá causar efeitos cardiovasculares indesejáveis. A lidocaína e a mepivacaína podem ser utilizadas em injeções intra-articulares, porém foi demonstrado que a lidocaína aumenta a morte de condrócitos induzida por metilprednisolona *in vitro*. As injeções intra-articulares de bupivacaína têm sido associadas à morte de condrócitos em pessoas e cães.

Os anestésicos locais podem ser aplicados por via epidural e bloqueiam completamente as terminações sensitivas, motoras e autonômicas, bilateralmente, no canal vertebral. A administração epidural assegura o bloqueio da dor profunda e da atividade motora da região caudal ao umbigo, incluindo membros pélvicos, períneo e cauda. A associação de um anestésico local a um opioide (morfina sem conservantes) aplicada por via epidural produz efeito sinérgico, sendo uma excelente opção analgésica para pacientes que necessitam de cirurgia na região caudal ao umbigo. A propagação de anestésico local no espaço epidural ocorre em função da concentração e do volume. O leitor deve consultar outros recursos para aprender detalhes relevantes da técnica e da anatomia para executar a anestesia epidural, contudo a administração epidural não será difícil para um profissional experiente.

O aumento das concentrações sistêmicas de anestésicos locais induz um quadro de toxicidade nervosa central caracterizada por excitação seguida por depressão, apneia e colapso cardiovascular. Quando administrada por via intravenosa, a bupivacaína pode induzir arritmias cardíacas e fibrilação ventricular. Os efeitos sistêmicos secundários ao uso dos anestésicos locais podem ocorrer em concentrações plasmáticas mais baixas nos gatos do que nos cães. Reações alérgicas aos anestésicos locais hoje são raras e, frequentemente, estão mais associadas ao conservante (metilparabeno) do que ao anestésico em si.

OPIOIDES

Os analgésicos opioides estão entre os analgésicos mais seguros e mais eficazes disponíveis para o veterinário tratar a dor aguda e pós-operatória. Eles agem rapidamente, proporcionando analgesia sem perda da consciência ou da locomoção. Os opioides atuam por meio da ligação a um dos quatro tipos de receptores: mu, delta, kappa ou do peptídio nociceptina. Os receptores mu são caracterizados como os receptores mais importantes para a atividade opioide. Inicialmente, pensava-se que os receptores mu existissem apenas no sistema nervoso central. No entanto, evidências recentes mostram que os receptores mu podem também existir em tecidos periféricos. O papel dos receptores opioides de localização periférica não está bem definido.

Existem quatro classificações ou categorias de agentes opioides: agonistas puros, agonistas parciais, agonistas/antagonistas e antagonistas. As doses e os nomes de cada um deles estão listados na Tabela 19.3. Os agonistas mu puros exercem ativação máxima do receptor mu quando se ligam a este sítio receptor. De maneira geral, os opioides agonistas mu são mais utilizados para o controle de dores moderadas a graves. A morfina é o protótipo dos agonistas mu e, geralmente, serve de parâmetro de comparação da potência de outros opioides. A morfina é uma substância barata e, rotineiramente, é aplicada por via subcutânea, intramuscular ou intravenosa, tanto na forma de bólus quanto por infusão contínua ou epidural. Outros exemplos de agonistas mu puros incluem: codeína, fentanila, hidrocodona, hidromorfona, meperidina, metadona e oximorfona. Cada uma dessas substâncias tem duração de ação, efeitos adversos, disponibilidade e custo específicos. Por exemplo, a morfina pode induzir, como efeito adverso, a desgranulação de mastócitos em cães. Os cães com mastocitomas devem receber opioide de outro grupo na medicação pré-anestésica e, também, no período pós-operatório. A metadona não está amplamente disponível para utilização na clínica nos EUA; no entanto, tem a propriedade específica de ser um opioide que induz analgesia adicional e evita a sensibilização central por inibir o receptor de NMDA.

Os agonistas parciais do receptor mu se ligam a esse receptor mu como se fosse um agonista puro, mas produzem efeito analgésico limitado. Isso significa que os agonistas parciais dos receptores mu produzem um efeito de teto em que ocorre analgesia máxima e que o aumento da dose induz efeitos adversos. A buprenorfina é um bom exemplo de um agonista parcial do receptor mu. Ela tem a característica ímpar de, ao ser administrada pela transmucosa oral de gatos, produzir perfil farmacocinético quase idêntico ao da administração intravenosa. A buprenorfina é também empregada na rotina na infusão contínua associada à lidocaína para tratar a dor pós-operatória moderada a grave aparentemente com menor supressão do apetite do que a infusão contínua da morfina.

Os agonistas/antagonistas opioides podem estimular ou ativar um receptor opioide (normalmente no receptor kappa) enquanto se ligam, simultaneamente, e inibem ou bloqueiam outro sítio receptor opioide (normalmente, um receptor mu). O butorfanol e a nalbufina são os agonistas/antagonistas típicos. A analgesia produzida pelo butorfanol e pela nalbufina é moderada a fraca e de curta duração. A duração do efeito varia de 1 a 3 h, enquanto efeitos sedativos são mais duradouros. O butorfanol é o opioide mais caro utilizado na prática veterinária.

Os antagonistas têm alta afinidade pelos sítios receptores opioides mu e kappa. Eles "revertem" os efeitos de agonistas puros deslocando-os, competitivamente, dos sítios receptores. Os antagonistas, no entanto, não ativam os sítios receptores e, por isso, impedem a atividade agonista opioide. Os antagonistas são particularmente úteis em casos de sobredose de opioides; no entanto, o antagonista irá

Tabela 19.3 **Doses (mg/kg) e algumas particularidades dos opioides usados na medicina veterinária.**

Substância	Doses para cães (mg/kg)	Doses para gatos (mg/kg)	Particularidades
Agonista puro			
Codeína	1 a 2 oral	0,1 a 1 oral	*Não* administrar associada ao acetominofeno a gatos
Fentanila	0,0002 a 0,0005 IV 0,002 a 0,006/h IV, TIC	0,001 a 0,005 IV 0,002 a 0,03/h IV, CRI/h	Analgesia profunda, indicada na TIC por ação curta, reduz as doses dos anestésicos
Hidromorfona	0,05 a 0,2 IV, IM, SC 0,05 a 0,1/h TIC	0,05 a 0,2 IV, IM, SC 0,05 a 0,1 TIC/h	Pode causar hipertermia em gatos, induz ofego em cães
Metadona	0,05 a 1,5 IM, SC, oral	0,05 a 0,5 IM, SC, oral	Tem ação antagonista NMDA
Morfina[a]	0,3 a 2,0 IM, SC 0,1 a 0,5 IV 0,05 a 0,3/h TIC 0,1 a 0,2 epidural	0,05 a 0,2 IM, SC 0,1 a 0,2 epidural	Pode induzir vômitos e desgranulação de mastócitos
Agonista parcial			
Buprenorfina	0,005 a 0,03 IV, IM, SC 0,04/dia TIC	0,005 a 0,03 IV, IM, SC 0,01 a 0,03 oral[b] 0,04/dia TIC	Efeito teto para analgesia, efeitos adversos
Agonista-antagonistas			
Butorfanol	0,1 a 0,4 IV, IM, SC 0,5 a 2,0 oral	0,1 a 0,8 IV, IM, SC 0,5 a 1,0 oral	Analgesia dura 1 a 3 h
Nalbufina	0,3 a 0,5 IM, SC 0,1 a 0,3 IV	0,2 a 0,4 IM, SC 0,1 a 0,2 IV	Analgesia dura 1 a 3 h
Antagonistas			
Naloxona	0,002 a 0,04 IV	0,002 a 0,02 IV	Efeito dura 45 min
Naltrexona	0,0025 a 0,003 IV	0,0025 a 0,003 IV	Efeito dura o dobro do da naloxona

TIC = taxa de infusão contínua; IV = intravenosa; IM = intramuscular; SC = subcutânea; NMDA = N-metil-D-aspartato.
[a]Morfina sem conservantes para uso epidural.
[b]Buprenorfina como solução injetável mostrou eficácia quando administrada pela transmucosa oral.

reverter todos os efeitos dos opioides, inclusive a analgesia. Os agonistas/antagonistas podem ser a primeira escolha para os casos de sobredose menos graves. A naloxona e a naltrexona são os principais exemplos de antagonistas. Os efeitos clínicos da naloxona duram cerca de metade dos anotados para a naltrexona. Portanto, a naltrexona pode ser a melhor escolha por ter ação mais duradoura.

Os efeitos adversos dos opioides podem acometer vários sistemas. A depressão do sistema nervoso central pode ser considerada um efeito adverso desejável. No entanto, os gatos podem apresentar excitação quando recebem opioide, especialmente a morfina. A disforia pode também ser observada nos cães, especialmente em Huskies e Malamutes. A bradicardia secundária devido à ativação vagal pode ser observada em pacientes sem quadros de dor. Felizmente, os outros efeitos cardiovasculares dos opioides são mínimos. Em humanos, a depressão respiratória pode ser profunda e levar o paciente a correr risco de morte. No entanto, os pacientes veterinários raramente apresentam depressão respiratória com o uso isolado de opioides. Como mencionado anteriormente, a morfina pode induzir a liberação de histamina nos cães, especialmente quando administrada por via intravenosa. A histamina liberada pode causar vasodilatação profunda, hipotensão e colapso cardiovascular. Náuseas, vômitos e defecação são eventos comuns após a administração de opioides. O vômito é mais provável com o uso por via subcutânea ou intramuscular do que após a injeção de um bólus intravenoso. O uso prolongado de opioides pode causar constipação intestinal. Pode ocorrer retenção urinária com o uso da morfina devido à diminuição de tônus do músculo detrusor e ao aumento de tônus do esfíncter urinário da bexiga. Cateterização da bexiga ou esvaziamento manual por compressão da bexiga podem ser necessários.

ANTI-INFLAMATÓRIOS NÃO ESTEROIDAIS

Os fármacos anti-inflamatórios não esteroidais (AINE) têm sido objeto de inúmeras pesquisas e ocupam posição de destaque na indústria farmacêutica veterinária como substâncias das mais receitadas.[6] Os AINE reduzem a inflamação e a dor por inibição da síntese das prostaglandinas. Eles exercem sua ação no sítio da lesão onde o dano tecidual libera ácido araquidônico a partir da lesão da parede celular. Os AINE atuam, também, no sistema nervoso central. Fármacos desse grupo foram injetados no espaço epidural e produziram efeito clínico similar ao da administração sistêmica.

As pesquisas atuais para o desenvolvimento de AINE têm sido pautadas na relação COX-1:COX-2 buscando eficácia e menor quantidade de efeitos secundários. Existem várias isoformas da ciclo-oxigenase (COX), enzima que converte o ácido araquidônico em eicosanoides funcionais chamados de prostaglandinas. As duas principais ciclo-oxigenases são a COX-1 e a COX-2; no entanto uma terceira enzima, denominada COX-3 (hoje aceita como variante da COX-1), foi identificada em algumas espécies, inclusive em humanos e no cão. De maneira geral, a COX-1 é como se fosse uma "faxineira" e as isoformas da COX são responsáveis pela homeostase normal nos tecidos, incluindo estômago, intestinos, rins, plaquetas e trato reprodutivo. Uma teoria sustenta que a COX-2 seja produzida em resposta à lesão tecidual para promover a inflamação. Trabalhando com base nessa teoria, as empresas farmacêuticas desenvolveram AINE mais seletivos para a enzima COX-2, em um esforço para inibir a produção de COX-2 indutível para, assim, reduzir a inflamação pensando em minimizar os efeitos dos AINE que tinham ação inibitória na COX-1.

No entanto, em contraposição à regra da relação COX-1:COX-2, descobriu-se que a COX-2 era produzida, em níveis basais, nas células endoteliais, condrócitos, células musculares lisas, células sinovial, fibroblastos, monócitos e macrófagos. Adicionalmente, como os AINE COX-2 seletivos têm taxa de inibição de cerca de 50% dos AINE não seletivos, muitos efeitos adversos graves e potencialmente fatais ainda ocorrem com o uso de AINE COX-2 seletivos.

Além da via da ciclo-oxigenase, o ácido araquidônico pode ser metabolizado pela enzima 5-lipo-oxigenase (5-LOX) para produzir outro grupo de compostos eicosanoides chamados leucotrienos. Os leucotrienos são substâncias pró-inflamatórias e foi demonstrado serem agentes quimiotáxicos e ativadores de neutrófilos. Quando as vias da ciclo-oxigenase são inibidas por AINE não seletivos, o metabolismo do ácido araquidônico pode ser desviado preferencialmente para a via da 5-LOX. Os inibidores da COX/LOX foram desenvolvidos para bloquear ambas as vias simultaneamente. O bloqueio simultâneo COX/LOX tem as vantagens teóricas do aumento da eficácia analgésica e redução de efeitos adversos relacionados com a produção de leucotrieno. Talvez haja mérito nessa teoria. A tepoxalina é o único inibidor da COX/LOX atualmente disponível no mercado veterinário. É um inibidor não seletivo das enzimas ciclo-oxigenases. Contudo, estudos preliminares mostram que a tepoxalina apresenta segurança semelhante à dos inibidores seletivos da COX-2. Em dose única em procedimento cirúrgico experimental a tepoxalina não alterou as funções hemostática, hepática ou renal.[7] Em outro estudo, úlceras gástricas de cães foram curadas mais rapidamente com tepoxalina comparada ao firocoxibe (inibidor altamente seletivo da COX-2), que atrasou significativamente a cura da úlcera gástrica.[8] Esses estudos e resultados clínicos recentes demonstraram a vantagem teórica de AINE que inibem simultaneamente a COX/LOX em relação à inibição da COX-2 isolada.

Os AINE são mais eficazes para tratar a dor pós-operatória quando são administrados preventivamente. O carprofeno e o meloxicam têm formulações injetáveis e podem ser administrados antes da indução anestésica. As formulações orais podem, então, ser administradas no período pós-operatório para manter o controle da dor. O dobro da dose diária de meloxicam, carprofeno e tepoxalina tem sido recomendado como dose de ataque, mas não é necessário (Tabela 19.4). Alguns autores recomendam que se façam provas de função renal e hepática por meio da análise da bioquímica sérica antes da administração de AINE, mas não há diretrizes comprovadas cientificamente.

Os fármacos AINE têm alta eficácia e devem ser administrados sempre que possível, como parte de um protocolo analgésico completo. No entanto, há uma série de contraindicações quanto ao seu uso, pois os efeitos adversos podem ser fatais. Os anti-inflamatórios não esteroidais *não* devem ser utilizados em pacientes que estejam recebendo concomitantemente tratamento com corticosteroides sistêmicos pois há risco elevado de ulceração e perfuração gastrintestinal. Os anti-inflamatórios

Tabela 19.4 Doses (mg/kg) dos anti-inflamatórios não esteroidais (AINE) usados na medicina veterinária.[a]

Substância	Dose para cães (mg/kg)	Dose para gatos (mg/kg)	Comentários
AINE não seletivos[b]			
Ácido acetilsalicílico	10 a 25,0 a cada 12 h	10,0 48/72 h	Inibidor irreversível das plaquetas, evitar usar
Etodolaco	10 a 15,0 1 vez/dia	Não usar, não há dose definida para gatos	Índice terapêutico baixo, risco de intoxicação aumentado
AINE inibidores seletivos da COX-2[b]			
Carprofeno	2,2 a cada 12 h 4,4 a cada 24 h	2 a 4,0 – dose única	-
Deracoxibe	1 a 2,0 a cada 24 h 3 a 4,0 pós-operatório (não ultrapassar 7 dias)	Não há doses recomendadas	Pode ser uma alternativa útil ao piroxicam em cães com carcinoma de células transicionais
Firocoxibe	5,0 a cada 24 h	Não há doses recomendadas	Citado como o inibidor mais seletivo de COX-2
Meloxicam	0,2 – dose única 0,1 a cada 24 h	0,1 – dose única 0,05 a 0,1 a cada 24 h 0,1 mg/gato[c] prolongado	A dose é mais precisa usando-se as soluções; formas injetáveis facilitam a dosagem
Piroxicam	0,3 mg/kg a cada 48 h	Não há doses recomendadas	Usar dose precisa devido ao baixo índice terapêutico
Inibidores da COX e da lipo-oxigenase (LOX)			
Tepoxalina	10 a 20,0 – dose única 10,0 a cada 24 h	Não há doses recomendadas	Existe formulação em disco para aplicação na mucosa

[a]AINE não recomendados para uso na medicina veterinária não foram listados.
[b]Com base em testes *in vitro* em cães.
[c]Dose por animal e *não* por mg/kg, devido à variabilidade alta e à meia-vida prolongada do meloxicam em gatos.

não esteroidais devem ser também evitados em pacientes com insuficiência renal ou disfunção hepática, hipovolemia (desidratação, hipotensão, choque ou ascite), hemorragia, coagulopatia, doença pulmonar ou gastrintestinal. Eles não devem ser utilizados em fêmeas prenhes ou em lactação. O uso simultâneo de AINE diferentes também não é recomendado. As empresas farmacêuticas recomendam que se aguarde um período de depuração de 3 a 4 meias-vidas entre as administrações de AINE distintos. Finalmente, os AINE devem ser usados respeitando-se o intervalo terapêutico sugerido para a faixa de dose. A dose de um AINE usado cronicamente deve ser reduzida para a dose mínima eficaz. Os antiinflamatórios não esteroidais devem ser sempre administrados com alimentos.

Os efeitos adversos dos AINE ocorrem, principalmente, no trato gastrintestinal e incluem vômitos, diarreia, hematêmese, melena e perfurações do estômago ou do duodeno. Uma úlcera perfurada pode ser silenciosa e ocorrer sem qualquer evidência clínica. O ácido acetilsalicílico é o único a ter efeito ulcerativo local na mucosa gástrica adicionalmente à inibição sistêmica de COX-1. A doença renal pode ser secundária à administração de AINE; no entanto, a maioria dos relatos de disfunção renal ocorreu quando o AINE foi dado para pacientes hipovolêmicos ou com quadros de doença renal. A hepatotoxicose foi também relacionada com o uso de AINE, mas é, em parte, um efeito idiossincrático. O efeito hepatotóxico idiossincrático geralmente ocorre no período de 21 dias do início da administração, mas tem sido relatado com até 180 dias. A maioria dos cães se recupera da hepatoxicidade a partir do momento em que o uso do AINE é interrompido. A síndrome de hipercoagulabilidade foi relatada em pessoas que estavam usando inibidores seletivos COX-2, mas não parece estar vinculada com qualquer um dos AINE utilizados em cães e gatos. Nesse sentido, o ácido acetilsalicílico e o cetoprofeno são os únicos AINE de uso frequente em pacientes veterinários que aumentam o tempo de sangramento devido à inibição da produção de tromboxano pelas plaquetas.

Com as inúmeras opções de escolha dos AINE, frequentemente se questiona qual será a especificidade do AINE a ser usado. Os AINE inibidores seletivos da COX-2 têm demonstrado menos efeitos adversos. No entanto, os efeitos secundários parecem ser individuais e idiossincráticos. Assim, um paciente pode tolerar melhor um AINE não seletivo do que um seletivo. Para uso pós-operatório, é mais conveniente administrar a formulação injetável. Após a injeção, uma formulação oral do mesmo AINE deverá ser utilizada. A escolha do AINE geralmente se baseia na preferência e na experiência do clínico, e não na tendência e evidências de que um dado AINE seja "melhor" do que outro. Um dado AINE deve ser trocado com base na tolerância do paciente. Assim, se um paciente tem um histórico de boa tolerância a um AINE em particular, deve-se usar a sabedoria e continuar a administrá-lo. No entanto, para pacientes sem história prévia de uso de AINE, a seleção poderá recair sobre os produtos disponíveis no mercado, com base em custo e fórmula (comprimido mastigável, líquido, injetável), aliada à preferência do clínico.

ANTAGONISTAS DO RECEPTOR N-METIL-D-ASPARTATO

A cetamina e a tiletamina são anestésicos dissociativos de uso frequente apenas na medicina veterinária. Além da anestesia, asseguram bom controle da dor somática. A cetamina e a tiletamina apresentam uma terceira característica favorável demonstrando induzir analgesia preventiva mediante antagonismo do receptor de NMDA. Assim, nos pacientes em que os anestésicos dissociativos são usados ocorre aumento do controle da dor intraoperatória e pós-operatória. A tiletamina só é comercializada em associação ao zolazepam, um agente benzodiazepínico. A cetamina é um anestésico mais barato do que a associação tiletamina-zolazepam e pode ser usada como um agente único. Nos últimos anos, a aplicação da cetamina por infusão contínua ganhou destaque no tratamento da dor traumática e pós-cirúrgica grave. A cetamina por infusão contínua (muitas vezes em associação a opioide e lidocaína) é altamente eficaz no controle da dor, mas pode causar sedação profunda, muitas vezes indesejável, dependendo das circunstâncias em que se encontre o paciente (Tabela 19.2).

Os anestésicos dissociativos não induzem relaxamento muscular e podem causar tremores ou catalepsia quando administrados isoladamente. Eles são mais frequentemente administrados associados a um benzodiazepínico. Os agentes dissociativos são contraindicados em pacientes com traumatismo craniano e aumento da pressão intracraniana.

A amantadina é um antagonista do receptor de NMDA que tem propriedades analgésicas. Essas propriedades podem ser usadas para tratar cães com dor crônica, se for administrada por 60 dias. A eficácia na dor pós-operatória ainda não foi avaliada ou demonstrada até o momento.

AGONISTAS ALFA-2

Os agonistas alfa-2 são bem conhecidos na medicina veterinária por seus efeitos sedativo e de relaxante muscular; no entanto, eles apresentam, ainda, efeitos analgésicos potentes. Existem vários subtipos de receptores alfa-2 (alfa-2$_A$, alfa-2$_B$, alfa-2$_C$ e alfa-2$_D$) localizados no sistema nervoso central e periférico. As diferenças na afinidade para cada subtipo de receptor determinam os efeitos agonistas alfa-2 e as doses empregadas em cada espécie. Os efeitos adversos notados após a administração de um agonista alfa-2 são principalmente de natureza cardiovascular e incluem bradicardia grave, bradiarritmias e hipotensão. Logo após a administração ocorre aumento do tônus vascular periférico, que induz hipertensão e bradicardia fisiológica. A hipotensão pode ocorrer tardiamente. Os agonistas alfa-2 são contraindicados em pacientes com doenças cardiovasculares e devem ser usados com cautela em pacientes muito jovens, idosos ou debilitados. No entanto, eles agem de maneira sinérgica com outros analgésicos, sendo associados a opioides ou outros analgésicos para produzir o controle multimodal da dor. Os agonistas alfa-2 são utilizados em dose mais baixa do que a habitual para se atingir o efeito desejado quando associados a outros analgésicos (Tabela 19.2). A maior vantagem do uso de agonistas alfa-2 é que seus efeitos são rápida e completamente reversíveis com a administração de antagonistas alfa-2. A ioimbina e o atipamezol são os antagonistas de uso mais comum.

A xilazina foi o primeiro agonista alfa-2 sintetizado. Ela é eficaz, tem biodisponibilidade alta e custa pouco. Induz efeitos cardiovasculares adversos maiores se comparada com os novos agonistas alfa-2. A medetomidina vinha sendo o agonista alfa-2 mais usado como sedativo, em pequenos animais, antes de ser retirada do mercado. A medetomidina tem seletividade alta para o receptor alfa-2 e, portanto, é mais potente do que a xilazina. Era distribuída como uma mistura racêmica (dois enantiômeros ópticos do composto) com a levomedetomidina e a dexmedetomidina. Esta última é o enantiômero ativo. Uma formulação que contém apenas dexmedetomidina substituiu a medetomidina. A dexmedetomidina é um agonista de alfa-2 comercializado, hoje, nos EUA, mas não tem mostrado ser vantajosa clinicamente (mesmo sendo duas vezes mais potente) em relação ao racemato.

TAXA DE INFUSÃO CONTÍNUA

A taxa de infusão contínua (TIC) pode fornecer concentrações eficazes, seguras e confiáveis de vários analgésicos administrados aos pacientes no período pós-operatório. A TIC evita flutuações nas concentrações sanguíneas dos analgésicos e, por isso, o risco de toxicidade nas concentrações de pico e a perda potencial de analgésico em concentrações baixas são evitados. Excetuando-se os AINE, todas as classes de medicamentos anteriormente listadas podem ser administradas por TIC para controle da dor. Conhecimentos básicos de farmacologia são importantes para o uso eficiente da taxa de infusão contínua.

Quando a TIC é iniciada sem se aplicar uma dose de ataque (bólus), o tempo necessário para que o fármaco atinja o estado de equilíbrio será ditado apenas por sua meia-vida no organismo do paciente. Os aumentos na concentração sérica do fármaco ocorrerão de maneira logarítmica. Com uma meia-vida, o fármaco estará a 50% do estado de equilíbrio; com duas meias-vidas, alcançará 75%; com três meias-vidas, estará a 87,5% e assim por diante. Após cinco meias-vidas, a concentração sérica do medicamento corresponderá a 97% do estado de equilíbrio. Em termos clínicos, se um cão adulto saudável não recebe uma dose de ataque (bólus) de hidromorfona (meia-vida = 80 min), mas apenas se inicia a TIC de hidromorfona no pós-operatório, demorará 6 h e 40 min para que se atinja 97% do estado de equilíbrio sérico da hidromorfona (Figura 19.1). Para assegurar o controle imediato da

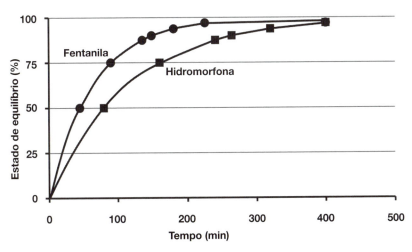

Figura 19.1 Exemplo gráfico da curva do estado de equilíbrio da concentração da hidromorfona (meia-vida = 80 min) após infusão contínua (TIC) comparada à da fentanila (meia-vida = 45 min) sem a administração de uma dose em bólus. Círculos e quadrados representam a progressão das meias-vidas da fentanila e da hidromorfona, respectivamente, até cinco meias-vidas, em um cão adulto sadio.

dor pós-operatória com a hidromorfona, uma dose de ataque deverá ser administrada quando for iniciar a TIC para elevar a concentração do fármaco ao estado de equilíbrio e instalar a analgesia adequada. Objetivamente, o propósito da TIC não é fornecer concentrações analgésicas de um medicamento, mas mantê-la nesse nível uma vez que a dose de ataque tenha sido administrada. No mesmo sentido, uma vez que a taxa de infusão contínua seja alterada (aumento ou diminuição), após o fármaco alcançar o estado de equilíbrio, será necessário alcançar outras cinco meias-vidas para se chegar a 97% do novo nível de estado de equilíbrio. Para ilustrar como as concentrações séricas do fármaco podem mudar de maneira logarítmica, a morfina pode ser detectada na urina de cães adultos saudáveis após 6 dias de uma única dose intravenosa, mesmo que os efeitos analgésicos terminem após 6 h ou mais. Uma taxa de infusão contínua de fentanila (meia-vida = 45 min) está representada graficamente na Figura 19.1 para mostrar a diferença de meias-vidas no manejo da infusão contínua.

A maneira mais fácil de administrar um fármaco por infusão contínua na rotina clínica é utilizar uma bomba eletrônica de seringa. Os modelos de bomba de seringa mais novos calculam e administram o medicamento na taxa adequada após serem inseridas as seguintes informações: peso corpóreo do paciente, concentração do fármaco e taxa de infusão contínua (mg/kg/h; microgramas/kg/min). É possível fazer os cálculos manualmente (Método A na Figura 19.2) e definir uma bomba de seringa a ser usada para administrar o fármaco na velocidade adequada (mℓ/h; mℓ/min). Um método alternativo para administração de fármaco por infusão contínua (Método B na Figura 19.2) é ressuspender o medicamento em um volume de soro fisiológico (cloreto de sódio a 0,9%), de modo que o fluido possa ser administrado a uma taxa de infusão desejada para a administração do medicamento. Ao se usar esse segundo método, é preciso ter cuidado para não causar sobrecarga de fluidos a pacientes de menor porte usando uma taxa de infusão de fluido mais elevada do que o fisiologicamente tolerável. Independentemente de qual método seja usado, deve-se prestar muita atenção para ter a certeza da concentração utilizada no cálculo. Todos os pesos devem ser calculados em quilogramas e a taxa de infusão deve ser convertida para mg/kg/h. As doses dos fármacos aplicados por meio de taxa de infusão contínua podem ser consultadas em livros-textos com a dose do fármacos em microgramas por quilo e a unidade de tempo pode estar expressa em minuto, hora ou dia.

CONCLUSÕES

Em resumo, os pacientes veterinários têm sorte por existirem muitos medicamentos e protocolos analgésicos disponíveis para serem usados para aliviar o inevitável desconforto que ocorre após uma intervenção cirúrgica. É responsabilidade dos médicos veterinários escolher as opções adequadas para evitar e gerenciar a dor induzida cirurgicamente, de acordo com cada paciente, bloqueando os efeitos adversos dos fármacos. Os fármacos analgésicos disponíveis hoje têm eficácia analgésica enquanto evitam os efeitos adversos de cada classe de medicamento. É de suma importância que o clínico veterinário conheça os analgésicos disponíveis e as limitações

Método A:
Para calcular a taxa de infusão de um fármaco potente a ser aplicado ao paciente por TIC:

$$\frac{\text{Peso do paciente (kg)} \times \text{TIC (mg/kg/h)}}{\text{Concentração do fármaco (mg/m}\ell\text{)}}$$

Para administrar a morfina não diluída (10 mg/mℓ) para um paciente de 25 kg em uma taxa de infusão de 0,1 mg/kg/h:

$$\frac{25 \text{ kg} \times 0{,}1 \text{ mg/kg/h}}{10 \text{ mg/m}\ell} = 0{,}25 \text{ m}\ell/h$$

A bomba de infusão de seringa deverá ser ajustada para 0,25 mℓ/h (que corresponderá a 2,5 mg/h).

Método B:
Para calcular a quantidade de analgésico a ser adicionada em um frasco de 250 mℓ de cloreto de sódio a 0,9% para ser administrada por TIC a um paciente em uma taxa de 10 mℓ/h, é usada a fórmula a seguir:

$$\frac{\text{Peso do paciente (kg)} \times \text{TIC (mg/kg/h)}}{\text{Concentração do fármaco (mg/m}\ell\text{)}} \times \frac{\text{volume de fluido a ser diluído (m}\ell\text{)}}{\text{taxa de infusão desejada (m}\ell/h\text{)}}$$

= volume de fluido a ser reposto com o fármaco

Para a mesma condição apresentada no Método A:

$$\frac{25 \text{ kg} \times 0{,}1 \text{ mg/kg/h}}{10 \text{ mg/m}\ell} \times \frac{250 \text{ m}\ell}{10 \text{ m}\ell/h}$$

= 6,25 mℓ de morfina (10 mg/mℓ)

Assim, 6,25 mℓ da solução de cloreto de sódio a 0,9% deverão ser removidos do frasco de 250 mℓ e repostos com 6,25 mℓ de morfina (10 mg/mℓ). A solução final deverá ter morfina na concentração de 0,1 mg/kg/h para ser administrada na taxa de 10 mℓ/h.

Figura 19.2 Fórmulas e exemplos de cálculos da taxa de infusão contínua (TIC).

do uso. A analgesia multimodal é importante por sua característica de minimizar os efeitos adversos do fármaco por meio de doses mais baixas de outras classes de fármacos associados para maximizar a eficácia e minimizar suficientemente o impacto dos efeitos adversos. Do mesmo modo, o conceito de maximizar o controle da dor oferecendo os analgésicos preventivamente deverá ser priorizado em qualquer oportunidade. Assim, os médicos-veterinários podem oferecer o melhor cuidado possível a dor pós-operatória de seus pacientes.

REFERÊNCIAS

1. Bonnet F, Marret E. Postoperative pain management and outcome after surgery. *Best Pract Res Clin Anaesthesiol* 2007;21:99-107.

2. Kehlet H. Effect of postoperative pain treatment on outcome: current status and future strategies. *Langenbecks Arch Surg* 2004;389:244-249.

3. Fitzgerald M, Millard C, McIntosh N. Cutaneous hypersensitivity following peripheral tissue damage in newborn infants and its reversal with topical anaesthesia. *Pain* 1989;39:31-36.

4. Geyer J, Ellsbury D, Kleiber C, et al. An evidencebased multidisciplinary protocol for neonatal circumcision pain management. *J Obstet Gynecol Neonatal Nurs* 2002;31:403-410.

5. Weisman SJ, Bernstein B, Schechter NL. Consequences of inadequate analgesia during painful procedures in children. *Arch Pediatr Adolesc Med* 1998;152:147-149.

6. Bergh MS, Budsberg SC. The coxib NSAIDs: potential clinical and pharmacologic importance in veterinary medicine. *J Vet Intern Med* 2005;19:633-643.

7. Kay-Mugford PA, Grimm KA, Weingarten AJ, et al. Effect of preoperative administration of tepoxalin on hemostasis and hepatic and renal function in dogs. *Vet Ther* 2004;5:120-127.

8. Goodman L, Torres B, Punke J, et al. Effects of firocoxib and tepoxalin on healing in a canine gastric mucosal injury model. *J Vet Intern Med* 2009;23:56-62.

BIBLIOGRAFIA ADICIONAL

Informações adicionais sobre os fármacos analgésicos e o tratamento da dor pós-operatória na cirurgia de pequenos animais podem ser encontradas nos seguintes livros-textos:

1. Gaynor JS, Muir III, WW. *Handbook of Veterinary Pain Management,* St. Louis, Missouri: Mosby Elsevier, 2009.

2. Plumb DC. *Veterinary Drug Handbook,* 5 ed. Ames, Iowa: Blackwell Publishing, 2005.

3. Tranquilli WJ, Thurmon JC, Grimm KA. *Lumb & Jones' Veterinary Anesthesia and Analgesia.* Ames, Iowa: Blackwell Publishing, 2007.

[*Nota*: As doses dos fármacos e outras informações das tabelas e figuras deste capítulo estão nas bulas contidas nas embalagens individuais dos medicamentos e na bibliografia adicional citada.]

Capítulo 20

CUIDADOS PÓS-OPERATÓRIOS

Elizabeth A. Swanson e Fred Anthony Mann

O cuidado e o acompanhamento pós-operatórios são tão importantes quanto os cuidados pré e intraoperatórios. A atenção dada ao paciente no período pós-operatório imediato deve assegurar a recuperação suave da anestesia e a manutenção do conforto do paciente mesmo para procedimentos simples, como a castração, ou complexos, como a ressecção hepática complicada ou reparo de fratura. A manutenção de temperatura, perfusão, ventilação e cuidados intensivos, como analgesia adequada ao paciente, balanço nutricional e restrição da atividade locomotora para permitir cicatrização adequada são fatores importantes a serem discutidos neste capítulo. É essencial manter aberta a comunicação com o cliente para o acompanhamento do paciente após a liberação do hospital. Exames complementares permitem ao cirurgião monitorar o processo de cicatrização, determinar se é necessário algum cuidado adicional e decidir de maneira apropriada o período de retorno às atividades normais do paciente.

CUIDADOS PÓS-OPERATÓRIOS IMEDIATOS

Ao chegar à enfermaria ou à unidade de terapia intensiva, geralmente o paciente operado não despertou da anestesia. A patência das vias respiratórias deve ser mantida pela sonda endotraqueal até que o reflexo de tosse volte. As estruturas flácidas e os tecidos moles podem interferir com a respiração normal de raças braquicefálicas, por isso é melhor proceder à extubação quando o animal estiver tentando levantar a cabeça e com movimentos de deglutição da sonda. Os pacientes que estiverem em recuperação com a sonda endotraqueal devem ser observados de perto para que esta não seja mastigada ou cortada acidentalmente. Após a extubação, o paciente deverá respirar livremente antes de ser retirado da área de cuidados intensivos.

O monitoramento pós-operatório básico para todos os pacientes, independentemente do procedimento realizado, inclui aferição da temperatura corporal, avaliação da função cardiovascular, dos parâmetros respiratórios, nível de consciência e sinais de dor. A maioria dos pacientes apresenta-se hipotérmica no momento em que chegam à recuperação. Um paciente anestesiado é incapaz de manter a autorregulação da temperatura corporal e perde calor rapidamente por contato com superfícies frias, como a da mesa de cirurgia. Pacientes pequenos têm maior área de superfície corpórea em relação à massa corporal e irão dissipar calor do corpo mais rapidamente do que os pacientes de porte maior. A temperatura corporal deve ser verificada a cada 30 a 60 min, até que alcance 37,8°C. Uma vez que a temperatura normal seja restabelecida, o paciente esteja acordado e estável, poderá ser removido da área de recuperação para os canis da enfermagem. Fontes externas de calor devem ser desligadas ou removidas caso os pacientes já tenham recuperado a capacidade de autorregular a temperatura corporal.

Para o acompanhamento das condições da perfusão e ventilação, em geral, monitoram-se frequência cardíaca e qualidade do pulso, frequência e esforço respiratório, coloração das mucosas e tempo de preenchimento capilar. Esses parâmetros devem ser monitorados a cada hora até que o paciente esteja recuperado da anestesia e alerta para, em seguida, ser acompanhado a cada 6 a 12 h, dependendo da natureza do processo. Os pacientes em estado crítico necessitam de um acompanhamento mais intensivo. Por exemplo, um paciente recuperando-se de toracotomia deve ser avaliado a cada hora para que sejam monitoradas as mudanças na frequência e no padrão respiratório. Frequência cardíaca, qualidade de pulso, coloração das mucosas e tempo de preenchimento capilar servem para avaliar a perfusão. A taquicardia (p. ex., acima de 180 batimentos/min em cães e acima de 260 batimentos/min em gatos) associada a pulso fraco e filiforme com mucosas pálidas indica má perfusão por hipovolemia, choque ou ativação de resposta inflamatória sistêmica. [Nota: Os gatos não têm a mesma ativação dos barorreceptores em resposta à hipovolemia que os cães, assim a frequência cardíaca dos felinos pode ser normal ou baixa diante de um quadro de hipovolemia. Além disso, tanto os cães como os gatos terão bradicardia na fase terminal do choque (choque descompensado). Tanto a taquicardia como a bradicardia com pulso fraco e/ou ausente podem indicar arritmia cardíaca com risco à vida, que deve ser tratada. O aumento no tempo de preenchimento capilar pode indicar redução no débito cardíaco ou má circulação sanguínea, no entanto, deve-se atentar que o tempo de preenchimento capilar pode estar presente em pacientes com parada cardíaca.

A frequência, o padrão e o esforço respiratório, bem como a coloração das mucosas, ajudam a determinar a ventilação e a oxigenação adequadas. A respiração rápida, superficial ou difícil com membranas mucosas cianóticas são indicadores de oxigenação ruim, como pode ser visto em pneumotórax, derrame pleural, edema pulmonar, contusões pulmonares, pneumonia ou tromboembolismo pulmonar. Quaisquer alterações nos parâmetros anteriormente listados exigem investigação adicional e intervenção segundo os procedimentos discutidos mais adiante neste capítulo.

A oxigenação pode ser avaliada mediante a pressão parcial de oxigênio arterial (Pa_{O_2}) e a saturação de oxigênio da hemoglobina arterial (Sa_{O_2}) por hemogasometria arterial ou, com mais frequência, por técnica não invasiva, a oximetria de pulso. Os oxímetros de pulso monitoram a frequência do pulso e a saturação da hemoglobina; por conseguinte, a sensibilidade dos oxímetros pode ser reduzida quando ocorrer vasoconstrição e pulso fraco. No entanto, a ocorrência de pulso fraco ou dificuldade na detecção do pulso pode indicar circulação periférica deficitária, que deverá ser objeto de investigação da causa. Se a frequência do pulso exibida no oxímetro não coincidir com a frequência do pulso palpável ou com a auscultação da frequência cardíaca, a leitura da taxa de saturação de hemoglobina não deverá ser considerada confiável. Os oxímetros de pulso medem a porcentagem de saturação da hemoglobina por meio da transmissão de luz vermelha e infravermelha através do sangue e dos tecidos. A luz vermelha é absorvida melhor pela hemoglobina insaturada do que a luz infravermelha. Por outro lado, a luz infravermelha é absorvida melhor pela hemoglobina saturada pelo oxigênio do que a luz vermelha. A quantidade de luz absorvida é medida e o oxímetro de pulso calcula a porcentagem da hemoglobina saturada com oxigênio. Para o cálculo, o oxímetro de pulso exclui a hemoglobina no sangue venoso e tecidual medindo a saturação da hemoglobina durante um pulso (daí o termo oxímetro de *pulso*) e, desse modo, estima a porcentagem de saturação da hemoglobina arterial (Sp_{O_2}). A Sa_{O_2} (e, portanto, a Sp_{O_2}) se correlaciona à pressão parcial de oxigênio (Pa_{O_2}) por meio de uma curva sigmoidal conhecida como a curva de dissociação da oxi-hemoglobina. A Pa_{O_2} normal, ao nível do mar e em temperatura ambiente, varia entre 80 e 110 mmHg, o que corresponde à leitura em um oxímetro de pulso de 95 a 100%. Uma vez que Sa_{O_2} de 90% corresponde a Pa_{O_2} de 60 mmHg, o tratamento com oxigênio suplementar é indicado quando a Sp_{O_2} ficar abaixo de 90%.

A ventilação adequada pode ser avaliada por hemogasometria ou capnografia. A concentração de dióxido de carbono expirado ($ETCO_2$) é medida por meio da capnografia e pode ser utilizada como uma estimativa da pressão parcial de dióxido de carbono arterial (Pa_{CO_2}), medido diretamente pela hemogasometria arterial. A Pa_{CO_2} normal situa-se entre 35 e 45 mmHg. Considerando que o CO_2 difunde-se rapidamente em todo o endotélio capilar pulmonar e tecidos alveolares, os valores de Pa_{CO_2} são semelhantes aos da $ETCO_2$. $ETCO_2$ maior do que 60 mmHg indica hipoventilação, enquanto $ETCO_2$ abaixo de 20 mmHg indica hiperventilação.

O nível de consciência deve ser monitorado pelo menos a cada hora para se certificar de que o paciente irá despertar e se movimentar bem. Ao se recuperarem da anestesia, os pacientes devem passar por uma transição gradual até a vigília (embora seja aceitável certo grau de sedação em alguns em função da administração de analgésicos ou sedativos). A maioria dos pacientes vai despertar durante um período de 15 a 20 min.[1] Recuperações prolongadas poderão ocorrer em pacientes críticos e em casos de pacientes com hipotermia, hipoglicemia, anemia, hipoxemia e hipoproteinêmicos. Os pacientes submetidos a anestesia prolongada também vão demorar mais tempo para retomar a consciência. Pacientes disfóricos ou ansiosos podem necessitar de administração de sedativos (acepromazina ou dexmedetomidina) para se acalmar e reduzir o risco de lesão. A mudança do nível de consciência para um estado mais deprimido indica que a causa deve ser investigada e corrigida o mais rapidamente possível (ou seja, aumento da pressão intracraniana, hipoglicemia, sepse ou choque hemorrágico secundário).

Os pacientes devem também ser monitorados quanto às evidências de dor e desconforto. Não é aceitável que o paciente permaneça com dores devido à crença de que assim suas atividades serão restritas e, portanto, ajudará na cicatrização. Tanto seres humanos quanto animais se recuperam melhor e mais rapidamente quando a dor é tratada adequadamente. A avaliação da dor pode ser difícil no paciente veterinário, por isso, a diferenciação entre dor e ansiedade pode ser um desafio. Ambos os quadros devem ser abordados e tratados uma vez que a dor pode ser mais intensa e presente no paciente ansioso.[2] O comportamento em reposta à dor em animais domésticos inclui vocalização, tremores, relutância em se movimentar, agitação ou incapacidade de se sentir confortável, protegendo a área lesionada, bem como agressividade, salivação excessiva, pupilas dilatadas, hipertensão e aumento da frequência respiratória. O tratamento da dor pós-operatória é discutido com mais detalhes no Capítulo 19.

Os casos de pacientes críticos e com alterações nos parâmetros fisiológicos básicos anteriormente mencionados exigem acompanhamento adicional. A pressão arterial poderá ser medida diretamente, colocando-se um cateter arterial, ou indiretamente, utilizando-se doppler ou tecnologia oscilométrica. Qualquer paciente em que a hipotensão tenha sido prolongada sob anestesia, tenha tido hemorragia significativa, sepse ou estado sob o risco de desenvolver resposta inflamatória sistêmica deverá ter a pressão arterial monitorada. As mensurações das pressões arteriais diretas ou indiretas por métodos oscilométricos têm o benefício de fornecer as pressões sistólica, diastólica e média. A pressão arterial média ideal para assegurar a perfusão adequada do cérebro e dos rins situa-se entre 80 e 90 mmHg. Pressão arterial média inferior a 60 mmHg resulta em fluxo inadequado de sangue para os rins e pode causar lesão renal. Além disso, a perfusão inadequada dos rins pode predispor às lesões causadas pelo uso de anti-inflamatórios não esteroidais (AINE). A autorregulação mantém o fluxo sanguíneo cerebral adequado, desde que a pressão arterial média esteja entre 50 e 150 mmHg. Se não for possível obter a pressão arterial média, as medidas de pressão pelo método indireto (doppler) podem ser úteis. Geralmente, a pressão sistólica maior do que 100 mmHg indica perfusão tecidual adequada.

A taxa de glicose sanguínea deve ser monitorada em pacientes cuja capacidade de regular essa taxa esteja comprometida. Pacientes muito jovens, debilitados e sépticos (como aqueles com peritonite séptica), bem como aqueles em recuperação pós-operatória imediata da atenuação de *shunt* portossistêmico ou exerese de um insulinoma, devem ter a glicose sanguínea ou sérica verificada imediatamente ao início do pós-operatório e, repetidamente, de acordo com o caso, nas primeiras 24 a 48 h. A hipoglicemia (glicose sanguínea inferior a 60 mg/dℓ) irá prolongar a recuperação da anestesia. Outros sinais de hipoglicemia incluem letargia, depressão, tremores, fraqueza, ataxia, convulsões e coma. Doentes em risco de hipoglicemia com capacidade de se alimentar devem receber pequenas quantidades de comida a cada 2 a 3 h para ajudar a manter a glicemia. Os pacientes hipoglicêmicos e pacientes com risco de hipoglicemia que sejam incapazes de se alimentar devem receber glicose adicional nos fluidos intravenosos (normalmente 2,5 ou 5% de glicose em solução balanceada de eletrólitos) e podem necessitar de um bólus de glicose a 25% (1 mℓ/kg) para controlar os sinais clínicos.

A hemorragia é sempre uma complicação potencial da cirurgia. Em alguns procedimentos, a perda de sangue pode ser grave, como esplenectomia por ruptura do baço, lobectomia hepática e em casos de traumas. A mensuração do hematócrito e da taxa de proteínas total (TP, do inglês *total protein*) é um método rápido para determinar se há perda de sangue. No entanto, o hematócrito e a TP na hemorragia aguda são normais (ou o mesmo no limite inferior) até que ocorra deslocamento de fluido dos compartimentos intracelular e intersticial para o espaço intravascular. Um hemograma completo também pode ser realizado. Pacientes que tiveram perda significativa de sangue ou que possam ter hemorragia no pós-operatório devem ter o hematócrito e a TP analisados imediatamente após a cirurgia e repetidos em seguida, se necessário, dependendo do caso. Os primeiros sinais de hemorragia incluem mucosas rosa-claro ou pálidas, aumento da frequência cardíaca, pulso periférico fraco e queda da pressão arterial. Os sinais avançados de hemorragia são fraqueza, colapso e morte. Abdome distendido ou dispneia podem denotar hemorragia nas cavidades abdominal ou torácica, respectivamente. A taxa de proteínas total pode diminuir antes mesmo que o valor do hematócrito caia, caso ocorra contração do baço. Como tratamento, institui-se fluidoterapia criteriosa e transfusão de sangue. Enquanto são aplicados, em curto espaço de tempo, cristaloides intravenosos ou outro tipo de fluido para reanimar o paciente em choque hemorrágico, deve-se ter cuidado para não causar recorrência da hemorragia por deslocamento dos coágulos primários, em função do aumento da pressão arterial provocado pela infusão de fluidos. O processo denominado reanimação hipotensora é aplicado nos casos de hemorragia ativa, em que a pressão sanguínea é monitorada e a fluidoterapia é titulada para se alcançar pressão arterial que impeça a insuficiência renal (ou seja, aumento da pressão arterial acima de 60 mmHg), porém abaixo da pressão normal. Em tais casos, a pressão arterial média-alvo é basicamente de 70 a 80 mmHg. A reintervenção pode ser necessária para se localizar e ligar vasos sanguíneos do foco hemorrágico, no entanto o aumento da pressão intra-abdominal por acumulo de fluido ou mesmo por aplicação de um penso abdominal geralmente controla a hemorragia intra-abdominal resultante de manipulações cirúrgicas. Procedimentos eletivos, especialmente a oóforo-histerectomia, devem ser monitorados devido ao risco de hemorragia pós-operatória, assim como qualquer outro procedimento cirúrgico.

A pressão venosa central (PVC) é usada para monitorar o estado de pacientes críticos no período pós-operatório e serve também para orientar a fluidoterapia intravenosa. A PVC normal varia entre 0 e 10 cmH$_2$O. Valores menores do que 0 cmH$_2$O indicam hipovolemia que exigem que se aumente a fluidoterapia em andamento ou que o procedimento seja adotado. Valores acima de 10 cmH$_2$O indicam sobrecarga de volume de fluidos ou insuficiência do miocárdio e que a fluidoterapia deva ser diminuída ou interrompida. Para medir a PVC, usa-se uma coluna de água (extensão de equipo aderido a uma régua com escala em centímetros) conectada a uma torneira de três vias ligada a um cateter venoso central, que normalmente é implantado na veia jugular (Figura 20.1). A coluna é colocada perpendicularmente ao piso com a marca 0 (zero) cm posicionada no nível do átrio direito (Figura 20.2). Inicialmente, utiliza-se uma solução salina estéril para lavar o cateter venoso central introduzido na veia jugular; então, a torneira de três vias é fechada para o paciente e aberta no sentido do tubo preso à régua, que será preenchido. A torneira é aberta interligando-se o cateter venoso central implantado no paciente à coluna do tubo. Neste ponto, as pressões tendem a alcançar o equilíbrio (Figura 20.3). Uma vez que o nível do fluido do tubo pare de baixar, a PVC será lida no menisco inferior da coluna de fluido (Figura 20.3). O menisco deverá oscilar para cima e para baixo, cerca de 1 mm a cada respiração. Caso o menisco fique estacionário, será um alerta para leitura falsa.

Os pacientes com hipoproteinemia muitas vezes necessitam ser tratados com coloide para manter o volume intravascular e para evitar a formação de edema. A pressão coloidosmótica (PCO), chamada também de pressão oncótica, é medida a partir de amostras de sangue em um instrumento chamado coloidosmômetro usado para orientar a administração de coloide. Os valores normais da PCO

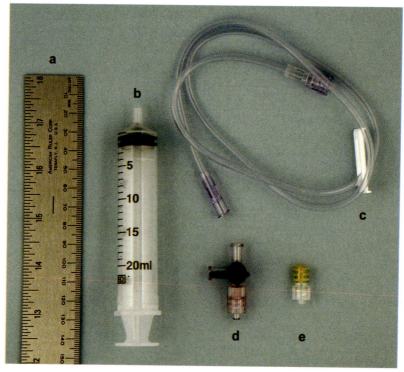

Figura 20.1 Materiais, incluindo o cateter venoso central, usados para medir a pressão venosa central: (a) régua (ou coluna de água – *não ilustrada*), (b) seringa estéril de 20 mℓ para injetar cloreto de sódio 0,9% (c) um tubo de extensão, (d) torneira de três vias, e (e) plugue de cateter intravenoso.

situam-se entre 20 e 25 mmHg. Valores inferiores a 15 mmHg exigem intervenção para manter a pressão oncótica no plasma. As principais causas de hipoproteinemia incluem perda (enteropatia, nefropatia e derrame abdominal), falta de ingestão de proteínas (anorexia) e ausência de produção de proteína (insuficiência hepática). As consequências de hipoproteinemia e pressão oncótica do plasma baixa incluem edema e atraso na cicatrização dos tecidos.

Além de monitorar os parâmetros listados anteriormente são essenciais cuidados e atenção na enfermagem de todos os pacientes. O objetivo dos cuidados na enfermagem é manter o paciente o mais confortável possível e em estado de higiene ideal. Os pacientes em recuperação pós-operatória devem ser mantidos aquecidos, limpos e secos. Os efeitos da hipotermia já foram discutidos anteriormente. A umidade excessiva da pele traz desconforto, pode levar à maceração e favorecer a infecção. Assaduras por fezes e urina devem ser prevenidas imediatamente após receber o paciente, trocando-se regularmente a cama e o decúbito, colocando-se material absorvente e lavando-se cuidadosamente as partes do corpo sujas com água. O banho em humanos com clorexidina nas unidades de tratamento intensivo tem se mostrado eficaz na redução das taxas de infecção hospitalar e, portanto, a clorexidina deve ser considerada para limpeza de pacientes veterinários de risco.

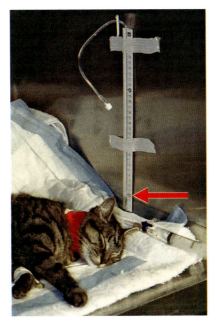

Figura 20.2 Monitoramento da pressão venosa central pós-operatória de um felino. Note que o centímetro zero demarcado na parte inferior da régua (indicado pela seta) está no mesmo nível do átrio direito do gato, mantido em decúbito lateral esquerdo.

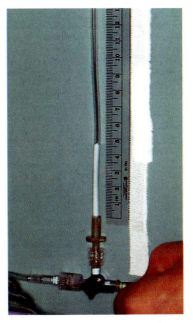

Figura 20.3 Detalhe da medição da pressão venosa central, utilizando extensão de equipo e uma régua como manômetro. A pressão venosa central deve ser lida na porção inferior do menisco de fluido e, neste caso, é de 4,6 cmH$_2$O.

Todos os pacientes devem ser colocados em camas adequadas. Animais que estejam em decúbito requerem cama mais espessa e devem ser trocados de um lado para o outro a cada 4 a 6 h para prevenir as úlceras de decúbito. As feridas cirúrgicas devem ser examinadas pelo menos 2 vezes/dia para garantir que estejam limpas e secas, sem evidência de inchaço, vermelhidão, deiscência ou com descarga de fluidos. Os pacientes ficarão em condição desconfortável se eles não tiveram capacidade de urinar e esvaziar a bexiga. Pacientes ambulatoriais devem ser conduzidos ou carregados para fora para urinar. A bexiga pode ser comprimida suavemente ou esvaziada por meio de um cateter urinário em animais com incapacidade de esvaziar suas bexigas (p. ex., um cão submetido a hemilaminectomia). A retenção de urina pode levar a infecção urinária. O cateterismo vesical e o uso de uma bolsa de coleta de urina com sistema fechado podem ser pensados para pacientes em decúbito para fins de higiene e, também, podem ser utilizados para monitorar a produção de urina.

Pacientes de cirurgias ortopédicas muitas vezes mantêm um curativo ou bandagem no período pós-operatório. Os pensos, tais como Bioclusive® (Johnson & Johnson, Langhorne, PA) e Telfa Island Dressings® (Covidien, Mansfield, MA), são colocados ao longo da incisão para proteger e evitar a contaminação da ferida até a formação do selo de fibrina. As bandagens ou pensos são colocados para proteger a incisão, proporcionar estabilização adicional do membro e/ou fornecer compressão moderada para diminuir o edema pós-operatório. As bandagens devem ser mantidas limpas e secas durante todo o período, sempre observando se há algum deslizamento que possa levar à compressão do membro e interferir na circulação. Os dedos também devem ser avaliados regularmente caso ocorra inchaço, que será indício de curativo muito apertado. As bandagens e pensos devem ser trocados se estiverem molhados ou sujos, caso se desloquem ou quando o inchaço for notado.

O cateter intravenoso não deve ser removido de pacientes saudáveis submetidos a cirurgias eletivas até que os animais estejam acordados e a temperatura corpórea tenha retornado ao normal. Os cateteres intravenosos devem ser mantidos em pacientes críticos e debilitados, bem como em pacientes que necessitem receber analgésicos por via injetável (bólus ou infusão contínua) no pós-operatório. Os tipos de cateteres intravenosos que podem ser usados rotineiramente em um paciente cirúrgico incluem os cateteres venosos periféricos (veia safena lateral, cefálica), cateteres venosos central (veia jugular externa) e cateteres arteriais. Existem diferenças na manutenção de cada tipo de cateter, no entanto todos devem ser monitorados para a patência, posição correta e para sinais de inflamação ou infecção. Os cateteres que não são usados em intervalos regulares devem ser lavados com soro fisiológico a cada 6 h para manter a patência. Os cateteres arteriais devem ser lavados e preenchidos com solução salina heparinizada quando não estiverem sendo usados. Alternativamente, a patência das vias arteriais pode ser mantida conectando-se os cateteres a uma bolsa com solução salina heparinizada. Essa solução não é necessária para os cateteres venosos. Na verdade, o uso excessivo de lavagem com solução heparinizada pode produzir heparinização do paciente inadvertida (ou seja, aumentar o tempo de coagulação), especialmente em cães de pequeno porte e gatos.

Como os pacientes veterinários muitas vezes se movimentam na gaiola ou pulam é importante se assegurar de que os cateteres permaneçam no local. A administração inadvertida de fluidos no espaço subcutâneo ou medicamentos pode ocorrer, com consequências desastrosas, se o cateter intravenoso for desalojado ou parcialmente retirado da veia. O cateter intravenoso deve ser removido, uma vez que não seja mais necessário, se ocorrer inchaço ou flebite, ou se a patência não puder ser comprovada com segurança. Exige-se que se faça a inspeção pelo menos 2 vezes/dia do local de introdução do cateter para detectar e tratar prontamente problemas relacionados com o aparato.

Drenos torácicos, sondas de alimentação (esofagostomia, gastrostomia, jejunostomia), cateteres urinários e drenos devem ser limpos para manter a patência. Se um dreno torácico for utilizado para evacuar o espaço pleural em intervalos regulares é importante certificar-se de que o clampe esteja no lugar e bem fechado quando o tubo não estiver sendo usado para evitar o pneumotórax iatrogênico. Deve-se cuidar para que o paciente não mastigue ou puxe os tubos vestindo-o com uma camiseta, meia, bandagem ou colar elizabetano. Aberturas no tórax ao redor dos tubos, tubos de alimentação e drenos devem ser observados pelo menos 2 vezes/dia para atestar se há inflamação, inchaço, vazamento ou descarga. Os aspectos aprofundados sobre os drenos e tubos cirúrgicos podem ser consultados no Capítulo 17.

A maioria dos pacientes operados, com exceção para os procedimentos eletivos simples, deverá ser mantida em fluidoterapia após cirurgia. Tanto as soluções cristaloides como os coloides são utilizados de acordo com as necessidades do paciente. Os cristaloides de uso mais comum no período pós-operatório são lactato de Ringer, Normosol-R®, Plasma-Lyte® e cloreto de sódio a 0,9%. Cloreto de potássio, glicose e vitaminas do complexo B podem ser adicionados aos fluidos de acordo com as necessidades de cada paciente. Os coloides incluem *hetastarch*, dextrana, derivados do sangue e Oxyglobin® (Biopure Corporation, Cambridge, MA), ainda que a disponibilidade no mercado deste último tenha sido inconsistente ao longo dos anos. Os cristaloides isotônicos são os de escolha para a fluidoterapia de manutenção. Para a manutenção calórica à base de fluidos, calcula-se a dose tendo como base que um mililitro de água é perdido para cada quilocaloria de energia utilizada. Para isso, a mesma fórmula utilizada para o cálculo de exigência de energia diária pode ser usada para calcular a manutenção de fluido diária (ver, neste capítulo, a seção Suporte nutricional). A administração de fluidos de manutenção em taxa apropriada é recomendada para pacientes submetidos a cirurgias ortopédicas que não tenham outras implicações. Pacientes críticos ou com distúrbios metabólicos, tais como doença renal, exigem maiores taxas de fluidoterapia, as quais variam de 1,5 vez a taxa de manutenção até taxas de choque (90 mℓ/kg). Taxas mais baixas de fluidoterapia são indicadas para pacientes cardíacos. Quando os coloides vierem a ser utilizados, a dose será segundo as necessidades do paciente e com os objetivos do uso do coloide, mas a dose básica recomendada do *hetastarch* e da dextrana é de 20 mℓ/kg/dia. Deve-se ter cuidado com o emprego de coloides nos gatos, pois eles são mais sensíveis aos efeitos adversos do que os cães. Em geral, ao se administrarem coloides em gatos, usam-se doses mais baixas e taxas de infusão mais lentas do que as usadas nos cães. A fluidoterapia muito agressiva pode levar a sobrecarga de volume e edema pulmonar. Recomenda-se a leitura de obras específicas para aprofundar os conhecimentos clínicos sobre o uso de medicamentos em cuidados intensivos e fluidoterapia intravenosa.

Não se recomenda o uso indiscriminado de antibióticos no pós-operatório. A administração de antibióticos deve ser reservada para casos reconhecidamente de infecções bacterianas, tomando como base, preferencialmente, dados da cultura e do antibiograma. Quando os antibióticos usados no período perioperatório são estendidos para o pós-operatório, devem ser interrompidos no prazo de 24 h. Consulte o Capítulo 4 para informações completas sobre o uso de antibióticos em cirurgia de pequenos animais.

SUPORTE NUTRICIONAL

A nutrição é essencial para que sejam atendidas as necessidades metabólicas dos pacientes nos períodos pós-cirúrgicos. Quando não houver ingestão de calorias em quantidades satisfatórias, o organismo não consegue estabelecer resposta adaptativa adequada devido às influências catabólicas de catecolaminas, glicocorticoides e outros eventos inflamatórios. Com isso, em vez de utilizar as reservas de gordura como fonte de energia (comuns no animal saudável), o paciente cirúrgico continua a degradar proteínas da musculatura, resultando em perda líquida de massa corporal magra. A desnutrição e a perda concomitante da massa corporal magra reduzem a capacidade do paciente de prover reparação tecidual e resistir à infecção, aumentando o risco de morbidade e de morte do paciente. A ingestão de alimentos é o ideal, se o paciente for capaz de comer.

Assim, apesar de se recomendar a intervenção com suporte nutricional se o paciente estiver anoréxico ou parcialmente anoréxico durante 5 dias ou mais[3] alimentação de suporte precocemente instituída (nas 24 h após a cirurgia) funciona bem nos pacientes cirúrgicos. Depreende-se que a intervenção nutricional deve ser adotada se a ingestão voluntária de alimentos não ocorrer no prazo de 24 h ou nos casos em que a ingestão de alimentos for contraindicada.

Se o trato gastrintestinal se mantiver funcional, a adoção da alimentação enteral, por sonda ou tubo, poderá ser considerada. O planejamento do suporte nutricional enteral envolve a colocação de uma sonda para administração da alimentação, no momento da cirurgia (p. ex., em pacientes anoréxicos por período prolongado, debilitados ou na ressecção gastrintestinal extensa). Pode-se evitar nova anestesia, em curto espaço de tempo, para a colocação de um tubo de alimentação enteral se o paciente não estiver se alimentando voluntariamente. Além disso, é prudente que se aproveite a anestesia para a colocação de sonda de alimentação enteral sempre que o procedimento cirúrgico produzir a expectativa de interferir com a ingestão de alimentos ou vier a induzir anorexia pós-operatória (p. ex., vômito devido ao uso de analgésicos). Desse modo, considera-se oportuna a colocação de um tubo de jejunostomia antes de fechar o abdome após procedimentos cirúrgicos cujas manobras operatórias possam induzir vômitos ou anorexia. Na verdade sempre será oportuno contar com um tubo de jejunostomia no período pós-operatório de pacientes submetidos a cirurgia abdominal, mesmo que eles não necessitem, a ter um paciente sem o tubo que não coma ou esteja vomitando.

Os tubos ou sondas de alimentação enteral podem ser nasoesofágicos, instalados por meio de esofagostomia, gastrostomia e jejunostomia. Os cuidados, bem como a manutenção das sondas ou tubos de alimentação, foram discutidos no Capítulo 17. Os tubos de menor diâmetro, como as sondas nasoesofágicas e de jejunostomia, exigem que se use uma dieta líquida. Tubos de diâmetros maiores podem permitir a passagem de alimentos enlatados como Hill's Prescription Diet® a/d (Hill's Pet Nutrition, Inc., Topeka, KS), Iams Veterinary Diet Maximum Calorie® (The Iams Company, Dayton, OH) ou Royal Canin Recovery RS® (Royal Canin USA, Inc., St. Charles, MO).

De maneira geral, utiliza-se uma dieta veterinária sempre considerando as condições clínicas que possam afetar a escolha da dieta. Por exemplo, em doentes renais uma dieta com teor reduzido de proteínas pode ser desejável. O leitor deverá consultar os livros de nutrição para se informar sobre os detalhes envolvendo a seleção da dieta para as várias enfermidades. As exigências de energia de repouso (RER) para a maioria dos pacientes pode ser calculada usando-se a equação de *kcal/dia = 30 (peso em kg) + 70*. As RER para pacientes com menos de 2 kg e mais que 45 kg devem ser calculadas usando a equação *kcal/dia = 70 (peso em kg)^{0,75}*. Fatores relacionados com a enfermidade não são mais utilizados na determinação dos requisitos de energia de pacientes enfermos. De 25 a 50% das RER são oferecidos no primeiro dia, aumentando em 100% das RER no segundo ou terceiro dia. O volume total deve ser dividido em 4 a 6 refeições por dia, a menos que se tenha um tubo de jejunostomia implantado. A alimentação por meio da jejunostomia é administrada por infusão contínua, pois a injeção em bólus causará dor por distensão do intestino, podendo comprometer a absorção dos alimentos da dieta. Na maioria das vezes, a alimentação por jejunostomia tem início com menos calorias e volume do que os calculados, aumentando a quantidade diária com a expectativa de alcançar as RER no terceiro dia de alimentação jejunal.

As principais complicações do uso de um tubo enteral incluem entupimento, síndrome de realimentação quando um paciente ficou anoréxico por algum tempo e houve instituição súbita de alimentação, vômitos, diarreia, remoção prematura do tubo por parte do paciente e aspiração se o tubo foi colocado de maneira incorreta na nasofaringe ou traqueia. A quantidade de fluido fornecida por meio da alimentação enteral deve ser incluída no cálculo da necessidade diária para evitar a sobrecarga de fluidos do paciente. A dieta enteral poderá ser gradualmente reduzida, caso o paciente esteja ingerindo pelo menos 60% das RER, e será retirada se o paciente for capaz de satisfazer suas necessidades energéticas. Os tubos não devem ser removidos até que se tenha a certeza de que o paciente continuará comendo o suficiente para atender suas RER diárias. As sondas de gastrostomia percutâneas e os tubos de jejunostomia que tiverem sido implantados sem utilizar a fixação em bloco (quadrado) não devem ser retirados com menos de 10 dias (tubos de gastrostomia) ou 5 dias (tubos de jejunostomia) da colocação para permitir que se forme aderência do estômago ou do jejuno à parede abdominal. O método da sutura em bloco (ver Capítulo 17) permite a remoção segura imediata do tubo de jejunostomia no período pós-operatório, e isso é vantajoso nos casos de remoção inadvertida ou quando o paciente começar a se alimentar logo após a cirurgia, podendo ser enviado para casa antes do quinto dia pós-operatório.

A nutrição parenteral deve ser considerada em todos os pacientes sem tubo de jejunostomia que sejam incapazes de tolerar a alimentação oral ou enteral devido a vômitos, pancreatite grave ou por estarem expostos ao risco de aspiração por disfunção de reflexos protetores das vias respiratórias. Existem formulações comerciais para nutrição parenteral parcial (PPN, do inglês *partial parenteral nutrition*) e nutrição parenteral total (TPN, do inglês *total parenteral nutrition*). De modo geral, implanta-se um cateter intravenoso, adequado às necessidades, para manter um acesso vascular asséptico, provendo-se cuidados intensivos por 24 h, com estrutura para monitorar a bioquímica sérica do paciente. Os cateteres e os pontos de administração devem ser manuseados sob rigorosa assepsia para minimizar o risco de contaminação. A nutrição parenteral parcial pode ser indicada a curto prazo, uma vez que não atenda a todas as necessidades calóricas. Uma vez que a TPN objetiva fornecer todas as necessidades calóricas, ela é iniciada, gradualmente, por até 3 dias. A TPN só deverá ser usada em casos que exijam nutrição parenteral durante 3 dias ou mais. Existem planilhas para o cálculo das exigências da PPN e TPN.[3]

As possíveis complicações relacionadas com a nutrição parenteral incluem entupimento do equipo ou do cateter, flebite, tromboembolismo e sepse. A maioria dessas complicações pode ser evitada pelo monitoramento criterioso e por protocolos rigorosos de assepsia. As concentrações séricas de glicose, eletrólitos, fósforo e magnésio devem ser monitoradas nos animais que recebam nutrição parenteral. A nutrição parenteral pode ser interrompida assim que o paciente estiver apto a consumir 60% ou mais da RER. O leitor deverá consultar livros de nutrição para obter informações detalhadas sobre a nutrição parenteral.

ATIVIDADE FÍSICA

A atividade física deve ficar restrita ao espaço do canil ou a uma área pequena, com caminhada controlada por coleira curta para os cães nos primeiros 10 a 14 dias após a cirurgia para permitir que a incisão cicatrize. A maioria dos procedimentos ortopédicos exige confinamento de 6 a 8 semanas para permitir a cicatrização óssea. As exceções incluem os cães jovens (filhotes) que podem apresentar cura entre 3 e 4 semanas para procedimentos como a excisão da cabeça do fêmur, no qual o retorno precoce à atividade controlada é encorajado, pois aumenta a amplitude de movimento na articulação coxofemoral. Para os procedimentos nos tecidos moles, a atividade normal pode ser retomada assim que os pontos das suturas ou agrafes forem removidos. Retorno gradual à atividade normal após a confirmação da regeneração óssea adequada é recomendado para pacientes ortopédicos para fortalecer músculos, ligamentos e tendões, bem como prevenir lesões por sobrecarga do membro afetado.

A fisioterapia é benéfica para pacientes que tenham longos períodos de convalescença e para pacientes imobilizados. Os benefícios da fisioterapia incluem prevenção de contratura e atrofia muscular, manutenção de amplitude do movimento articular normal e melhora da circulação e da função do membro afetado. Os tipos simples de fisioterapia incluem compressas frias nas primeiras 24 h após a cirurgia para diminuir a inflamação e o inchaço, seguidas de compressas quentes para aumentar a circulação e relaxar os tecidos. A compressa quente também ajuda a reduzir o edema e o seroma. Exercícios de movimentação passiva servem para manter a amplitude, a mobilidade e a flexibilidade articular. Os pacientes mantidos em condições ambulatoriais podem ser submetidos a fisioterapia por meio de caminhadas com coleira, andando para cima ou para baixo em local inclinado ou em escadas e, ainda, natação. Mais informações sobre as técnicas de fisioterapia podem ser encontradas em outros livros de cirurgia.

ACOMPANHAMENTO

O acompanhamento é tão importante quanto o cuidado perioperatório para o paciente e inclui uma combinação de orientações escritas, visitas de reavaliação e conversas telefônicas. Os proprietários dos pacientes enfermos devem receber, no momento da alta, orientações por escrito. As instruções de alta devem incluir pelo menos os procedimentos a serem realizados e as possíveis restrições de atividade (intensidade e duração), os cuidados com incisão e/ou curativos, a prevenção de lambeduras e mordeduras da ferida, os aspectos nutricionais e as orientações para visitas de acompanhamento de remoção da sutura, exames físicos, laboratoriais e radiográficos segundo o quadro do paciente. As orientações escritas também devem incluir recomendações para retornar ou ligar caso surjam quaisquer complicações.

Os pontos de sutura da pele e agrafes normalmente são removidos com 10 a 14 dias do período pós-operatório, mas podem ser deixados no local se houver atraso na cicatrização da ferida. Os pacientes com hiperadrenocorticismo ou que recebam corticosteroides podem requerer um tempo maior para a cura. As suturas para reparo de oto-hematoma devem ser deixadas por pelo menos 17 dias para permitir que ocorra a fibrose da cartilagem do pavilhão auricular. As incisões em regiões de maior movimentação são submetidas a maior tensão e, portanto, requerem maior tempo para a cura. A consequência da remoção precoce dos pontos de suturas é a deiscência incisional, porém deixá-los no local por período muito longo provoca irritação, formação de reação de rejeição, bem como secreção local. Alguns cirurgiões fecham a pele de feridas de incisões de castração com suturas intradérmicas. Mesmo nesses casos, aconselha-se aguardar de 10 a 14 dias para atestar a cicatrização completa da ferida.

As suturas são removidas pinçando-se uma das extremidades do fio de sutura com um instrumento, como uma pinça hemostática ou de dissecção, para facilitar o corte do fio do ponto de sutura com uma tesoura de retirada de pontos (Figura 20.4). Tome cuidado para não cortar os dois lados da laçada, evitando a retenção de parte do material da sutura, o que pode eliciar reações de corpo estranho. Os agrafes de pele são retirados com um removedor de grampos cirúrgicos, que é aplicado de modo que o lado com dois "dentes" deslizará sob o grampo. O aparelho será fechado, de modo que envolva a parte transversal do grampo, fazendo com que ele se dobre ao meio, abrindo-o e removendo-o da pele (Figura 20.5). Na ausência de um removedor de grampos, uma pinça hemostática mosquito poderá ser usada para forçar a

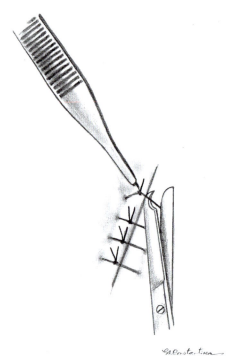
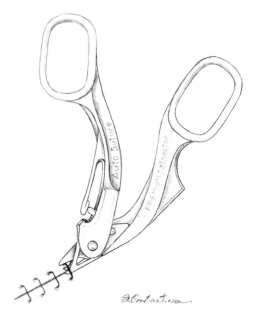

Figura 20.4 Remoção da sutura com uma tesoura comum. Uma das extremidades do fio de sutura está presa em uma pinça de dissecção enquanto a laçada da sutura é cortada com a tesoura.

Figura 20.5 Remoção de agrafes da pele. O removedor de agrafes é colocado de modo que o lado com dois "dentes" deslize sob o grampo. O aparelho será fechado, de modo que o único "dente" prenda o corpo do grampo e faça com que ele se dobre ao meio, afastando as pontas do grampo encravadas na pele.

abertura do grampo para removê-lo. Às vezes, um grampo poderá encravar na pele. A pinça hemostática mosquito pode ser utilizada para rodar o grampo para a posição original para facilitar a remoção. A manipulação dos agrafes presos à pele com a pinça hemostática pode causar desconforto ao paciente.

Alguns procedimentos, como paratireoidectomia ou exerese de insulinoma, requerem acompanhamento laboratorial. Os pacientes submetidos a cistotomia para remoção de cálculos devem realizar exames de urina regulares e acompanhamento por exame de imagens para monitoramento da eficácia do tratamento e recorrência da formação de pedras. A avaliação radiográfica para regeneração óssea deve ser realizada com 8 semanas de pós-operatório, para a maioria dos pacientes adultos. Pacientes ortopédicos pediátricos podem ser avaliados entre 2 e 4 semanas após a cirurgia, uma vez que a cura óssea ocorre mais precocemente. Alguns procedimentos, como a reparação de uma fratura mandibular ou a colocação de um aparelho de fixação externo para a reparação de fraturas necessitam de mais tempo para a cura. Os intervalos dos exames radiográficos devem ser ajustados de acordo com o caso.

Assegurar-se de que o cliente irá cumprir as recomendações pós-operatórias pode ser difícil, especialmente nos casos em que o cliente resida distante do hospital veterinário, tenha dificuldade de transporte ou poucos recursos financeiros. Os centros de referência mantêm boas relações com os veterinários para o reencaminhamento de todos ou da maioria dos pacientes sob acompanhamento. Alguns veterinários não cobram para remover os pontos de sutura ou para reexaminar rapidamente o paciente a fim de incentivar o acompanhamento do caso. O envolvimento pode ser melhorado informando-se ao proprietário sobre a importância do acompanhamento e ao se estabelecer uma estimativa realista de custos (laboratoriais ou radiográficos).

Um telefonema breve, um ou dois dias após a cirurgia para o proprietário do animal, pode ser o caminho para incutir a confiança no veterinário e fazer com que o cliente sinta que o médico tem interesse no conforto do seu animal de estimação. O telefonema poderá ser uma oportunidade de prevenir complicações se, por acaso, algum problema for relatado. O veterinário também deve estar disponível para atender uma ligação telefônica do cliente ou para solicitar o retorno do paciente em tempo hábil, caso o cliente perceba algum problema com seu animal de estimação. A comunicação imediata requer habilidade e treinamento da recepcionista ou do técnico ao telefone para perceber se o problema deverá ser resolvido imediatamente com o retorno do paciente ao hospital, se o veterinário deve atender a chamada ou se o problema poderá esperar por uma ligação de retorno. A boa comunicação entre os membros da equipe de enfermeiros e técnicos é essencial.

Em suma, um bom acompanhamento do paciente combina o reexame e a boa comunicação entre o veterinário, os técnicos, o pessoal da enfermagem e o proprietário. Os cuidados no acompanhamento devem ser adaptados às necessidades de cada paciente e podem incluir evolução da cicatrização da ferida, recuperação, exames laboratoriais e radiográficos, bem como suporte ao cliente. As complicações devem ser identificadas e tratadas em tempo hábil. Finalmente, o cirurgião deve atestar que o paciente esteja completamente curado antes retornar às atividades normais.

REFERÊNCIAS

1. Quandt JE. Postoperative patient care. In: Slatter DH, ed. *Textbook of Small Animal Surgery*, 3rd ed. Philadelphia, Pennsylvania: Saunders, 2003: 2608–2612.

2. Carroll GL. Analgesia and pain. *Vet Clin North Am Small Anim Pract* 1999; 29: 701–717.

3. Chan DL, Freeman LM. Nutrition in critical illness. *Vet Clin North Am Small Anim Pract* 2006; 36: 1225–1241.

BIBLIOGRAFIA ADICIONAL

Informações adicionais úteis sobre o acompanhamento pós-operatório dos pacientes na cirurgia de pequenos animais podem ser encontradas nos seguintes capítulos, livros didáticos e publicações:

1. DiBartola SP, ed. *Fluid, Electrolyte and Acid Base Disorders in Small Animal Practice*, 3rd ed. Philadelphia, Pennsylvania: Saunders, 2005.

2. Kirk CA, Bartges JW, eds. *Dietary Management and Nutrition, Veterinary Clinics of North America: Small Animal Practice*. Philadelphia, Pennsylvania: Saunders, November 2006:36(6).

3. Knap K, Johnson AL, Schulz K. Fundamentals of physical rehabilitation. In: Fossum TW, ed. *Small Animal Surgery*, 3rd ed. St. Louis, Missouri: Mosby, 2007:111–129.

4. Willard MD, Seim HB. Postoperative care of the surgical patient. In: Fossum TW, ed. *Small Animal Surgery*, 3rd ed. St. Louis, Missouri: Mosby, 2007:90–110.

Índice Alfabético

A

Acepromazina, 8
Ácido acetilsalicílico, 10, 332
Acompanhamento no pós-operatório, 351
Afastador(es)
- Army-Navy, 33
- autoestáticos, 34
- Balfour, 34
- costela de Finochietto, 34
- Hohmann, 33
- laminectomia de Frazier, 34
- manuais, 33
- manuseio, 115
- Meyerding, 33
- perineal de Gelpi, 34
- Senn, 33
- Volkmann, 33
- Weitlaner, 34
Agentes hemostáticos, 178
Agonistas alfa-2, 8, 334
Agulha de sutura, maneira de segurar, 119
Amantadina, 326
Ampicilina, uso nas cirurgias, 26
Anestesia básica em pequenos animais, 7-17
- fármacos empregados, 7
- - agentes
- - - dissociativos, 10
- - - hipnóticos, 10
- - agonistas alfa-2, 8
- - anti-inflamatórios não esteroidais, 10
- - anticolinérgicos, 8
- - benzodiazepínicos, 8
- - fenotiazínicos, 8
- - opioides, 9
- passo a passo, 11
Anestésicos locais, 324
Angiogênese, 152
Antagonistas do receptor N-metil-D-aspartato, 333
Anti-inflamatórios não esteroidais (AINE), 10, 330
Antibióticos usados na cirurgia de pequenos animais, 22
- ampicilina, 26
- cefazolina, 26
- cefoxitina, 26
- enrofloxacino, 26
- eritromicina, 26
- metronidazol, 26
- neomicina, 26
- penicilina G potássica, 26
Anticolinérgicos, 8
Antissepsia, 18
Antissépticos, 62
Áreas das unhas, 63
Assepsia na cirurgia de pequenos animais, 18
Atividade física no pós-operatório, 350
Atropina, 8
Avaliação pré-operatória, 1-6
- diagnóstico por imagem, 4
- física, 2
- histórico, 1
- laboratorial, 2
- risco
- - anestésico, 5

- - cirúrgico, 5
Aventais
- cirúrgicos, dobraduras, 40
- laboratório, 60

B

Bacteroides, 24
Benzodiazepínicos, 8
Bioquímica sérica, 2
Bisturi
- cabos, 29
- manuseio, 111
- ultrassônico, 174
Bupivacaína, 326
Buprenorfina, 9, 329
Butorfanol, 9, 329

C

Capuz cirúrgico, 59
Carprofeno, 10, 332
Cefaloxina, uso nas cirurgias, 26
Cefoxitina, uso nas cirurgias, 26
Celulose oxidada regenerada, 179
Centro cirúrgico, conduta, 47-56
Cera de osso, 178
Cetamina, 10, 326
Choque, 3
Cicatrização da ferida, 150
Cirurgia de pequenos animais
- antibióticos, 22
- - ampicilina, 26
- - cefazolina, 26
- - cefoxitina, 26
- - enrofloxacino, 26
- - eritromicina, 26
- - metronidazol, 26
- - neomicina, 26
- - penicilina G potássica, 26
- assepsia, 18
- checagem dos itens de segurança, 55
- condutas no centro cirúrgico, 47
- instrumentação cirúrgica, 28
- - afastadores
- - - autoestáticos, 34
- - - manuais, 33
- - cabos de bisturis, 29
- - lâminas de bisturis, 29

- - pinças
- - - Allis, 33
- - - Babcock, 33
- - - dissecção, 32
- - - fixação de campo de Backhaus, 29
- - - hemostáticas, 36
- - ponteiras de aspiração, 36
- - porta-agulhas, 37
- - tesouras, 31
- paramentação, 57-61
- preparação do paciente, 74
Cistostomia, tubos, 205
Clorexidina, 21
Codeína, 329
Contenção do membro à mesa cirúrgica, 83
Corte dos pelos, 75
Creatinina, 2
Cuidados pós-operatórios, 339
- acompanhamento, 351
- atividade física, 350
- imediatos, 339
- suporte nutricional, 348

D

Deracoxibe, 10, 332
Derrame pleural, 3
Desinfecção, 18
Dexmedetomidina, 8, 326
Diagnóstico por imagem, 4
Diazepam, 8
Dilatação volvulogástrica (DVG), 4
Dor pós-operatória, 322
- agonistas alfa-2, 334
- anestésicos locais, 324
- antagonistas do receptor N-metil-D-aspartato, 333
- anti-inflamatórios não esteroidais, 330
- fisiopatologia, 323
- opioides, 327
- taxa de infusão contínua, 335
Drenos
- em feridas, 239
- de toracostomia, 186

E

Edema pulmonar, 3
Eletrocirurgia, 169

ÍNDICE ALFABÉTICO

- bipolar com retroalimentação, 172
Eletrocoagulação, 170
Eletrólitos, 2
Embalagem de materiais para esterilização, 38-46
Enrofloxacino, uso nas cirurgias, 26
Equilíbrio acidobásico, 3
Equipe cirúrgica, paramentação, 62
Eritromicina, uso nas cirurgias, 26
Escherichia coli, 24
Escovação cirúrgica, 62
Esofagostomia, tubos, 213
Esponja hemostática de gelatina, 178
Estado físico, sistema de classificação, 6
Esterilização, 18
- embalagem de materiais, 38-46
Estilete plástico para limpar unhas, 63
Etodolaco, 332
Exame
- físico, 2
- laboratorial, 2
- urina, 2

F

Fármacos usados na anestesia básica, 7
- agentes
- - dissociativos, 10
- - hipnóticos, 10
- agonistas alfa-2, 8
- anti-inflamatórios não esteroidais, 10
- anticolinérgicos, 8
- benzodiazepínicos, 8
- fenotiazínicos, 8
- opioides, 9
Fator de von Willebrand (FvW), 3
Fenilbutazona, 10
Fenotiazínicos, 8
Fentanila, 9, 329
Ferida(s), 150-161
- drenos, 239
- fases
- - desbridamento, 150
- - inflamação, 150
- - maturação, 153
- - reparação, 151
- sutura, 153
- traumáticas recentes, cuidados, 154
- - agudas, 161

- - antibioticoterapia no tratamento, 160
- - causa da lesão, 159
- - classificação, 158
- - curativos assépticos, 156
- - desbridamento cirúrgico, 156
- - drenagem, 160
- - fechamento, 157
- - infectadas, 161
- - inspeção, 155
- - lavagem, 155
- - limitações financeiras, 159
- - reavivamento das bordas, 159
- - tempo da lesão, 159
- - tratamentos tópicos/pomadas, 157
Fibroplasia, 152
Firocoxibe, 332

G

Gastrostomia, tubos, 217
Glicemia, 2
Glicopirrolato, 8
Gorro cirúrgico, 58
Grampos hemostáticos de aço inoxidável, 177
Gravidade específica da urina, 2

H

Hematócrito (HT), 2
Hemogasometria arterial, 3
Hemograma completo, 2
Hemorragia cirúrgica, controle, 167
Hidromorfona, 9, 329
Hipnóticos sedativos, 10
Hipoventilação, 3
Hipoxia, 3
Homeostasia cirúrgica, 163-180
- agentes hemostáticos, 178
- bisturi ultrassônico, 174
- controle da hemorragia cirúrgica, 167
- eletrocirurgia, 169
- - bipolar com retroalimentação, 172
- esponja hemostática de gelatina, 178
- *lasers* cirúrgicos, 175
- ligadura vascular, 176
- pressão direta e pinçamento de vasos, 167
- primária, 164
- radiocirurgia, 172
- secundária, 165

I

Indometacina, 10
Infecção, 19
Inflamação, 150
Instrumental cirúrgico básico, 28-37
- afastadores
-- autoestáticos, 34
-- Balfour, 34
-- costela de Finochietto, 34
-- laminectomia de Frazier, 34
-- manuais, 33
-- perineal de Gelpi, 34
-- Weitlaner, 34
- cabos de bisturis, 29
- entrega, 49
- esterilização, 39
- lâminas de bisturis, 29
- manuseio, 109-120
-- afastadores, 115
-- agulha de sutura, 119
-- bisturi
--- arco de violino, 111
--- forma de faca, 111
--- forma de lápis, 111
--- lâmina, 119
-- pinças
--- campo Backhaus, 110
--- dissecção, 114
--- hemostática, 116
--- Rochester-Carmalt, 109
-- porta-agulhas, 118
-- tesoura, 112, 113
- pinças
-- Allis, 33
-- Babcock, 33
-- dissecção, 32
-- fixação de pano de campo de Backhaus, 29
-- hemostáticas, 36
- ponteiras de aspiração, 36
- porta-agulhas, 37
- recebimento, 49-51
- sinalizações para pedir, 51, 52
- tesouras, 31
Iodo-povidona, 20

J

Jejunostomia, tubos, 223

K

Kelly, pinças hemostáticas, 35

L

Lâminas de bisturis, 29
- colocação, 119
- retirada, 119
Lasers cirúrgicos, 175
Lidocaína, 326
Ligadura do vaso sanguíneo, 176

M

Manuseio do instrumental cirúrgico, 109-120
- afastadores, 115
- agulha de sutura, 119
- bisturi
-- arco de violino, 111
-- forma de faca, 111
-- forma de lápis, 111
-- lâmina, 119
- com aro, 109
- pinça
-- de campo Backhaus, 110
-- dissecção, 114
-- hemostática, 116
- porta-agulhas, 118
- tesoura, 112
Máscara cirúrgica, 58
Materiais para esterilização, embalagem, 38-46
Maturação da cicatrização, 153
Medetomidina, 326
Medicação pré-anestésica (MPA), 7
Meloxicam, 9, 10, 332
Mepivacaína, 326
Metadona, 329
Metronidazol, uso nas cirurgias, 26
Midazolam, 8
Morfina, 9, 329

N

Nalbufina, 9, 329
Naloxona, 329
Naltrexona, 329
Nós cirúrgicos, 121-132
Nutrição no pós-operatório, 348

ÍNDICE ALFABÉTICO

O
Oóforo-histerectomia canina, 247-321
- abertura da embalagem externa da caixa de instrumental esterilizado, 250
- abertura da linha alba, 266
- acesso a cavidade peritoneal, 263
- ampliação da incisão da linha alba, 265
- aplicação da pinça hemostática, 275-277
- apresentação do pedículo ovariano, 268
- brida do ligamento suspensório, 270
- corpo e corno uterino, 292
- delimitação final do local e da extensão da incisão de pele, 258
- esgarçamento
- - brida remanescente do ligamento suspensório, 271
- - ligamento suspensório, 269
- exposição caudal do ovário e do corno uterino, 294
- exteriorização do ovário, 268
- fenestração, 256
- fenestração do mesovário, 273
- gancho de Snook, 266
- identificação dos pontos de referência, 255
- incisão
- - pele, 259
- - tecido subcutâneo, 261
- isolamento do pedículo ovariano, 272
- liberação do pedículo ovariano, 290
- ligadura do pedículo ovariano, 272, 294
- ligamento redondo, 279, 280
- localização do ovário esquerdo, 268
- pano de campo, aplicação, 252-256
- pedículo ovariano incidido, 277
- perfuração do mesovário, 272
- pinça hemostática mosquito, 282
- pinçamento do ligamento próprio, 268
- posicionamento do paciente, 249
- remoção do ligamento largo, 279
- rompimento
- - brida remanescente do ligamento suspensório, 270
- - ligamento suspensório, 269, 271
- ruptura incompleta do ligamento suspensório, 270
- sutura, 283, 295-321
Opioides, 9, 327
Orquiectomia
- canina, 76
- felina, 76
Oximorfona, 9

P
Panos de campo cirúrgico, 91-108
- aplicado sobre o paciente, 93
- colocação de compressas cirúrgicas e afastadores
- - Balfour, 104
- - Finochietto, 105
- colocação de pinça de campo
- - adicionais, 101
- - Backhaus, 100
- compressa cirúrgica pequena estéril para membro distal, 106
- desdobramento, 101
- dobraduras, 42
- fixação à incisão
- - grampos, 103
- - pinças, 104
- - sutura, 103
- preparação para procedimentos
- - abdominais, 94, 99
- - abordagem dorsal da coluna cervical, 95
- - auricular, 97
- - castração canina, 94
- - cavidade nasal e seios frontais, 99
- - crânio, 99
- - intraorais, 98
- - membro pélvico esquerdo, 96
- - membro, 106
- - oftálmico, 97
- - toracotomia lateral esquerda, 95
- retirada da embalagem estéril, 93
- total, 101
Paramentação cirúrgica, 57-73
- avental, 60
- capuz, 59
- gorro, 58
- máscara, 58
- pijama, 58
- propés, 59
- sapatos, 60
Penicilina G, uso nas cirurgias, 26
Pijama cirúrgico, 58
Pinças
- Allis, 33

- Babcock, 33
- campo Backhaus, 109
- dissecção, 32, 114
- fixação de pano de campo Backhaus, 29
- hemostáticas, 36, 167, 168
- - manuseio, 116
Piroxicam, 332
Pneumonias, 3
Pneumotórax, 3
Ponteiras de aspiração, 36
Porta-agulhas, 37
- empunhadura, 118
Pós-operatório, cuidados, 339-353
- acompanhamento, 351
- atividade física, 350
- imediatos, 339
- suporte nutricional, 348
Posicionamento cirúrgico
    para procedimento(s)
- abdominal, 84, 89
- abordagem ventral à região cervical, 86
- auricular, 88
- castração canina, 84
- dorsal à cavidade nasal e/ou
    do seio frontal, 89
- dorsal do pescoço, 87
- esternotomia mediana, 85
- membro torácico, 81
- perineais e anais, 88
- perioculares, 88
- segmento toracolombar da
    coluna vertebral, 86
- toracotomia lateral, 85
- um dos membros sem exposição da pata, 87
Pré-operatório, avaliação, 1-6
- diagnóstico por imagem, 4
- física, 2
- histórico, 1
- laboratorial, 2
- risco anestésico e cirúrgico, 5
Preparação cirúrgica do paciente, 74-90
Propés, centro cirúrgico, 59
Propofol, 10
Proteína total (PT), 2

Q
Quadrado, nó, 126

R
Radiocirurgia, 172
Radiografias, 4
Ressonância magnética, 4
Risco
- anestésico, 5
- cirúrgico, 5

S
Sepse, 3, 18
Sondas intranasais, 181
Sopro cardíaco, 4
Staphylococcus
- *aureus*, 24
- *intermedius*, 24
Streptococcus, 24
Sutura, 133-149
- anal, 83
- bolsa de tabaco, 146
- Connell, 142
- cruz, 139
- Cushing, 141
- deslizamento de pele da
    parede abdominal, 147
- feridas, 153
- festonada, 140
- forma de oito, 139
- Gambee, 146
- Halsted, 142
- interrompida intradérmica
    com nó sepultado, 140
- intradérmica, 140
- Lembert, 141
- material, 133
- - absorvíveis, 134
- - não absorvíveis, 136
- Mayo, 143
- padrões, 138, 144
- ponto em "U", 142, 143
- simples, 138, 140
- variações perto-longe, 146

T
Taxa de infusão contínua, 335
Tempo de sangramento da mucosa
    oral (TSMO), 3
Tepoxalina, 10, 332

Tesouras, 31
- Bantam, 31
- cirúrgica com pontas finas, 31
- manuseio, 112, 114
- Mayo, 31
- Metzenbaum, 31
- retirada de pontos, 31
- Roger, 31
- Sistrunk, 31
- Vernon, 31
Tiletamina, 10, 326
Tiopental, 10
Tomografia computadorizada, 4
Toracostomia, drenos, 186
Tramadol, 10
Traqueostomia, tubos, 198
Tricotomia para procedimento(s)
- abdominal, 75
- auricular, 79
- cavidade nasal ou seios frontais, 80
- coluna vertebral toracolombar, 77
- crânio, 80
- exposição da pata do membro pélvico não se faça necessária, 78
- mandíbula, 80
- oftalmológico, 79
- orquiectomia canina, 76
- perineal e perianal, 79
- região cervical, 77
- torácico, 77
Tromboembolismo, 3

Tubos
- cistostomia, 205
- esofagostomia, 213
- gastrostomia, 217
- jejunostomia, 223
- traqueostomia, 198

U
Unidade
- eletrocautério, 170
- radiocirurgia, 173
Ureia, 2

V
Vaso sanguíneo, ligadura, 176
Videofluoroscopia, 5

W
Weitlaner, afastadores, 34

X
Xilazina, 8, 326

Y
Yankauer, ponteira de sucção, 35

Z
Zolazepam, 8

Pré-impressão, impressão e acabamento

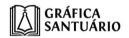

grafica@editorasantuario.com.br
www.editorasantuario.com.br
Aparecida-SP